Série Alergia e Imunologia da
Associação Brasileira de Alergia e Imunologia

Anafilaxia: da Definição à Prática

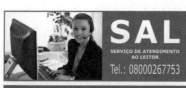

Série Alergia e Imunologia da Associação Brasileira de Alergia e Imunologia

Editores da Série
Emanuel Sávio Cavalcanti Sarinho
Valéria Soraya de Farias Sales
Norma de Paula Motta Rubini

Anafilaxia: da Definição à Prática

Editoras do Volume
Alexandra Sayuri Watanabe
Elaine Gagete
Norma de Paula Motta Rubini
Valéria Soraya de Farias Sales

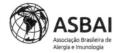
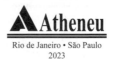

Rio de Janeiro • São Paulo
2023

EDITORA ATHENEU

São Paulo	— Rua Maria Paula, 123 – 18° andar Tel.: (11) 2858-8750 E-mail: atheneu@atheneu.com.br
Rio de Janeiro	— Rua Bambina, 74 Tel.: (21) 3094-1295 E-mail: atheneu@atheneu.com.br

CAPA: Paulo Verardo
PRODUÇÃO EDITORIAL: MKX Editorial

CIP-BRASIL. CATALOGAÇÃO NA PUBLICAÇÃO
SINDICATO NACIONAL DOS EDITORES DE LIVROS, RJ

A551

Anafilaxia : da definição à prática / editores do volume Alexandra Sayuri Watanabe ... [et al.] ; editores da série Emanuel Sávio Cavalcanti Sarinho , Valéria Soraya de Farias Sales, Norma de Paula Motta Rubini. - 1. ed. - Rio de Janeiro : Atheneu, 2023.
: il. ; 18 cm. (Alergia e imunologia da Associação Brasileira de Imunologia e Alergia)

Inclui bibliografia e índice
ISBN 978-65-5586-542-4

1. Medicina clínica. 2. Alergia. 3. Imunologia. I. Watanabe, Alexandra Sayuri. II. Sarinho, Emanuel Sávio. III. Sales, Valéria Soraya de Farias. IV. Rubini, Norma de Paula Motta. V. Título. VI. Série.

22-80390
CDD: 616.97
CDU: 616-022

Gabriela Faray Ferreira Lopes – Bibliotecária – CRB-7/6643

04/10/2022   10/10/2022

WATANABE, A.S.; SILVA, E.G.M.; RUBINI, N.P.M.; SALES, V.S.F.
SÉRIE ALERGIA E IMUNOLOGIA DA ASSOCIAÇÃO BRASILEIRA DE ALERGIA E IMUNOLOGIA
Volume – Anafilaxia: da Definição à Prática

©*Direitos reservados à EDITORA ATHENEU – Rio de Janeiro, São Paulo, 2023.*

Editores da Série

Emanuel Sávio Cavalcanti Sarinho

Professor Titular da Universidade Federal de Pernambuco (UFPE). Supervisor do Programa de Residência Médica em Alergia e Imunologia Clínica da UFPE. Presidente da Associação Brasileira de Alergia e Imunologia (ASBAI) (biênio 2021-2022).

Valéria Soraya de Farias Sales

Médica pela Universidade Federal de Campina Grande (UFCG). Mestra em Microbiologia e Imunologia pela Universidade Federal de São Paulo (Unifesp). Doutora em Imunologia Básica e Aplicada pela Universidade de São Paulo (USP). Professora Titular da Universidade Federal do Rio Grande do Norte (UFRN). Especialista em Alergia e Imunologia. Diretora Científica Adjunta da Associação Brasileira de Alergia e Imunologia (ASBAI) (biênio 2021-2022).

Norma de Paula Motta Rubini

Professora Titular Emérita de Alergia e Imunologia da Escola de Medicina e Cirurgia da Universidade Federal do Estado do Rio de Janeiro (UNIRIO). Professora do Curso de Pós-Graduação em Alergia e Imunologia da UNIRIO. Membro do Comitê de Alergia e Imunologia da Sociedade de Pediatria do Estado do Rio de Janeiro (SOPERJ). Diretora Científica da Associação Brasileira de Alergia e Imunologia (ASBAI). Presidente Vitalícia da ASBAI.

Editoras do Volume

Alexandra Sayuri Watanabe

Mestra em Alergia e Imunopatologia pela Faculdade de Medicina da Universidade de São Paulo (FMUSP). Doutora em Alergia e Imunopatologia pela FMUSP. Médica Responsável pelo Ambulatório de Anafilaxia do Hospital das Clínicas da FMUSP (HCFMUSP). Coordenadora do Departamento Científico de Anafilaxia da Associação Brasileira de Alergia e Imunologia (ASBAI).

Elaine Gagete

Doutora em Ciências pela Faculdade de Medicina da Universidade de São Paulo (FMUSP), na Área de Alergia e Imunologia. Membro do Comitê de Anafilaxia e do Comitê de Imunoterapia da Associação Brasileira de Alergia e Imunologia (ASBAI). Professora Voluntária da Disciplina de Alergia e Imunologia do Departamento de Pediatria da Universidade Estadual Paulista – Campus Botucatu (UNESP-Botucatu).

Norma de Paula Motta Rubini

Professora Titular Emérita de Alergia e Imunologia da Escola de Medicina e Cirurgia da Universidade Federal do Estado do Rio de Janeiro (UNIRIO). Professora do Curso de Pós-Graduação em Alergia e Imunologia da UNIRIO. Membro do Comitê de Alergia e Imunologia da Sociedade de Pediatria do Estado do Rio de Janeiro (SOPERJ). Diretora Científica da Associação Brasileira de Alergia e Imunologia (ASBAI). Presidente Vitalícia da ASBAI.

Valéria Soraya de Farias Sales

Médica pela Universidade Federal de Campina Grande (UFCG). Mestra em Microbiologia e Imunologia pela Universidade Federal de São Paulo (Unifesp). Doutora em Imunologia Básica e Aplicada pela Universidade de São Paulo (USP). Professora Titular da Universidade Federal do Rio Grande do Norte (UFRN). Especialista em Alergia e Imunologia. Diretora Científica Adjunta da Associação Brasileira de Alergia e Imunologia (ASBAI) (biênio 2021-2022).

Colaboradores

Albertina Varandas Capelo

Doutora em Saúde da Mulher e da Criança do Instituto Nacional de Saúde da Mulher, da Criança e do Adolescente Fernandes Figueira da Fundação Oswaldo Cruz (IFF/Fiocruz). Título de Especialista em Alergia e Imunologia pela Associação Médica Brasileira e Associação Brasileira de Alergia e Imunologia (AMB-ASBAI). Membro do Comitê de Anafilaxia da ASBAI. Professora Adjunta de Alergia e Imunologia da Universidade Federal do Estado do Rio de Janeiro (UNIRIO). Coordenadora da Residência Médica e Vice-Coordenadora da Pós-Graduação em Alergia e Imunologia do Hospital Universitário Gaffrée e Guinle (HUGG) da UNIRIO. Presidente do Departamento de Alergia e Imunologia da Sociedade de Pediatria do Estado do Rio de Janeiro (SOPERJ) (2019-2021).

Alex Eustáquio de Lacerda

Título de Especialista pela Associação Brasileira de Alergia e Imunologia (ASBAI). Membro do Departamento Científico de Anafilaxia da ASBAI. Graduação e Residência Médica pela Universidade Federal de São Paulo (Unifesp). Colaborador do Ambulatório de Alergia a Fármacos, Urticária e Angioedema Hereditário da Unifesp. Fundador e Sócio da Clínica Medfocus. Alergista e Imunologista no Hospital Israelita Albert Einstein, Hospital Sírio-Libanês, Hospital Beneficência Portuguesa, Hospital Samaritano e Hospital Leforte.

Ana Carolina Alves Feliciano de Sousa Santos

Médica Especialista em Alergia e Imunologia pela Associação Brasileira de Alergia e Imunologia (ASBAI). Doutora em Ciências da Saúde pela Universidade de São Paulo (USP). Professora do Curso de Medicina do Centro Universitário UNIVAG. Membro da Comissão Científica sobre Anafilaxia da ASBAI.

Chayanne Andrade de Araujo

Alergista e Imunologista pela Associação Brasileira de Alergia e Imunologia (ASBAI). Médica Colaboradora e Pós-Graduanda do Ambulatório de Urticária, Angioedema e Reação Adversas a Medicamentos na Disciplina de Alergia, Imunologia Clínica e Reumatologia do Departamento de Pediatria da Escola Paulista de Medicina da Universidade Federal de São Paulo (EPM/Unifesp).

Cynthia Mafra Fonseca de Lima

Médica Especialista em Alergia e Imunologia pela Associação Brasileira de Alergia e Imunologia (ASBAI). Mestre pela Faculdade de Medicina da Universidade de São Paulo (FMUSP). Docente convidada da Universidade Federal de Alagoas (UFAL).

Fabiana Andrade Nunes Oliveira

Especialista em Alergia e Imunologia Pediátrica pela Sociedade Brasileira de Pediatria e Associação Médica Brasileira (SBP/AMB). Pós-Graduanda da Disciplina de Alergia, Imunologia Clínica e Reumatologia do Departamento de Pediatria da Escola Paulista de Medicina da Universidade Federal de São Paulo (EPM/Unifesp).

Jane da Silva

Professora Adjunta do Departamento de Clínica Médica da Universidade Federal de Santa Catarina (UFSC). Médica Alergista, Coordenadora do Núcleo de Alergia e Membro do Núcleo de Avaliação de Reações do Tipo Alérgico a Drogas (NARTAD) do Hospital Universitário Professor Polydoro Ernani de São Thiago da UFSC (HU-UFSC). Preceptora da Residência Médica em Dermatologia do HU-UFSC. Membro do Departamento Científico de Anafilaxia e Rinite e da Comissão Estatutária de Ligas Acadêmicas da Associação Brasileira de Alergia e Imunologia (ASBAI).

Maria Cecília Figueira

Preceptora do Serviço de Imunologia e Alergologia Clínica do Instituto de Medicina Integral Professor Fernando Figueira (IMIP). Professora Substituta de Pediatria da Universidade Federal de Pernambuco (UFPE). Mestre em Saúde da Criança e do Adolescente pela UFPE.

Mario Geller

Diretor da Seção de Medicina da Academia de Medicina do Rio de Janeiro (AMRJ). Professor Visitante do Departamento de Alergia e Imunologia da Northwestern University, Chicago (EUA). Master of the American College of Physicians. Diplomado pelos Boards Americanos de Alergia e Imunologia e de Clínica Médica Título de Especialista em Alergia e Imunologia Clínica pela Associação Brasileira de Alergia e Imunologia (ASBAI) e Associação Médica Brasileira (AMB).

Marisa Rosimeire Ribeiro

Mestra em Ciências da Saúde pela Universidade de São Paulo (USP). Especialista em Alergia e Imunologia pela Associação Brasileira de Alergia e Imunologia (ASBAI). Médica-Assistente do Serviço de Alergia e Imunologia Clínica do Complexo Hospitalar Edmundo Vasconcelos e do Hospital do Servidor Público Estadual de São Paulo (HSPE-SP).

Nathália Coelho Portilho Kelmann

Departamento Científico de Anafilaxia da Associação Brasileira de Alergia e Imunologia (ASBAI) (2017-2022). Diretoria Interior da ASBAI-Regional (2019-2022). Colaboradora do Ambulatório de Reação Adversa a Medicamentos do Serviço de Alergia Clínica e Imunologia do Hospital das Clínicas da Faculdade de Medicina da Universidade de São Paulo (HCFMUSP). Título de Especialista pela ASBAI.

Priscila Geller Wolff

Pós-Graduada em Pesquisa na Área de Alergia e Imunologia pela Universidade de São Paulo (USP). Especialista em Alergia e Imunologia Clínica pela Associação Brasileira de Alergia e Imunologia (ASBAI) e Associação Médica Brasileira (AMB). Pesquisadora do Instituto Brasil de Pesquisa Clínica (IBPCLIN). *Fellow* da Academia Americana de Alergia, Asma e Imunologia (AAAAI). Membro Internacional do Colégio Americano de Alergia, Asma e Imunologia (AAAAI).

Renata Parrode Bittar

Médica Especialista em Alergia e Imunologia Clínica pela Faculdade de Medicina da Universidade de São Paulo (FMUSP). Médica Especialista em Alergia e Imunologia Clínica pela Associação Brasileira de Alergia e Imunologia (ASBAI) e Associação Médica Brasileira (AMB). Médica Instrutora dos Cursos de Suporte Avançado de Vida em Cardiologia (ACLS), Suporte Avançado de Vida em Pediatria (PALS) e Suporte Básico de Vida (BLS) da American Heart Association pelo Instituto de Ensino do Hospital do Coração de São Paulo (IE-HCor). Médica Instrutora do Curso Anaphylaxis and Asthma Life Support (AALS) da ASBAI/HCor.

Prefácio

A anafilaxia é a entidade nosológica que melhor caracteriza a especialidade de Alergia e Imunologia. É essencial que todos os médicos saibam diagnosticá-la e manejá-la na fase aguda e que o especialista tenha um conhecimento profundo na causalidade e profilaxia dessa condição clínica.

O termo "anafilaxia" vem do grego "ana", que significa "oposição" e "phylaxis", o que confere "proteção". Em 1902, Charles Robert Richet e Paul Portier observaram reações graves inesperadas, como asfixia e hipotensão, em cães que receberam repetidas administrações de toxinas de anêmonas com finalidade profilática. Assim, o termo foi criado como antônimo de profilaxia.

Após o desenvolvimento de tecnologias laboratoriais que permitissem detectar quantidades ínfimas da molécula é que a reagina, substância hipotética suspeita de ser secretada pelos mastócitos, foi finalmente isolada e descoberta pelo casal Ishisaka e, assim, identificada como a quinta imunoglobulina e denominada IgE.

Uma das dificuldades de obter-se uma estimativa real e importância epidemiológica da anafilaxia advém do fato de, no CID10, constar apenas como um subtipo de choque – o choque anafilático. A CID 11, que precisa ser incorporada oficialmente na prática médica, coloca essa condição clínica no capítulo "Doenças do sistema imune" e a anafilaxia passa a ser claramente conceituada como "reação de hipersensibilidade sistêmica, grave e potencialmente fatal, de início rápido, podendo causar alterações graves da função respiratória e/ou circulatória e usualmente, mas nem sempre, acompanhada de alterações cutâneo mucosas". Graças a essa categorização, que deve ser posta em prática em breve, será possível a obtenção de dados epidemiológicos consistentes.

A Associação Brasileira de Alergia e Imunologia (ASBAI) tem realizado inúmeros esforços que perpassam por várias gestões para que essa condição clínica seja adequadamente notificada. Criamos o registro brasileiro de anafilaxia, com o qual você pode colaborar e já possui dados preliminares. Além disso a ASBAI, há mais de uma década, realiza treinamento em suporte avançado de vida em asma e anafilaxia (AALS). Ainda é importante ressaltar que a ASBAI interpela, há vários anos, os gestores em saúde sobre a necessidade de portabilidade da adrenalina autoinjetável em nosso país, como importante medida profilática salvadora de vidas.

O Departamento Científico de Anafilaxia da gestão 2021-2022, coordenado por Alexandra Sayuri Watanabe, foi bastante atuante, produtivo e, inclusive, elaborou este livro, no qual estão abordados os aspectos mais relevantes dessa condição clínica importante na prática médica do imunoalergista. O objetivo do livro de anafilaxia é propiciar o diagnóstico correto, sempre que possível com investida no diagnóstico etiológico, para estabelecer os fundamentos para o manejo adequado e a prevenção eficaz. Toda e qualquer letalidade por anafilaxia é evitável, prevenível e inadmissível.

O conteúdo do livro foi produzido por especialistas a partir da robustez científica, mas ancorada no cenário clínico brasileiro. Participaram da redação deste livro profissionais com notório saber no tema e com vasta experiência clínica. Desse modo, acreditamos que será um guia útil para a prática diária não apenas dos especialistas em Alergia e Imunologia, mas de todo médico interessado nessa importante condição clínica.

Desejo a todos uma excelente aprendizagem em prol dos nossos pacientes.

Atenciosamente,

Emanuel Sávio Cavalcanti Sarinho
Presidente da Associação Brasileira
de Alergia e Imunologia (ASBAI)
(biênio 2021-2022)

Sumário

1 Definição, Classificação e Epidemiologia da Anafilaxia, 1
Elaine Gagete

2 Cofatores na Anafilaxia, 27
Elaine Gagete

3 Causas da Anafilaxia em Crianças e Adolescentes, 39
Fabiana Andrade Nunes Oliveira
Elaine Gagete

4 Causas da Anafilaxia em Adultos, 49
Priscila Geller Wolff
Elaine Gagete

5 Anafilaxia Idiopática: Definição, 59
Mario Geller

6 Anafilaxia por Exercício Dependente ou Não de Alimentos, 73
Mario Geller

7 Diagnóstico da Reação Aguda: Papel da Triptase, 85
Maria Cecília Figueira

8 Investigação Diagnóstica, 99

8.1 Diagnóstico na Anafilaxia por Alimentos, 100
Renata Parrode Bittar

8.2 Anafilaxia por Medicamentos, 123
Nathália Coelho Portilho Kelmann

8.3 Anafilaxia por Venenos de Himenópteros, 150
Alexandra Sayuri Watanabe

8.4 Diagnóstico na Anafilaxia ao Látex, 159
Alex Eustáquio de Lacerda

8.5 Diagnóstico na Anafilaxia por Agentes Físicos, 173
Priscila Geller Wolff

8.6 Anafilaxia ao Sêmen, 185
Cynthia Mafra Fonseca de Lima

8.7 Anafilaxia por Vacinas, 192
Nathália Coelho Portilho Kelmann

8.8 Síndrome *Pancake*, 213
Maria Cecília Figueira

8.9 Síndrome Alfa-Gal, 219
Ana Carolina Alves Feliciano de Sousa Santos

9 Situações Especiais, 229

9.1 Anafilaxia no Perioperatório, 230
Jane da Silva

9.2 Anafilaxia durante Procedimentos Contrastados, 265
Marisa Rosimeire Ribeiro

9.3 Anafilaxia durante Administração de Sangue, Plasma e Imunoglobulinas, 287
Chayanne Andrade de Araujo

9.4 Anafilaxia por Imunobiológicos, 304
Albertina Varandas Capelo

9.5 Anafilaxia por Quimioterápicos, 328
Albertina Varandas Capelo

9.6 Anafilaxia na Gestação, 347
Fabiana Andrade Nunes Oliveira

10 Diagnósticos Diferenciais de Anafilaxia, 361
Cynthia Mafra Fonseca de Lima

11 Tratamento na Urgência, 375
Chayanne Andrade de Araujo

12 Adrenalina Autoinjetável, 403
Alexandra Sayuri Watanabe

13 Condutas Específicas, 417
13.1 Conduta na Anafilaxia por Alimentos, 418
Renata Parrode Bittar

13.2 Conduta na Anafilaxia a Medicamentos, 430
Marisa Rosimeire Ribeiro

13.3 Conduta na Anafilaxia ao Látex, 459
Alex Eustáquio de Lacerda

13.4 Conduta na Anafilaxia no Perioperatório, 473
Jane da Silva

13.5 Conduta na Anafilaxia durante Procedimentos em Alergia: Testes de Hipersensibilidade e Imunoterapia com Alérgenos, 483

Ana Carolina Alves Feliciano de Sousa Santos

Índice Remissivo, 497

Capítulo

1

Definição, Classificação e Epidemiologia da Anafilaxia

Elaine Gagete

A palavra "anafilaxia" é composta pelos termos gregos "*ana*", que significa "para trás" e *phylaxis*, que se refere a "proteção".[1] Foram Charles Robert Richet e Paul Portier que cunharam esse termo em 1902,[2] após observarem reações em cães que recebiam repetidas administrações de toxinas de anêmonas. Numa tentativa de criar uma vacina contra o veneno desses animais, os pesquisadores observaram que, ao invés da proteção, os cães morriam de forma aguda, por asfixia e hipotensão. Foi somente após a descoberta do papel dos mastócitos e da IgE[3] que os mecanismos da anafilaxia começaram a ser compreendidos.

Em 2003, o *Committee of the World Allergy Organization*, da Organização Mundial de Saúde[4], definiu anafilaxia como uma reação sistêmica grave, aguda e potenciamente fatal, desencadeada por mecanismos de hipersensibilidade. Entretanto, essa definição ampla demais, sem critérios objetivos, causou dúvidas quanto ao emprego correto do termo. Isso fez com que o *National Institute of Allergy and Infectious Disease and Food Allergy and Anaphylaxis* realizasse um segundo encontro para estabelecer critérios diagnósticos mais precisos os quais estão apresentados no Quadro 1.1.[5] De acordo com essa definição, considera-se como reação anafilática aquela que apresentar pelo menos um desses critérios.

Desde a primeira revisão da nomenclatura, foi abolido o termo "reação anafilactoide", que vinha sendo empregado como sinônimo de anafilaxia não mediada por processo imune. Foi proposto o termo "anafilaxia alérgica" para as que se desencadeiam através de mecanismos imunológicos, como IgE, IgG ou complexos imunes, podendo ainda se especificar como "anafilaxia IgE mediada" as reações sabidamente causadas por este anticorpo (alimentos, insetos, látex etc.). As anafilaxias não imunológicas são aquelas em que não há processos

QUADRO 1.1. Critérios diagnósticos da anafilaxia[5]

1. Início agudo, com envolvimento cutâneo e/ou mucoso e pelo menos um dos seguintes achados
   a. Comprometimento respiratório (p. ex., dispneia, broncoespasmo, estridor, hipóxia)
   b. Comprometimento cardiocirculatório (p. ex., hipotensão, colapso)

2. Dois ou mais dos seguintes achados, após exposição (de minutos a horas) a alérgenos prováveis
   a. Aparecimento de sintomas cutaneomucosos, p. ex., urticária, eritema e/ou prurido generalizado, angioedema
   b. Surgimento de sintomas cardiovasculares
   c. Sinais de envolvimento do sistema respiratório
   d. Aparecimento de sintomas gastrintestinais persistentes como cólicas, vômitos e diarreia

3. Hipotensão após exposição (de minutos a horas) a um alérgeno ao qual, sabidamente, o paciente apresenta hiper-reatividade, entendendo-se aqui por hipotensão a queda da pressão sistólica a um nível 30% abaixo de sua linha basal ou < 90 mmHg para adultos

Sampson HA, Munoz-Furlong A, Campbell RL, Adkinson Jr NF, Bock SA, Branum A, et al. Second Symposium on the Definition and Management of Anaphylaxis: Summary Report – Second National Institute of Allergy and Infectious Disease/ Food Allergy and Anaphylaxis Network Symposium. Ann Emerg Med. 2006; 47:373-80.

imunes envolvidos (ex.: anafilaxia ao frio, exercício etc.) e que ocorrem por estimulação direta de mastócitos e basófilos.

As manifestações clínicas da anafilaxia e a frequência com que ocorrem podem ser vistas na Figura 1.1.[6] Apesar de os sintomas cutaneomucosos estarem presentes na maioria das anafilaxias, há situações em que eles inexistem, o que pode dificultar o diagnóstico, como casos isolados de colapso neurológico e/ou cardiovascular e até mesmo convulsões.[7] Anafilaxias se manifestando com sintomas cardiovasculares são mais comuns em hospitais e salas cirúrgicas, desencadeadas principalmente por relaxantes musculares e látex.[7]

Cerca de 10-20% dos pacientes podem ter reações bifásicas, sendo que a segunda manifestação geralmente ocorre após 4 a 6 horas, mas existem relatos de ocorrências bem mais tardias, de até 78 horas. Apesar de comumente mais brandas, já foram descritas reações tardias graves e até mesmo fatais, o que justifica a observação do paciente após um episódio anafilático, especialmente se o mesmo foi grave e o paciente teve que receber mais de uma dose de adrenalina para se recuperar.[8]

A validação desses critérios mostrou que sua sensibilidade é alta (95%), mas a especificidade é pouco maior que 80%, ou seja, apesar de ser um parâmetro bastante útil, o diagnóstico pode ser superestimado em quase 20% dos casos.[9] Assim, apesar de esses critérios serem adequados na emergência, onde o risco de um subdiagnóstico traria consequências muito mais graves ao paciente, eles não substituem avaliação mais rigorosa pelo alergista para diagnóstico mais preciso.

Infelizmente, não é o superdiagnóstico o maior problema no que se refere à anafilaxia e os consensos são unânimes em afirmar que ainda vemos tal doença ser subtratada.[10-13]

Com o passar do tempo, o diagnóstico da anafilaxia foi sendo objeto de outros *guidelines*, com sutis diferenças entre eles, na tentativa de se identificar o quanto antes pacientes portadores dessa importante situação clínica, a fim de se instituir o tratamento de forma a mais precoce possível, evitando-se, assim, desfechos fatais.

Em 2010, a *American Academy of Allergy, Asthma and Immunology/American College of Allergy, Asthma, and Immunology* (AAAAI/ACAAI) publicaram uma atualização onde constava a definição de anafilaxia como sendo "reação sistêmica aguda, que pode colocar em risco a vida do paciente, desencadeada por diversos agentes, cuja apresentação clínica e gravidade são variáveis e que resulta da liberação súbita de mediadores de mastócitos e basófilos". Nessa atualização, os parâmetros clínicos foram mantidos, sendo que as alterações realizadas em relação à guia anterior foram para se melhor caracterizar os desencadeantes, se agregar novos métodos diagnósticos, novos conhecimentos sobre a fisiopatologia da doença e se enfatizar a necessidade de tratamento precoce. Os autores chamam a atenção para as reações bifásicas e para o fato de que não apenas mediadores inflamatórios provenientes de basófilos e mastócitos (histamina, leucotrienos, prostaglandinas etc.), têm papel na patogenia, mas também o sistema de coagulação e o sistema complemento e, conquanto a adrenalina continue sendo a principal medicação a ser dada e o quanto antes, alguns pacientes que se mostram refratários a esse tratamento podem se beneficiar com drogas anticoagulantes (Tabela 1.1).[10]

Em 2011, a WAO (*World Allergy Organization*) publicou seu *guideline*,[11] representando a opinião de 84 sociedades internacionais, onde o conceito básico e o diagnóstico foram mantidos enfatizando-se aqui os fatores de risco para desfechos mais graves, os cofatores que amplificam respostas de hipersensibilidade e situações clínicas especiais como anafilaxia em crianças, gestantes, idosos e pacientes com comorbidades cardiovasculares. É pontuado também a absoluta necessidade de diagnóstico precoce e aplicação de adrenalina intramuscular o mais rapidamente possível, sendo que em caso de parada cardiorrespiratória este *guideline* já aponta a conduta atualizada da RCP (ressuscitação cardiopulmonar) que é instituir-se massagem cardíaca inicialmente, antes mesmo de suporte ventilatório. Houve uma preocupação de se atender de forma inequívoca aos médicos do mundo todo que atendem pacientes com anafilaxia e, por isso, esse

TABELA 1.1. Manifestações clínicas da anafilaxia[6]

Sinais e/ou sintomas	Porcentagem (%)
Cutâneos	**90**
Urticária e angioedema	85-90
Eritema generalizado (*flush*)	45-55
Prurido generalizado sem eritema	2-5
Respiratórios	**40-60**
Dispneia, sibilos	45-50
Edema de vias respiratórias altas	50-60
Rinite	15-20
Tontura, síncope, hipotensão	**30-35**
Abdominais	**25-30**
Náusea, vômito, dor abdominal, diarreia, cólica	
Miscelânea	
Dor de cabeça	5-8
Dor retroesternal	4-6
Convulsão	1-2

guia apresenta imagens coloridas para maior compreensão. Uma dessas imagens foi traduzida pela ASBAI (Associação Brasileira de Alergia e Imunologia) para o Português, com a permissão da WAO, e foram confeccionados cartazes para distribuição aos associados (Figura 1.1).

A anafilaxia é altamente provável quando qualquer um dos três critérios seguintes estão presentes

1 Início repentino (minutos a várias horas) com sintomas envolvendo a pele, mucosas ou ombros (por exemplo: urticária generalizada, prurido, rubor, edema de lábios, língua, úvula)

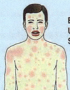

E PELO MENOS UM DOS SEGUINTES SINAIS / SINTOMAS:

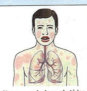

Sintomas e sinais respiratórios repentinos (disonéia, sibilâncias, tosse, estridor, hipoxemia)

Hipertensão repentina ou sintomas de disfunção de órgãos

2 Dois ou mais dos seguintes sinais / sintomas aparecendo repentinamente depois da exposição a um provável alérgeno ou outro desencadeante* (minutos a várias horas)

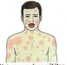

Sintomas e sinas súbitos cutâneos e/ou mucosas (por ex.: urticárias generalizadas preurido, rubor, edema de lábios, língua úvula)

Sintomas e sinais respiratórios súbitos (por ex.: dispneia, subilância, tosse, estridor, hipoxemia)

Hipotemão ou sintomas de disfunção de órgãos de início repentino (por ex.: hipotonia, incontinência, palidez)

Sintomas gastrointestinais repentinos (por ex.: dor abdominal tipo cólica, vômitos)

3 Hipotensão arterial depois da exposição a um alérgeno conhecido** para esse paciente (de minutos a várias horas)

Lactantes e crianças: hipotensão sistólica (específica para a idade) ou diminuição maior igual a 30% da PA sistólica***

Adultos: PA sistólica < 90 mm Hg ou diminuição maior ou igual a 30% da pressão basal pessoal

* Por exemplo, desencadeante não IgE mediado, imunológico ou não (ativação direta de mastócido)
** Por exemplo, depois de ferroada de inseto a hipotemão pode ser a única manifestação da anafilaxia, ou após imunoterapia com alérgenes, urticária generalizada pode ser a única manifestação inicial da anafilaxia.
*** Hipotensão sistólica para crianças se define como:
entre 1 mês a 1 ano: < 70 mm Hg
entre 1 e 10 anos: < 70 mm Hg + 2x idade
entre 11 e 17 anos: < 90 mm Hg
A frequência cardíaca normal para crianças é assim definida:
entre 1 e 2 anos: 80 - 140 bpm
3 anos: 120 bpm
> 3 anos 70 - 115 bpm

FIGURA 1.1. Cartaz produzido pela ASBAI com base no *guideline* WAO-2011. (Continua)

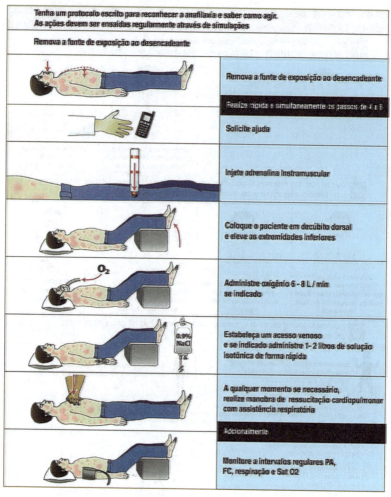

FIGURA 1.1. Cartaz produzido pela ASBAI com base no *guideline* WAO-2011. (Continuação).

A Academia Europeia (*European Academy of Allergy and Clinical Immunology* – EAACI) publicou suas diretrizes em anafilaxia em 2014[12]. A definição acompanha os *guidelines* anteriores: "reação sistêmica de hipersensibilidade, de início rápido, potencialmente fatal, caracterizada por dificuldade respiratória e/ou circulatória, usualmente – mas não sempre – associada a alterações cutaneomucosas", sendo que os critérios descritos no Quadro 1.1 são citados também nesta publicação. Enfatizou-se aqui os aspectos regionais, especialmente a epidemiologia e os alérgenos mais comuns de desencadeamento da doença nesse continente.

Sendo a anafilaxia a mais aguda e grave reação de hipersensibilidade tratada por alergistas e médicos em geral e considerando que o tratamento adequado, com uso de adrenalina, o mais precocemente possível, ainda é subutilizado, a WAO atualizou seu *guideline*. Baseando-se no fato de que a maioria das definições aborda esta doença como sendo multissistêmica, casos graves onde há acometimento de um único órgão, poderiam sofrer retardo no diagnóstico e consequentemente no tratamento. Por isso, a partir dessa diretriz, a WAO propõe que a definição de anafilaxia seja: "reação de hipersensibilidade sistêmica e grave, de início geralmente rápido, que pode levar à morte. Reações graves e potencialmente fatais são caracterizadas pelo comprometimento da respiração e/ou da circulação, sem que as características manifestações cutâneas ou choque circulatório estejam presentes". Outra mudança proposta por esse *guideline* é a alteração da palavra "persistente" que caracterizava os sintomas gastrointestinais na definição anterior, para "graves", já que persistente é um termo mais genérico e não traduz exatamente o que acontece nas reações anafiláticas onde tal comprometimento ocorre. Assim, o atual critério combina em apenas um os dois primeiros parâmetros da definição anterior e altera o terceiro, deixando-o mais abrangente. O Quadro 1.2 sumariza o atual critério diagnóstico da anafilaxia proposto pela WAO.[13]

QUADRO 1.2. Critérios para diagnóstico de anafilaxia WAO 2020[13]

Anafilaxia é altamente provável quando pelo menos um dos dois critérios abaixo está presente
1. Início agudo (minutos a algumas horas) de sintomas cutâneos e/ou mucosos (urticária generalizada, prurido, *flushing*, edema de lábios, língua e/ou úvula) E envolvimento simultâneo de pelo menos um dos três itens abaixo: a. Comprometimento respiratório (dispneia, procospasmo/sibilância, estridor, redução de pico de fluxo, hipoxemia)   b. Redução de pressão arterial associada a disfunção em órgãos alvo (em geral, hipotonia (colapso), síncope, incontinência)   c. Sintomas gastrintestinais graves (cólicas intensas, vômitos repetidos, especialmente após exposição a alérgenos não alimentares)
2. Início agudo de hipotensão ou broncospasmo ou envolvimento laríngeo, após exposição (minutos a algumas horas) a um alérgeno conhecido (ou altamente provável) para esse paciente, mesmo na ausência de sintomas cutâneos

Nessa guia, uma importante observação é feita e que talvez explique a hesitação de médicos e pacientes na utilização de adrenalina aos primeiros sintomas da anafilaxia: a maioria das reações anafiláticas não é fatal e nem mesmo quase fatal e existem indivíduos que se recuperam mesmo sem qualquer tratamento. Entretanto, não há como se prever a gravidade de uma reação, não há como se assegurar que a próxima será igual à anterior e, por isso, neste *guideline* continua a diretriz peremptória de se tratar com adrenalina a reação anafilática o quanto mais brevemente possível. Isso, inclusive, é o que sugere a atualização do *Practice Parameter* da AAAAI, onde se afirma a necessidade do uso precoce de adrenalina para se evitar o aparecimento de reações bifásicas.[14]

Nas diretrizes da ASCIA de 2020 (*Australasian Society of Clinical Immunology and Allergy*),[15] essa atualização quanto aos critérios diagnósticos já está atualizada e uma observação importante é feita: sintomas mais leves, como: edema de face, lábios ou pálpebras; urticas; sensações parestésicas em boca e lábios; dor abdominal e vômitos (especialmente como evolução de maior gravidade em anafilaxias a drogas ou a insetos), podem preceder quadros graves e devem ser valorizados, embora nem sempre estejam presentes.

A evolução do conceito de anafilaxia e o maior entendimento de suas manifestações levou à atual mudança na Classificação Internacional de Doenças (CID). A atual CID 10 não contém a palavra "anafilaxia", dificultando, assim, a especificação desses quadros quando não existe choque (códigos T78). Sabe-se que muitos termos utilizados em prontuários médicos com diagnóstico de "alergia não especificada", "reação a alimentos", "reação a medicamentos", etc., são, na verdade, quadros de anafilaxia. A CID 11, cuja entrada oficial na prática médica está prevista para 2022, corrige essa impropriedade[16]. Nessa classificação, a anafilaxia pode ser encontrada como um item do *Capítulo 4 – Causas da Anafilaxia em Adultos* e está definida como "reação de hipersensibilidade sistêmica, grave e potencialmente fatal, de início rápido, podendo causar alterações graves da função respiratória e/ou circulatória e usualmente, mas nem sempre, acompanhada de alterações cutaneomucosas". Graças a esta nova classificação, será possível pesquisar-se melhor os fatores epidemiológicos da anafilaxia, pois não apenas o diagnóstico sindrômico foi previsto, mas também a etiologia e a intensidade.

Classificação

A anafilaxia pode ser classificada de acordo com seus mecanismos patogênicos, de acordo com seus desencadeantes e de acordo com a intensidade. Os dois primeiros aspectos serão objetos de capítulos específicos deste livro e vamos nos ater aqui à classificação da intensidade da reação, o que não é algo simples de ser mensurado, pois os sintomas podem ser desde sensações subjetivas até choque anafilático e um estágio pode caminhar ao seguinte de forma muito rápida. Além disso, alguns sintomas sugerem maior gravidade dependendo do desencadeante. Por exemplo, vômito pode ser prenúncio de anafilaxia grave em quadros desencadeados por insetos ou medicamentos, mas são relativamente comuns em reações alimentares.[13,17] Talvez por não existir um instrumento único que seja consensual em todos os tipos de reações anafiláticas, há vários deles para situações específicas, como para alergias alimentares, venenos de insetos, medicamentos, imunoterapia etc. Estudo comparativo entre os diversos instrumentos chegou à conclusão que o sistema de gradação das reações alérgicas por eles avaliados não apresentava intercambialidade. Por exemplo, instrumentos para avaliação de reações a venenos de himenópteros não conseguem avaliar adequadamente quadros decorrentes de medicamentos ou alimentos. A gravidade desses eventos também é avaliada de forma diferente pelos diversos sistemas de gradação.[17]

Um dos primeiros instrumentos para avaliar a intensidade das reações alérgicas foi o de Muller,[18] seguido por Ring & Messmer[19] e Ansell,[20] para reações a insetos, perioperatórias e contrastes radiológicos, respectivamente. Brown, em 2004,[21] propôs uma escala mais simples onde as reações são categorizadas em:

- **Leves:** sintomas cutaneomucosos apenas, com urticária ou eritema generalizados e/ou angioedema.
- **Moderados:** sintomas digestórios, respiratórios e/ou cardiocirculatórios, como dispneia, estridor, náusea, vômitos, tontura, diaforese, sensação de aperto no peito ou garganta, cólicas.
- **Graves:** onde há hipóxia, hipotensão ou comprometimento neurológico, com cianose, dessaturação ($SaO_2 < 92\%$), perda de consciência, incontinência esfincteriana e colapso.

Conquanto essa classificação ainda seja bastante utilizada, especialmente em anafilaxia a insetos, nota-se que a primeira categoria, onde as reações são apenas cutaneomucosas, não se adequa ao conceito de anafilaxia. Entretanto, na prática diária é necessário considerar tais eventos como um prenúncio de possíveis evoluções para quadros sistêmicos mais graves e, portanto, apesar de do ponto de vista teórico não estar rigorosamente de acordo com a definição de anafilaxia, ainda há interesse nessa classificação.

Numa tentativa de se padronizar a intensidade das reações alérgicas, a EAACI publicou um *position paper22* onde pontua essa problemática. Uma classificação ideal deve considerar reações mais graves as que apresentam maior número de envolvimento de órgãos alvo e quando há especificamente sintomas cardiovasculares, neurológicos, brônquicos e laríngeos. Nessa proposta, a simplificação em três gradações foi sugerida numa tentativa de se utilizar a classificação não apenas para especialistas, mas para médicos em geral e mesmo para pacientes (Quadro 1.3). Apesar de a simplificação ser desejável na prática diária, níveis intermediários entre esses três devem ser contemplados para pesquisadores e alergistas que precisam de maior detalhamento. Além disso, esse instrumento ainda não foi validado.

QUADRO 1.3. Gravidade das reações alérgicas agudas[22]

Classificação simplificada de gravidade de reações alérgicas agudas de acordo com o envolvimento orgânico		
Reações locais	**Reações sistêmicas**	
Grau I	**Grau II**	**Grau III**
Reação isolada da pele ou mucosa no local de contato com o alérgeno	Reações que envolvem a pele longe do sítio de contato com o alérgeno, trato respiratório alto e/ou trato gastrintestinal	Reações graves e potencialmente fatais, com sintomas cardiovasculares, neurológicos, brônquicos e/ou laríngeos

Em 2019, a WAO propôs uma classificação mais detalhada[23] baseada na gradação de gravidade referente às reações decorrentes de imunoterapia[24]. Essa classificação é mostrada na Tabela 1.2.

Essa é a escala de gradação de anafilaxia mais atual, entretanto, mais complexa e apenas poderá ser preenchida ao final do atendimento, incluindo-se a observação de qual o tempo decorrido até o quadro completo e se houve ou não utilização de adrenalina com a seguinte nomenclatura:

a) Adrenalina utilizada em 5 minutos ou menos

b) Entre 5 e 10 minutos

c) Entre 10 e 20 minutos

d) Mais de 20 minutos

e) Adrenalina não utilizada

TABELA 1.2. Intensidade das reações alérgicas[23]

Classificação da intensidade das reações alérgicas graves – WAO				
		Anafilaxia		
Grau I	Grau II	Grau III	Grau IV	Grau V
Sintomas/sinais de um único sistema	Sintomas/sinais em 2 ou mais sistemas listados no Grau I	Sintomas/sinais abaixo	Sintomas/sinais abaixo	Sintomas/sinais abaixo
Cutâneo Urticária e/ou eritema e elevação de temperatura no local de aplicação do antigeno e/ou sensação de formigamento ou coceira em lábios e/ou angioedema (não em laringe) OU Trato respiratório alto Nariz: espirros, coceira, rinorreia e/ou congestão Garganta: pigarro e/ou tosse (não relacionada a broncospasmo) Conjuntiva: eritema, hiperemia, lacrimejamento Outros Náusea, gosto metálico		Vias aéreas inferiores Leve broncospasmo (tosse, sibilos, dispneia leve) que responde ao tratamento Sistema digestório Cólicas abdominais e/ou vômito/diarreia Outros Cólicas uterinas Qualquer sinal/sintoma do grau I podem ser acrescentados	Vias aéreas inferiores Broncospasmo grave não responsivo ou que piora mesmo com tratamento e/ou Vias aéreas superiores Edema ou estridor laríngeo Outros Qualquer sinal/sintoma do grau I ou III podem ser acrescentados	Vias aérea alta ou baixa Falência respiratória e/ou Sistema cardiovascular Colapso, hipotensão e/ou Perda de consciência (excluindo-se reação vasovagal) Outros Qualquer sinal/ sintoma do grau I. III ou IV podem ser acrescentados

Na CID-11,[16] é possível encontrar-se códigos específicos para a classificação da anafilaxia de acordo com sua etiologia e a cada código é possível acrescentar-se a gravidade da reação, sendo que as opções são: leve, moderada e grave. Entretanto, não fica claro qual escala foi utilizada para essa classificação e acreditamos que se priorizou aqui a simplificação uma vez que a CID deve ser usada não apenas por especialistas. Como na classificação da WAO[23] o conceito de anafilaxia se inicia no Grau III, infere-se que este seja a forma mais leve de anafilaxia, o Grau IV a forma moderada e o IV, a forma grave. Nos graus I e II, as reações devem ser classificadas nos códigos 4A80 a 4A83, de acordo com sua localização específica.

Epidemiologia

São vários os desafios de estudos epidemiológicos na anafilaxia. Dados obtidos através de pacientes que foram atendidos em serviços de emergência e/ou hospitalizados não refletem exatamente a incidência na população geral, visto que somente serão computados os pacientes que tiverem sido admitidos nestes serviços. Além disso, os códigos para classificação de doenças são imprecisos na CID-10 no que se refere à anafilaxia, como já citado.[25] A CID-11 trará um código específico para a doença, 4A84, e de 4A84.0 a 4A84.6 poder-se-á classificar a reação de acordo com seus desencadeantes, reservando-se o código 4A84.Y para "outras formas de anafilaxia" e o 4A84.Z para "anafilaxia não especificada". Desta forma, no futuro, será muito mais fácil o estudo de prevalência e incidência desta doença.

Até agora, os métodos utilizados mais comumente para pesquisas epidemiológicas são através de dados obtidos de fontes médicas, como serviços de emergências, bases de serviços médicos públicos e privados, admissões hospitalares, visitas a consultórios de alergistas etc., e as comparações nem sempre são realizadas levando-se em consideração diferenças metodológicas, o que torna difícil de se avaliar em quais regiões há maior ou menor prevalência ou incidência. A exemplo disso, foi realizada na Europa revisão sistemática com mais de cinco mil publicações, porém, apenas 49 satisfizeram os critérios metodológicos compatíveis com o estudo comparativo onde se encontrou incidência entre 1,5 e 7,9 por 100.000 pessoas/ano naquele continente.[26]

Questionários também são instrumentos bastante utilizados em pesquisas epidemiológicas, apesar das dificuldades em se padronizar os entrevistadores, ou, no caso de o questionário ser diretamente aplicado ao entrevistado, se superar o baixo nível de entendimento das populações com menor perfil sociocultural. Apesar de isso poder trazer algum viés, questionários já foram utilizados em diversas ocasiões para pesquisa epidemiológica em reações alérgicas.[27-30]

Um método elegante de se inferir a prevalência de anafilaxia é estudando-se as prescrições de adrenalina autoinjetável,[31] o que, entretanto, só é possível em locais onde esse medicamento esteja disponível para a maioria da população, o que não é o caso do Brasil.

Apesar de todas essas limitações dos estudos epidemiológicos, infere-se que a prevalência da anafilaxia ao longo da vida seja algo entre 1,6% e 5,1%, com média de incidência de 50-112 episódios por 100.000 pessoas/ano, e 25% dos casos, aproximadamente, ocorrem em pacientes abaixo dos 18 anos, nos quais a prevalência pode chegar a 761/100.000 crianças/ano.[13,14] As causas mais comuns de anafilaxia em adultos são as medicações – especialmente antibióticos e anti-inflamatórios não esteroidais – ferroadas de inseto e alguns alimentos como camarão e frutos do mar; em crianças a alergia alimentar é a mais comum, especialmente a amendoim, leite, ovo, soja, trigo e castanhas. A prevalência em mulheres mostrou-se superior a homens (8,7 *versus* 6,6/100.000).[32] Com relação à raça, crianças negras têm maior incidência de alergia alimentar (observação específica para anafilaxia a amendoim) do que brancas, mas, de forma interessante, observou-se que na África do Sul, crianças negras em zona rural apresentam taxas de alergia alimentar significativamente mais baixas do que seus pares que vivem em áreas urbanizadas. Essa mesma tendência de menor prevalência de anafilaxia entre crianças de zona rural foi observada na China. Isso demonstra a importância da interação entre genética e meio ambiente no tocante à epidemiologia dessa doença.[33]

A incidência da anafilaxia parece ter aumentado ao longo da década passada. Três estudos baseados no *Rochester Epidemiology Project* avaliaram esse dado entre residentes de Olmsted County, Minnesota, EUA. O mais interessante dessas pesquisas é que a área geográfica estudada foi aproximadamente a mesma, mas elas foram realizados com vários anos de intervalo uma da outra. Os achados sugerem que entre 1983 e 2010 houve aumento significativo da incidência, ocasionado, principalmente, pelo aumento das anafilaxias alimentares.[34-36] No último estudo dessa série,[36] os autores mostram que a partir de 2009 houve uma tendência de queda geral da incidência devido especialmente à diminuição das anafilaxias por veneno de inseto. Também apontam que até os nove anos a causa de anafilaxia é predominantemente por alimentos e que, além dessa etiologia, medicamentos e venenos vão aumentando progressivamente até atingirem um pico por volta da terceira década de vida. A partir da quinta década, o que mais predomina é anafilaxia por medicamentos. A queda de incidência da anafilaxia a partir de 2010 também foi reportada em outro estudo nos EUA[37] e igualmente a interpretação foi que este fato se deveu à menor incidência de anafilaxia por veneno de inseto, devido, muito provavelmente, à diminuição da população de abelhas e vespas em função de alterações no meio ambiente.

A anafilaxia representa em média 0,26% do total de hospitalizações, sendo o índice muito variável e com tendência de aumento nas últimas décadas. Austrália é um dos países com maior taxa de internações por anafilaxia, sendo Espanha, Taiwan e EUA os de menor, embora a comparação seja difícil por conta de diferenças nas condutas pós crises anafiláticas, onde exige-se ou não um período de observação no qual o paciente fique hospitalizado.[38] Apesar do aumento nas hospitalizações, a taxa de mortalidade se mantém baixa, em torno de 0,5 a 1 caso fatal de anafilaxia/milhão (população geral), sendo os medicamentos a causa mais implicada em fatalidades.[38]

Como fica claro, estudos epidemiológicos são fundamentais para se balizar as políticas públicas e o conhecimento de onde se focar mais no enfrentamento de uma doença. No Brasil ainda há poucos estudos epidemiológicos sobre anafilaxia. Um dos primeiros trabalhos que tentou levantar quais os principais desencadeantes desta doença em nosso meio foi o de Bernd e cols., em 2010[39] realizado através de questionário enviado a alergistas. Infelizmente, a participação foi pequena, mas naquela época os principais desencadeantes foram os medicamentos (45,13%), seguidos por alimentos e insetos (18,58% cada) e outros, como látex, atividade física, imunoterapia e causas não conhecidas.

Posteriormente, estudo envolvendo outros países da América Latina também mostrou que as medicações foram as mais implicadas nas crises anafiláticas, especialmente os anti-inflamatórios não esteroidais, seguidos por antibióticos; alimentos permaneceram em segundo lugar e os mais envolvidos foram: peixe, leite, frutas, trigo, amendoim, ovo, castanhas, mandioca e outros; alergia a veneno de insetos, imunoterapia, látex, exercícios e contrastes iodados vieram a seguir.[40]

Gagete et al. [41] validaram questionário para a pesquisa da prevalência da anafilaxia na população brasileira e o aplicaram em uma cidade do interior de SP-Brasil, sendo que obtiveram a taxa de 6,2%. Drogas, especialmente dipirona, também foram as causas mais comuns, seguidas por alimentos e outras.

O conhecimento sobre a conduta nas crises anafiláticas, após seu correto diagnóstico, também foram objeto de estudos epidemiológicos.

No já citado estudo OLASA,[40] tomando-se conjuntamente os países da América Latina, a porcentagem de administração de adrenalina após crise anafilática foi de apenas 37,3%.

Pesquisa realizada entre intensivistas de cinco UTIs pediátricas brasileiras com 43 médicos apurou que 83,3% dos profissionais identificaram que a adrenalina é a droga de escolha na anafilaxia, entretanto, apenas 41,9% sabiam que a via correta de aplicação é a intramuscular.[42]

Mesmo entre quem trabalha com emergências o conhecimento sobre anafilaxia deixa a desejar, como nessa pesquisa realizada por médicos do SAMU em São Paulo – SP, onde dentre 27 socorristas, com média de tempo de trabalho de 13 anos, apenas 59,26% definiram corretamente anafilaxia e 88,89% responderam que anafilaxia é sinônimo de choque anafilático. Todos os voluntários relataram ter atendido casos de anafilaxia, mas 51,85% atenderam ao menos um caso de reação alérgica com acometimento de mais de um órgão sistêmico e sem choque circulatório que não foi diagnosticado como anafilaxia. A adrenalina foi citada por 70,37% dos médicos como droga de escolha, enquanto 25,92% referiram ser o corticoide e um profissional referiu ser o anti-histamínico. Nove (37,03%) citaram a dose correta e dez (40,74%), o local correto de aplicação. Quinze (55,56%) desconheciam a reação bifásica.[43] Resultados similares, onde a perfeita identificação e tratamento também foram insuficientes, foi encontrado em serviço de urgência/emergência em Maceió-AL[44] e em Curitiba-PR.[45]

Outro estudo realizado em tradicional faculdade de Medicina do Rio de Janeiro apontou que 93% dos alunos do sexto ano de Medicina acertaram quanto ao tratamento com adrenalina, porém somente 33,33% sabiam que ela pode ser readministrada a cada 5 minutos. Apenas 57% recomendaram a via intramuscular, e somente 44% acertaram o local da aplicação. Sessenta e cinco por cento não sabiam a dose para crianças e adultos. Sessenta e cinco por cento indicaram a observação por 24-48 horas após o tratamento e 76% disseram que seria necessário referendar o paciente ao alergista; 58% disseram não conhecer o autoinjetor de adrenalina.[45]

Desta maneira, depreende-se a necessidade urgente de mais estudos e maior conhecimento da anafilaxia por estudantes de Medicina e médicos em nosso país. E, além disso, pesquisas epidemiológicas são fundamentais para a implementação de políticas públicas para o enfrentamento deste problema uma vez que não dispomos ainda de adrenalina autoinjetável no Brasil.

Referências Bibliográficas

1. Anafilaxia in Dicionário Etmológico: -https://www.dicionarioetimologico.com.br/anafilaxia/#:~:text=do%20grego%20Ana%2C%20para%20tr%C3%A1s%20e%20Phylaxis%2C%20prote%C3%A7%C3%A3o. Acessado em 18/03/2021.

2. Portier MM, Richet C. De l'action anaphylactiquede certains venims. Comptes Rendus des Seances Mem Soc Biol.1902; 54:170-2.
3. Mota I. The Mechanism of Anaphylaxis. Immunology.1964; 7:681-99.
4. Johansson SG, Bieber T, Dahl R, Friedmann PS, Lanier BQ, Lockey RF, et al. Revised nomenclature for allergy for global use: Report of the Nomenclature Review Committee of the World Allergy Organization, October 2003. J Allergy Clin Immunol. 2004;113:832-36.
5. Sampson HA, Munoz-Furlong A, Campbell RL, Adkinson Jr NF, Bock SA, Branum A, et al. Second Symposium on the Definition and Management of Anaphylaxis: Summary Report – Second National Institute of Allergy and Infectious Disease/Food Allergy and Anaphylaxis Network Symposium. Ann Emerg Med. 2006; 47:373-80.
6. Lieberman P, Kemp SF, Oppenheimer J, Lang DM, Bernstein L, Nicklas RA, et al. The diagnosis and management of anaphylaxis: An updated practice parameter. J Allergy Clin Immunol. 2005;115:483-524.
7. Ben-Shoshan M, Clarke AE. Anaphylaxis: past, present and future. Allergy. 2011; 66:1-14.
8. Ellis AK. Biphasic Anaphylaxis: A Review of the Incidence, Characteristics and Predictors. The Open Allergy Journal. 2010;3:24-8.
9. Campbell RL, Hagan JB, Manivannan V, Decker WW, Kanthala AR, Bellolio MF, et al. Evaluation of national institute of allergy and infectious diseases/food allergy and anaphylaxis network criteria for the diagnosis of anaphylaxis in emergency department patients. J Allergy Clin Immunol. 2012; 129(3):748-52.
10. Lieberman P, Nicklas RA, Oppenheimer J, Kemp SF, Lang DM, Bernstein DI, et al. The diagnosis and management of anaphylaxis practice parameter: 2010 update. J Allergy Clin Immunol. 2010 Sep;126(3):477-80.
11. Simons FE, Ardusso LR, Bilò MB, El-Gamal YM, Ledford DK, Ring J, et al. World Allergy Organization. World Allergy Organization anaphylaxis guidelines: summary. J Allergy Clin Immunol. 2011 Mar;127(3):587-93.
12. Muraro A, Roberts G, Worm M, Bilo MB, Brockow K, Fernandez Rivas M, et al. Anaphylaxis: guidelines from the European Academy of Allergy and Clinical Immunology. Allergy 2014; 69: 1026-45.
13. Cardona V, Ansotegui IJ, Ebisawa M, El-Gamal Y, Fernandez Rivas M, Fineman S, et al. World allergy organization anaphylaxis guidance 2020. World Allergy Organ J. 2020 Oct 30;13(10):100472.
14. Shaker MS, Wallace DV, Golden DBK, Oppenheimer J, Bernstein JA, Campbell RL, et al. Anaphylaxis-a 2020 practice parameter update, systematic review, and Grading of Recommendations, Assessment, Development and Evaluation (GRADE) analysis. J Allergy Clin Immunol. 2020 Apr;145(4):1082-123.

15. ASCIA HP Guidelines Acute Management Anaphylaxis in: https://www.allergy.org.au/hp/papers/acute-management-of-anaphylaxis-guidelines. Acessado em 21/03/2021.

16. Código Internacional de Doenças CID-11 in ICD-11 - Mortality and Morbidity Statistics (who.int). Acessado em 21/03/2021.

17. Eller E, Muraro A, Dahl R, Mortz CG, Bindslev-Jensen C. Assessing severity of anaphylaxis: a data-driven comparison of 23 instruments. Clin Transl Allergy. 2018 Aug 1;8:29.

18. Mueller HL 1966 Diagnosis and treatment of insect sensitivity. J Asthma Res 3:331-333.

19. Ring J, Messmer K. Incidence and severity of anaphylactoid reactions to colloid volume substitutes. Lancet. 1977 Feb 26;1(8009):466-9.

20. Ansell G 1990 Adverse reactions to contrast agents. Scope of problem 1970. Invest Radiol. 25:381-91.

21. Brown SGA . Clinical features and severity grading of anaphylaxis. J Allergy Clin Immunol2004; 114: 371-6.

22. Muraro A, Fernandez-Rivas M, Beyer K, et al. The urgent need for a harmonized severity scoring system for acute allergic reactions. Allergy. 2018;73:1792-800.

23. Sánchez-Borges M, Ansotegui I, Cox L. World Allergy Organization Grading System for Systemic Allergic Reactions: it Is Time to Speak the Same Language When it Comes to Allergic Reactions. Curr Treat Options Allergy. 2019; 6, 388-95.

24. Cox L, Larenas-Linnemann D, Lockey RF, Passalacqua G. Speaking the same language: the World Allergy Organization subcutaneous immunotherapy systemic reaction grading system. J Allergy Clin Immunol. 2010;125(3):569–574, 574.e1-574.e7.

25. Simons FER. Anaphylaxis. J Allergy Clin Immunol. 2010;125:161-81.

26. Panesar SS, Javad S, de Silva D, Nwaru BI, Hickstein L, Muraro A, et.al. The epidemiology of anaphylaxis in Europe: a systematic review. Allergy. 2013; 68(11):1353-61.

27. Sicherer SH, Munoz-Furlong A, Godbold JH, Sampson HA.US prevalence of self-reported peanut, tree nut, and sesame allergy: 11-year follow-up. J Allergy Clin Immunol. 2010;125:1322-6.

28. Marrugo J, Hernandez L, Villalba V. Prevalence of self-reported food allergy in Cartagena (Colombia) population. Allergol Immunopathol. 2008;36:320-4.

29. Boros, C., Kay, D. and Gold, M. (2000), Parent reported allergy and anaphylaxis in 4173 South Australian children. Journal of Paediatrics and Child Health, 36: 36-40.

30. Quercia O, Incorvaia C, Puccinelli P, Scurati S, Emiliani F, Frati F et al. Prevalence of allergic disorders in Italy: the Cotignola population study. Eur

Ann Allergy Clin Immunol. 2012 Feb;44(1):5-11. Erratum in: Eur Ann Allergy Clin Immunol. 2012 Jun;44(3):112.

31. Simons FER, Peterson S, Black CD. Epinephrine dispensing patterns for an out-of-hospital population: A novel approach to studying the epidemiology of anaphylaxis. J Allergy Clin Immunol. 2002;110:647-51.

32. Samant SA, Campbell RL, Li JT. Anaphylaxis: diagnostic criteria and epidemiology. Allergy Asthma Proc. 2013 Mar-Apr;34(2):115-9.

33. Warren CM, Turner PJ, Chinthrajah RS, Gupta RS. Advancing Food Allergy Through Epidemiology: Understanding and Addressing Disparities in Food Allergy Management and Outcomes. J Allergy Clin Immunol Pract. 2021 Jan;9(1):110-8.

34. Yocum MW, Butterfield JH, Klein JS, Volcheck GW, Schroeder DR, Silverstein MD. Epidemiology of anaphylaxis in Olmsted County: A population-based study. J Allergy Clin Immunol. 1999; 104:452-6.

35. Decker WW, Campbell RL, Manivannan V, et al. The etiology and incidence of anaphylaxis in Rochester, Minnesota: A report from the Rochester Epidemiology Project. J Allergy Clin Immunol. 2008;122:1161-5.

36. Lee S, Hess EP, Lohse C, Gilani W, Chamberlain AM, Campbell RL. Trends, characteristics, and incidence of anaphylaxis in 2001-2010: A population-based study. J Allergy Clin Immunol. 2017; 139: 182-8.e2.

37. Chaaban MR, Warren Z, Baillargeon JG, Baillargeon G, Resto V, Kuo YF. Epidemiology and trends of anaphylaxis in the United States, 2004-2016. Int Forum Allergy Rhinol. 2019 Jun;9(6):607-14.

38. Turner PJ, Campbell DE, Motosue MS, Campbell RL. Global Trends in Anaphylaxis Epidemiology and Clinical Implications. J Allergy Clin Immunol Pract. 2020 Apr;8(4):1169-1176. doi: 10.1016/j.jaip.2019.11.027. Epub 2019 Nov 28. PMID: 31786255; PMCID: PMC7152797.

39. Bernd LAG, Fleig F, Alves MB, Bertozzo R, Coelho M, Correia J, et al. Anafilaxia no Brasil - Levantamento da ASBAI. Rev Bras Alerg Imunopatol. 2010;33:190-8.

40. Sole D, Ivancevich JC, Borges MS, Coelho MA, Rosario NA, Ardusso LR, Bernd LA; Latin American Anaphylaxis Working Group. Anaphylaxis in Latin America: a report of the online Latin American survey on anaphylaxis (OLASA). Clinics (Sao Paulo). 2011;66(6):943-7.

41. Gagete E, dos Santos LD, de Pontes LG, Castro FM. Who has anaphylaxis in Brazil? Validation of a questionnaire for population studies. World Allergy Organ J. 2017; 10(1): 40.

42. Colleti Junior J, de Carvalho WB. Anaphylaxis Knowledge Among Pediatric Intensivists in Brazil: A Multicenter Survey. J Intensive Care Med. 2017;32(10):593-6.

43. Hernandes GH, Corrêa FG, Lucas Neto CJ, Anauate F, Starzewski Junior A, Lima CMF. Avaliação do conhecimento dos médicos do SAMU-SP sobre o diagnóstico e manejo da anafilaxia. Arq Asma Alerg Imunol. 2017;1(Supl 1):S124.

44. Santos TP, Almeida GRF, Lins LC; Moreira IF. Atendimento a pacientes com anafilaxia: conhecendo as principais condutas médicas nos setores de urgência e emergência dos hospitais da cidade de Maceió, Alagoas. Braz J Allergy Immunol. 2014;2(6):231-4.

45. Ribeiro MLKK, Barcellos AC, Silva HGF, Carletto LHM, Bet MC, Rossetto NZ, Rosário NA, Chong-Neto HJ. Anafilaxia na sala de emergência: tão longe do desejado! Arq Asma Alerg Imunol – Vol. 1. N° 2, 2017.

46. Oliveira HLCD, Gasparin CC, Capelo AV, Sanchez FT, Llerena CLA, Silva EM, et al. Avaliação do conhecimento sobre anafilaxia dos estudantes no último ano do curso de Medicina. Arq Asma Alerg Imunol. 2018;2(Supl 1):S20.

Capítulo

2

Cofatores na Anafilaxia

Elaine Gagete

Cofatores são substâncias ou situações que aumentam a gravidade ou produzem uma reação de hipersensibilidade, que não ocorreria na ausência desses fatores. Tais cofatores podem ser de natureza intrínseca (idade, gênero, presença de mastocitose ou outras doenças), ou extrínseca (drogas, fatores emocionais, atividade física etc). O Quadro 2.1 mostra os principais cofatores que podem impactar pacientes portadores de anafilaxia (WAO2020).[1]

QUADRO 2.1. Cofatores da anafilaxia

Intrínseco	Extrínseco
Gênero	Medicamentos
Idade	Atividade física
Doenças cardiovasculares	Estresse emocional
Mastocitose	Privação de sono
Atopia	Quebras de rotina
Elevação da triptase	
Infecção concomitante	
Período menstrual	

Idade

Várias pesquisas evidenciam que a idade é um dos fatores mais importantes para a gravidade da anafilaxia, sendo que quanto mais idoso o paciente, pior o quadro.[1-4] Simons e cols.[3] chamam a atenção para a importância de se estudar melhor os cofatores na faixa etária pediátrica, onde eles ainda não são totalmente compreendidos, entretanto, atividade física e infecções parecem ser mais prevalentes nessa faixa etária.[5] Em adolescentes, as características próprias dessa idade, como má aderência a tratamentos e dietas, negação da gravidade da doença e demora em procurar ajuda, tornam esses pacientes particularmente vulneráveis.[3,5]

Gênero

Apesar de na Europa pesquisadores terem encontrado mais anafilaxia no gênero masculino,[2] outros pesquisadores afirmam que durante a fase reprodutiva são as mulheres que mais apresentam a doença, sendo os hormônios femininos (estrógenos/progesterona) relacionados a maior incidência da anafilaxia.[6-8] Tais hormônios levam ao aumento na produção de óxido nítrico por aumentarem a óxido nítrico sintetase pelas células endoteliais, o que ocasiona maior permeabilidade vascular. Esse mecanismo também está na base do fato de o período menstrual ser igualmente relacionado a quadros de anafilaxia.[8]

Em grávidas, apesar de incomum, a anafilaxia reveste-se de acentuada gravidade, quer para mãe, quer para o feto, cujo grande risco de hipóxia e encefalopatia isquêmica é especialmente temido.[3]

Comorbidades

Mastocitose, síndrome de ativação mastocitária (SAM) e aumento de triptase sérica mesmo sem critérios de mastocitose estão claramente relacionados com anafilaxia e sua maior gravidade, o que é verdadeiro especialmente para reações a himenópteros. Muitas anafilaxias tidas como "idiopáticas" são, na verdade, causadas por essas condições clínicas. Em anafilaxia a himenópteros, principalmente onde não se encontra IgE específica – mas mesmo quando a sensibilização existe – deve-se investigar a presença de mastocitose ou SAM. Pacientes portadores de anafilaxia devem ser examinados cuidadosamente para se buscar lesões cutâneas sugestivas de mastocitose (urticária pigmentosa) e sempre que necessário deve ser feita biopsia.[1-4,6-11] Entretanto, mesmo quando tais lesões cutâneas inexistam, havendo anafilaxia grave, com síncope e aumento de triptase sérica, especialmente em pacientes masculinos, o risco de clonalidade é significativo e biopsia de medula está indicada.[12]

Portadores de doenças cardiovasculares são de risco para anafilaxia grave e fatal.[1-3,7] Síndrome de Kounis[13] é a ocorrência de insuficiência coronariana aguda associada a ativação de mastócitos na íntima das coronárias levando a espasmo das mesmas, o que pode culminar em angina e mesmo infarto. Por óbvio, pacientes com cardiopatia prévia são mais vulneráveis.

Em pesquisa com uma base de dados nos EUA, os autores chamaram a atenção para o fato de não apenas a cardiopatia crônica ter se relacionado ao aumento na gravidade da anafilaxia mas também o maior número de visitas a emergências médicas no ano anterior, o que remete à conclusão de que esses pacientes tinham mais comorbidades de forma geral, e isso se correlacionou a aumento da incidência e gravidade da anafilaxia; outra característica encontrada nesta pesquisa foi que pessoas com crises de anafilaxia foram as que menos visitaram alergistas no ano anterior e, portanto, as que menos tiveram prescrições de adrenalina autoinjetável, de onde se conclui que reações anafiláticas que poderiam ter sido evitadas se os pacientes portassem a medicação, ocorreram por negligência nesse sentido.[4]

Asma grave e mal controlada pode ser confundida com anafilaxia e, por outro lado, esta pode ocasionar broncoespasmo grave que pode passar por crise de asma. Essas duas doenças podem coexistir em um mesmo paciente, o que muitas vezes torna o diagnóstico mais complicado. Apesar de a asma em si não ser fator de risco para anafilaxia, a asma grave e mal controlada associa-se claramente a pior prognóstico em pacientes com reações anafiláticas, em todas as idades.[14,15]

Atopia

A sensibilização alérgica para certos alimentos, apesar de não ser sinônimo de reação clínica, é fator de risco para anafilaxia alimentar e em pacientes com reações anafiláticas a alimentos, quanto maior o nível de IgE específica para determinados componentes, maior a chance de se ter reação sistêmica grave.[16] Entretanto, essa relação é menos clara para outras formas de anafilaxia e frequentemente vemos na prática pacientes com IgE relativamente baixa a inseto que desenvolvem quadros graves de anafilaxia e vice-versa.[17]

Liberman et al.[18] afirmam que a atopia seja fator de risco em geral, estando particularmente associada a anafilaxia por alimentos, mas também a outras causas, como contrastes iodados.

Rinite alérgica já foi citada como fator associado à anafilaxia, sob certas circunstâncias, como aumento de anafilaxia alimentar nas estações polínicas em pacientes portadores de rinite por pólen.[19] Mas, de forma geral, a rinite não se associa a maior incidência de anafilaxia.

Eczema atópico está mais associado a anafilaxia por alimentos, embora não seja vista tal associação para outros desencadeantes, como drogas ou venenos de insetos.[20]

Exercício físico

Apesar de ser reconhecido primeiramente como cofator no desencadeamento de anafilaxia em pacientes sensibilizados a trigo, muitos outros alimentos já foram descritos juntamente com atividade física em crises de anafilaxia, como pistache, espinafre, carne vermelha, camarão etc. A intensidade da atividade física é variável e pode ser leve se o indivíduo for mais sensibilizado. Acredita-se que o exercício aumente a biodisponibilidade e distribuição do antígeno e reduza o limiar da reação por ativação de basófilos e mastócitos. Outras hipóteses são que o exercício, aumentaria a osmolaridade do plasma, ativando a transglutaminase intestinal e/ou liberaria endorfinas que reduziriam o limiar da anafilaxia. Entretanto, o mecanismo exato ainda não foi inteiramente compreendido. Importante ressaltar que em alguns casos é necessário mais de um cofator para o desencadeamento de reações, especialmente anti-inflamatórios não esteroidais que também parecem aumentar a absorção intestinal do antígeno.[6,21]

▪ Anti-inflamatórios não esteroidais (AINEs) e outros medicamentos

AINEs são importantes cofatores especialmente em anafilaxias alimentares. Acredita-se que também aumentem a captação do alérgeno pelas células intestinais devido à desregulação das *tight junctions*. Tal desregulação está associada ao mecanismo idiossincrásico de hipersensibilidade para essas drogas, com o bloqueio da via da cicloxigenase 1 e 2 e desvio do metabolismo do ácido aracdônico para a via da 5-lipooxigenase, com produção de leucotrienos, especialmente LTC-4. Além dos AINEs, todas as drogas que aumentam a desgranulação de basófilos e mastócitos são potencialmente cofatores de anafilaxia, quais sejam: opioides, contrastes iodados, relaxantes musculares, etc. Drogas que aumentam a permanência do alérgeno no organismo podem levar a maior sensibilização. Exemplo disso são os inibidores de bomba na mucosa gástrica que, por reduzirem a acidez, diminuem a desnaturação do alérgeno e este, consequentemente, fica maior tempo no trato gastrointestinal[6,21].

Na pesquisa por cofatores ligados a medicamentos, não devemos esquecer de drogas ilícitas e medicações alternativas, que também já foram descritas como cofatores em casos de anafilaxia.[22,23]

▪ Álcool

Consumo de álcool: pode aumentar a sensibilização alérgica IgE dependente a diferentes alérgenos, bem como aumentar a IgE total. Esses mecanismos ainda não são totalmente compreendidos, mas é provável que o álcool aumente a absorção intestinal. Juntamente com AINEs e exercício físico, bebidas alcoólicas constituem-se em importante cofator no desencadeamento de anafilaxias por alimentos.[21-24]

Infecções

O papel de anafilatoxinas C3a e C5a na ativação do sistema complemento após a formação de imunocomplexos pode explicar o porquê de alguns pacientes, especialmente crianças, apresentarem infecções como cofatores em quadros de anafilaxia. Além disso, a imunidade inata pode participar desse processo, já que vírus, bactérias e outros agentes patogênicos produzem substâncias conhecidas como PAMPs (*Pathogen Associated Membrane Patterns*) que ativam alguns receptores como PPR (*Pathogen Recognition Receptors*) sem necessidade de sensibilização prévia. PPRs estão presentes em membranas de mastócitos e basófilos que podem desgranular. Por essa via se compreende como quadros infecciosos podem representar um fator para aparecimento de anafilaxia e daí a sugestão para se evitar imunoterapia e outros procedimentos que possam levar à anafilaxia na presença de infecções.[21]

Fatores emocionais

Já foi demonstrado em algumas doenças alérgicas, como asma e dermatite atópica, que estresse emocional e privação de sono podem levar à liberação de neuropeptídeos e neurotransmissores no sistema nervoso central que ativam a resposta inflamatória. Esses mediadores também podem aumentar a permeabilidade da mucosa intestinal, o que está associado a maior absorção de proteínas, com impacto na anafilaxia por alimentos.[5]

Mastócitos são rapidamente ativados após estímulos físicos e psicológicos e podem desgranular desencadeando resposta imune, o que é importante para manter a homeostasia, entretanto, quando tais estímulos são continuados ou intensos, podem ocasionar quadros de hipersensibilidade. Em um interessante trabalho experimental com modelo animal, pesquisadores demonstraram que o subtipo 2 do receptor CRF (*corticotropin-releasing factor subtype 2*) de mastócitos representa importante via de modulação negativa sobre a desgranulação mastocitária em casos de estresse e, portanto, pode ter papel relevante na patogênese da anafilaxia.[25]

Referências Bibliográficas

1. Cardona V, Ansotegui IJ, Ebisawa M, El-Gamal Y, Fernandez Rivas M, Fineman S, et al. World allergy organization anaphylaxis guidance 2020. World Allergy Organ J. 2020 Oct 30;13(10):100472.

2. Worm M, Francuzik W, Renaudin JM, Bilo MB, Cardona V, Scherer Hofmeier K, et al. Factors increasing the risk for a severe reaction in anaphylaxis: An analysis of data from The European Anaphylaxis Registry. Allergy. 2018 Jun;73(6):1322-30.

3. Simons FE, Ebisawa M, Sanchez-Borges M, Thong BY, Worm M, Tanno LK, et al. 2015 update of the evidence base: World Allergy Organization anaphylaxis guidelines. World Allergy Organ J. 2015 Oct 28;8(1):32.

4. Clark S, Wei W, Rudders SA, Camargo CA Jr. Risk factors for severe anaphylaxis in patients receiving anaphylaxis treatment in US emergency departments and hospitals. J Allergy Clin Immunol. 2014 Nov;134(5):1125-30.

5. Shin M. Food allergies and food-induced anaphylaxis: Role of cofactors. Clin Exp Pediatr. 2020 Nov 12.

6. Muñoz-Cano R, Picado C, Valero A, Bartra J. Mechanisms of Anaphylaxis Beyond IgE. J Investig Allergol Clin Immunol. 2016;26(2):73-82.

7. Poziomkowska-Gęsicka I, Kostrzewska M, Kurek M. Comorbidities and Cofactors of Anaphylaxis in Patients with Moderate to Severe Anaphylaxis. Analysis of Data from the Anaphylaxis Registry for West Pomerania Province, Poland. Int J Environ Res Public Health. 2021 Jan 5;18(1):333.

8. Muñoz-Cano R, Pascal M, Araujo G, Goikoetxea MJ, Valero AL, Picado C, Bartra J. Mechanisms, Cofactors, and Augmenting Factors Involved in Anaphylaxis. Front Immunol. 2017 Sep 26;8:1193.

9. Kucharewicz I, Bodzenta-Lukaszyk A, Szymanski W, Mroczko B, Szmitkowski M. Basal serum tryptase level correlates with severity of hymenoptera sting and age. J. Investig. Allergol. Clin. Immunol. 2007, 17, 65-9.

10. Wimazal F, Geissler P, Shnawa P, Sperr WR, Valent P. Severe life-threatening or disabling anaphylaxis in patients with systemic mastocytosis: a single-center experience. Int Arch Allergy Immunol. 2012;157(4):399-405.

11. Bonadonna P, Perbellini O, Passalacqua G, Caruso B, Colarossi S, Dal Fior D, et al. Clonal mast cell disorders in patients with systemic reactions to Hymenoptera stings and increased serum tryptase levels. J Allergy Clin Immunol. 2009 Mar;123(3):680-6.

12. Alvarez-Twose I, González-de-Olano D, Sánchez-Muñoz L, Matito A, Jara-Acevedo M, Teodosio C, et al. Validation of the REMA score for predicting mast cell clonality and systemic mastocytosis in patients with systemic mast cell activation symptoms. Int Arch Allergy Immunol. 2012;157(3):275-80.

13. Li J, Zheng J, Zhou Y, Liu X, Peng W. Acute coronary syndrome secondary to allergic coronary vasospasm (Kounis Syndrome): a case series, follow-up and literature review. BMC Cardiovasc Disord. 2018 Feb 27;18(1):42.

14. Tanno LK, Gonzalez-Estrada A, Olivieri B, Caminati M. Asthma and anaphylaxis. Curr Opin Allergy Clin Immunol. 2019 Oct;19(5):447-55.

15. Grigoletto V, Badina L, Barbi E. Poor asthma control remains a risk factor for severe anaphylaxis. J Pediatr. 2020 Sep;224:186-7.

16. Turner PJ, Baumert JL, Beyer K, Boyle RJ, Chan CH, Clark AT, et al. Can we identify patients at risk of life-threatening allergic reactions to food? Allergy. 2016 Sep;71(9):1241-55.

17. Watanabe AS, Kokron C, Castro FFM. Diagnóstico in Alergia a Venenos de Insetos. 1. ed. São Paulo: Manole, 2009: 125-36.

18. Lieberman P, Nicklas RA, Randolph C, Oppenheimer J, Bernstein D, Bernstein J, et al. Anaphylaxis-a practice parameter update 2015. Ann Allergy Asthma Immunol. 2015 Nov;115(5):341-84.

19. Vetander M, Helander D, Flodstrom C, Ostblom E, Alfven T, Ly DH, et al. Anaphylaxis and reactions to foods in children a population-based case study of emergency department visits. Clin Exp Allergy 2012;42:568-77.

20. Gold MS, Kemp AS. Atopic disease in childhood. Med J Aust 2005; 182 (6): 298-304.

21. Wölbing F, Fischer J, Köberle M, Kaesler S, Biedermann T. About the role and underlying mechanisms of cofactors in anaphylaxis. Allergy. 2013 Sep;68(9):1085-92.

22. Stadtmauer G, Beyer K, Bardina L, Sicherer SH. Anaphylaxis to ingestion of hempseed (Cannabis sativa). J Allergy Clin Immunol. 2003 Jul;112(1):216-7. doi: 10.1067/mai.2003.1591.

23. Losa F, Deidda M, Firinu D, Martino MLD, Barca MP, Giacco SD. Exercise-induced anaphylaxis with an Ayurvedic drug as cofactor: A case report. World J Clin Cases. 2019 Mar 6;7(5):623-7.
24. Gonzalez-Quintela A, Vidal C, Gude F. Alcohol, IgE and allergy. Addict Biol. 2004 Sep-Dec;9(3-4):195-204.
25. D'Costa S, Ayyadurai S, Gibson AJ, Mackey E, Rajput M, Sommerville LJ, et al. Mast cell corticotropin-releasing factor subtype 2 suppresses mast cell degranulation and limits the severity of anaphylaxis and stress-induced intestinal permeability. J Allergy Clin Immunol. 2019 May;143(5):1865-77.

Capítulo
3

Causas da Anafilaxia em Crianças e Adolescentes

Fabiana Andrade Nunes Oliveira
Elaine Gagete

Introdução

O perfil de desencadeantes depende da idade e da exposição ao alérgeno, o que varia entre as diferentes áreas geográficas do planeta. Mundialmente, os desencadeantes mais frequentes são: alimentos, venenos de insetos e medicamentos.[1] Há um aumento nas hospitalizações devido a anafilaxia em muitos países, em particular em crianças pequenas, onde alimentos são a principal causa, especialmente leite de vaca, amendoim e castanhas, mas isso varia de acordo com a região estudada. Medicações também são importantes nessa população pediátrica, principalmente antibióticos betalactâmicos e anti-inflamatórios.[2] Desencadeantes e seus mecanismos fisiopatológicos são descritos no Quadro 3.1.

QUADRO 3.1. Desencadeantes e mecanismo da anafilaxia na população pediátrica

Mecanismo imunológico dependente de IgE
• Alimentos
• Medicações
• Látex
• Venenos de insetos
• Aeroalérgenos
• Meios de contraste radiológicos
Mecanismos imunológicos não mediados por IgE
• AINEs
• Dextrans
• Meios de contraste radiológicos
• Agentes biológicos
Mecanismos não imunológicos (ativação direta de mastócitos)
• Fatores físicos
• Medicações (opioides)

Fonte: Adaptado de Cardona et al.[1,3]

Alimentos

Qualquer alimento pode levar a quadro de anafilaxia, configurando o principal gatilho em crianças. Nos lactentes, a proteína do leite de vaca é o alimento mais comum, seguido de ovo e soja. Nos escolares e adolescentes, predominam a alergia aos crustáceos, peixes, amendoim, nozes e castanhas. O trigo também pode estar implicado, particularmente com associação a exercício, através de uma fração proteica contida no glúten, a 5-ômega gliadina.[1-5]

O mecanismo de exposição mais comum na infância que leva a anafilaxia é a ingestão alimentar, desde traços de alérgenos passando pelo leite materno até a ingestão acidental.[6] Outras rotas de exposições menos comuns são contato pela pele e inalação.[7]

A gravidade da anafilaxia vai depender da quantidade de alérgeno ingerido, da estabilidade do mesmo contra a digestão, da permeabilidade epitelial e da presença de outras patologias, como asma, por exemplo. As nozes e amendoins são, caracteristicamente, envolvidos em reações mais graves e estão, frequentemente, associados a anafilaxias fatais, em qualquer idade, contabilizando 55% a 87% de mortes.[5,6]

Um importante avanço no campo da anafilaxia que ocorreu nos últimos anos foi a melhoria da qualidade de informações sobre alérgenos alimentares em rótulos. Porém, mesmo assim, tais desencadeantes podem estar ocultos, como em reações cruzadas a outros alimentos ou contaminação, como temperos, corantes naturais (vermelho carmin) e contaminantes parasitários como o *Anisakis simplex*, um parasita de peixes marinhos.[3]

Como outras doenças crônicas, a alergia alimentar é influenciada pela genética, ambiente e a interação entre eles (epigenética). Uma série de fatores de risco estão associados à alergia alimentar, como: lactente do sexo masculino, etnia asiática e africana, presença de dermatite atópica, desmame precoce, insuficiência de vitamina D, baixo consumo de ácidos graxos poli-insaturados do tipo ômega 3 e de antioxidantes, obesidade, uso de antiácidos que dificulta a digestão dos alérgenos, época e via de exposição aos potenciais alérgenos alimentares e outros fatores relacionados à hipótese da higiene.[8] Muitas dessas condições podem explicar o aumento da incidência de alergia alimentar ocorrido nos últimos anos.

Medicamentos

Qualquer medicação e em qualquer dose, é capaz de causar anafilaxia, contudo, os anti-inflamatórios não esteroidais (AINEs) e os antibióticos são os mais incriminados, tanto em crianças como adultos, com provável associação à alta taxa de prescrição dessas medicações.[9]

A maioria dos medicamentos tem baixo peso molecular, que impossibilita atuar como um antígeno completo, entretanto podem se ligar a proteínas plasmáticas e funcionar como haptenos, além de, muitas vezes, poderem causar reações anafiláticas por mecanismos não dependentes de IgE. Nesse caso, a reação pode ocorrer já no primeiro contato, diferentemente das reações IgE mediadas.[10]

Antibióticos betalactâmicos são a principal causa de anafilaxia por antimicrobianos na infância, existindo também alguns relatos de reações a macrolídeos, como azitromicina.[1,4,9]

Os anti-inflamatórios não esteroidais, mundialmente em segundo lugar entre os desencadeantes de anafilaxia induzida por medicamento em crianças,[2,4,9] estão em primeiro lugar na América Latina.[11] O mecanismo IgE mediado pode estar envolvido em reações a AINEs, contudo, na maioria dos casos, a reação ocorre através da inibição da cicloxigenase (COX), no metabolismo do ácido araquidônico. Com isso, inibidores seletivos da Cox-1 são importantes desencadeantes de anafilaxia por AINEs.[9]

Além dos antibióticos e AINEs, medicações perioperatórias, como anestésicos, relaxantes musculares, sugamadex, clorexidina e hipnóticos podem provocar anafilaxia, tanto por mecanismo IgE mediado, quanto por ativação direta de mastócitos.[12]

Agentes biológicos como omalizumabe, infliximabe, cetuximabe e outros, além de alérgenos utilizados em imunoterapia, contrastes radiológicos iodados de alta osmolaridade e quimioterápicos estão também entre as drogas que podem cursar com anafilaxia na infância e adolescência.[9,10]

Vacinas

Praticamente todas as vacinas têm potencial de causar anafilaxia, porém, a incidência é rara, aproximadamente 1,3 a cada 1.000.000 doses. Componentes das vacinas que podem ser alergênicos incluem o antígeno vacinal, proteína animal residual, agentes microbianos, conservantes, estabilizantes e outros componentes. No entanto, quando ocorre um quadro de anafilaxia, raramente o agente imunizante é o implicado. Mais comumente, é a proteína do excipiente, como gelatina, ovo, leite, conservantes como o timerosal, aditivos ou outro excipiente como dextran. O Quadro 3.2 mostra a frequência aproximada de reações às vacinas mais comuns utilizadas na infância e adolescência.[13,14]

O polietilenoglicol (PEG) tem sido associado à anafilaxia pelas vacinas contra a COVID-19 que utilizam a plataforma RNAm.[15]

QUADRO 3.2. Taxas de casos de anafilaxias após vacinas

Vacinas	Taxa por milhões de doses
Hib	0
Hepatite B	0
Influenza	1,59
Tríplice viral (SCR)	5,14
Difteria, tétano e pertussis (dTpa)	2,07
Pneumo 13	0

Fonte: Adaptado de Nilsson et al.[14]

Látex

É um dos principais responsáveis por anafilaxia periope-ratória em crianças.[9] Diversos itens hospitalares podem conter látex em sua composição, como luvas, cateteres, adesivos, êmbolos, pontas de seringas pré-preenchidas e rolhas de frascos de medicamentos. Em crianças, o principal fator de risco associado a alergia a látex, é o histórico de múltiplas cirurgias, como crianças com espinha bífida e anormalidades genitourinárias. Além disso, importante lembrar desse desencadeante como parte da síndrome látex-alimento.[16]

Veneno de insetos

Há um crescente aumento dos casos de anafilaxias desencadeadas por venenos de insetos himenópteros ao longo do tempo, sendo que na Europa a anafilaxia por tais desencadeantes já é a segunda causa em crianças, ficando atrás apenas de alimentos. Comparativamente aos adultos, as reações alérgicas por insetos na infância evoluem menos para anafilaxia e causam mais sintomas cutaneomucosos do que cardiovasculares. Estão fortemente associadas com atopia e o prognóstico é melhor do que em adultos.[2,17]

Outros

▪ Aeroalérgenos

Aeroalérgenos, como ácaros e polens, raramente ocasionam anafilaxia, no entanto, a reação pode ocorrer por absorção sistêmica. Existe um quadro de anafilaxia induzida por ácaros denominada *pancake anaphylaxis*, descrita como reação sistêmica após ingestão de alimento contaminado.[18]

▪ Fatores físicos

Anafilaxia induzida por exercício fora do contexto da alergia alimentar é causa rara, principalmente na infância. Outras formas de anafilaxia por fatores físicos, especialmente ao frio, também são raras e apontam para a necessidade de se suspeitar de mastocitose.[19,20]

▪ Idiopática

Anafilaxia idiopática pode ocorrer em até 10% dos casos de anafilaxia na infância. Antes de se firmar tal diagnóstico, deve-se investigar mastocitose sistêmica e as síndromes de ativação mastocitária, além de causas menos comuns como alergia IgE-mediada à alfa-gal, e outras possibilidades de desencadeantes não identificados de forma mais óbvia (alérgenos escondidos).[21]

Referências Bibliográficas

1. Cardona V, Ansotegui IJ, Ebisawa M, El-Gamal Y, Fernandez Rivas M, Fineman S, et al. World allergy organization anaphylaxis guidance 2020. World Allergy Organ J. 2020;13(10).
2. Tanno LK, Demoly P. Anaphylaxis in children. Pediatr Allergy Immunol. 2020 Nov;31 Suppl 26:8-10.
3. Simons FER. Anaphylaxis. J Allergy Clin Immunol. 2010;125(2 SUPPL. 2):18-23.
4. Poowuttikul P, Seth D. Anaphylaxis in Children and Adolescents. Pediatr Clin North Am. 2019 Oct;66(5):995-1005.
5. Sarinho E, Lins MGM. Formas graves de alergia alimentar. J. Pediatr. (Rio J.).2017; 93 (suppl 1).
6. Pouessel G, Turner PJ, Worm M, Cardona V, Deschildre A, Beaudouin E, et al. Food-induced fatal anaphylaxis: From epidemiological data to general prevention strategies. Clin Exp Allergy. 2018;48(12):1584-93.
7. Greenhawt M, Gupta RS, Meadows JA, Pistiner M, Spergel JM, Camargo CA Jr, et al. Guiding Principles for the Recognition, Diagnosis, and Management of Infants with Anaphylaxis: An Expert Panel Consensus. J Allergy Clin Immunol Pract. 2019 Apr;7(4):1148-1156.e5.
8. Sicherer SH, Sampson HA. Food allergy: A review and update on epidemiology, pathogenesis, diagnosis, prevention, and management. J Allergy Clin Immunol. 2018 Jan;141(1):41-58.
9. Atanaskovic-Markovic M, Gomes E, Cernadas JR, du Toit G, Kidon M, Kuyucu S, et al. Diagnosis and management of drug-induced anaphylaxis in children: An EAACI position paper. Pediatr Allergy Immunol. 2019;30(3):269-76.

10. Pichler WJ, Naisbitt DJ, Park BK. Immune pathomechanism of drug hypersensitivity reactions. J Allergy Clin Immunol. 2011 Mar;127(3 Suppl):S74-8.

11. Jares EJ, Cardona Villa R, Sánchez-Borges M, de Falco A, Ensina LF, Bernstein JA, et al. Drug-induced anaphylaxis, elicitors, risk factors, and ma- nagement in Latin America. J Allergy Clin Immunol Pract. 2019;8(4):1403-5.e1.

12. Stepanovic B, Sommerfield D, Lucas M, von Ungern-Sternberg BS. An update on allergy and anaphylaxis in pediatric anesthesia. Paediatr Anaesth. 2019 Sep;29(9):892-900.

13. McNeil MM, Weintraub ES, Duffy J, Sukumaran L, Jacobsen SJ, Klein NP, et al. Risk of anaphylaxis after vaccination in children and adults. J Allergy Clin Immunol. 2016 Mar;137(3):868-78.

14. Nilsson L, Brockow K, Alm J, Cardona V, Caubet JC, Gomes E, et al. Vaccination and allergy: EAACI position paper, practical aspects. Pediatr Allergy Immunol. 2017;28(7):628-40.

15. Risma KA. COVID-19 mRNA vaccine allergy. Curr Opin Pediatr. 2021 Dec 1;33(6):610-7.

16. Nucera E, Aruanno A, Rizzi A, Centrone M. Latex Allergy: Current Status and Future Perspectives. J Asthma Allergy. 2020 Sep 28;13:385-98.

17. Bilò MB, Pravettoni V, Bignardi D, Bonadonna P, Mauro M, Novembre E, et. al. Hymenoptera Venom Allergy: Management of Children and Adults in Clinical Practice. J Investig Allergol Clin Immunol. 2019;29(3):180-205.

18. Sánchez-Borges M, Suárez Chacón R, Capriles-Hulett A, Caballero-Fon- seca F, Fernández-Caldas E. Anaphylaxis from ingestion of mites: Pancake anaphylaxis. J Allergy Clin Immunol. 2013;131(1):31-5.

19. Giannetti MP. Exercise-Induced Anaphylaxis: Literature Review and Recent Updates. Curr Allergy Asthma Rep. 2018 Oct 26;18(12):72.

20. Brockow K, Plata-Nazar K, Lange M, Nedoszytko B, Niedoszytko M, Valent P. Mediator-Related Symptoms and Anaphylaxis in Children with Mastocytosis. Int J Mol Sci. 2021 Mar 7;22(5):2684.

21. Motosue MS, Li JT, Campbell RL. Anaphylaxis: Epidemiology and Differential Diagnosis. Immunol Allergy Clin North Am. 2022 Feb;42(1):13-25.

Capítulo
4

Causas da Anafilaxia em Adultos

Priscila Geller Wolff
Elaine Gagete

Introdução

Os quadros de anafilaxia podem ter diversas etiologias, imunológicas ou não. Anafilaxia imunológica pode ser ou não mediados por IgE. As etiologias IgE mediadas são: alimentos, medicamentos, vacinas, látex, ferroadas por insetos da classe *Hymenoptera*, aeroalérgenos, alérgenos ocupacionais e causas menos comuns, como líquido seminal. As não IgE mediadas incluem mecanismos mediados por ativação do complemento e do sistema da coagulação (exemplo: reações a hemoderivados) e também por agregados imunes como pode ocorrer com agentes biológicos (ex.: imunoglobulina endovenosa), drogas como anti-inflamatórios não esteroidais e radiocontrastes.

A desgranulação mastocitária sem causa imunológica definida inclui as urticárias/anafilaxias induzidas por estímulos físicos como, os mecânicos, (pressão ou vibração), térmicos (frio ou calor), exercício físico, radiação solar e até estímulos aquagênicos. Há ainda dentre as anafilaxias mediadas por mecanismos não imunológicos, o etanol e algumas medicações, como opioides. Existe também os quadros idiopáticos onde não é possível identificar nenhum agente causal.

A maioria dos desencadeantes de anafilaxia causa progressão rápida de sintomas (5 a 30 minutos), mas há também que considerar reações tardias, como as desencadeadas pela galactose-alfa-1,3-galactose (alergia à alfa-gal) após ingestão de carne de origem mamífera não primata.

Abordaremos neste capítulo as principais causas da anafilaxia em adultos e sua fisiopatogenia.

Drogas

As drogas são consideradas as principais causas de anafilaxia fatal em adultos, segundo estudos realizados nos Estados Unidos, Inglaterra, Austrália e Nova Zelândia. A anafilaxia ocasionada por drogas afeta 0,1% da população geral e até 20% dos pacientes hospitalizados. As drogas mais implicadas são antibióticos como penicilinas, cefalosporinas, sulfonamidas e os anti-inflamatórios não esteroidais, incluindo ácido acetilsalicílico.[1-4]

As reações aos meios de contraste radiológicos ocorrem menos frequentemente do que na década de 90, quando, se utilizava contrastes iônicos de alta osmolaridade e alto peso molecular. Atualmente, os contrastes utilizados são não iônicos, iso-osmolares ou de baixa osmolaridade. A utilização frequente de gadolíneo em exames de ressonância magnética trouxe também este agente como desencadeante de reações anafiláticas, embora raras.[5-6]

Dentre as anafilaxias a drogas, devem ser lembradas as reações às vacinas, como atualmente as descritas para o Coronavírus (COVID-19). Destaca-se a importante participação de componentes vacinais, como PEG (Polietilenoglicol – PEG2000), presentes nas vacinas de RNAm. A alergia ao PEG é muito rara, apesar de ser uma nanopartícula presente em produtos de limpeza, cosméticos e alimentos.[7] Há recomendação do CDC (*Centers for Disease Control and Prevention*)[8] e da WAO (*World Allergy Organization*)[9] para que qualquer pessoa deva aguardar pelo menos 15 minutos após receber vacina contra Covid-19 e esse tempo aumenta para 30 minutos se houver histórico de reações alérgicas imediatas a outras vacinas, medicações injetáveis ou história de anafilaxia por qualquer etiologia. Indivíduos que tiveram anafilaxia com a primeira dose de certa vacina precisam ser aconselhados a passar por avaliação médico-alergológica para orientação e não devem receber a segunda dose da mesma vacina. Treinamento da equipe para manejo de anafilaxia nos postos de aplicação é altamente recomendável. Há também preocupação com o potencial anafilatogênico do polissorbato 80 presente em diversas vacinas, incluindo as de vetor viral para Covid-19 (Astrazeneca e Johnson), embora anafilaxia por essa substância seja rara. Recentemente, observou-se que as vacinas de RNAm são seguras em pacientes com mastocitose sistêmica e síndromes de ativação mastocitária com história prévia de anafilaxia.[10]

A anafilaxia por quimioterápicos e medicamentos biológicos deve ser considerada, assim como em situações de reações durante o curso de imunoterapia com alérgenos[11,12]. Cetuximab é um anticorpo monoclonal humanizado IgG1 que contém alfa-gal, e, em indivíduos previamente sensibilizados por esse carboidrato, as reações alérgicas podem ocorrer com a primeira administração de tal medicamento.[13]

No contexto perioperatório, além do látex, que sempre deve ser lembrado, muitas medicações têm de ser consideradas, entre elas: bloqueadores neuromusculares e sugamadex, opioides, hipnóticos, anestésicos locais, antissépticos, desinfetantes e agentes esterilizantes (como clorexidina, povidona e outros), coloides, hemoderivados, antibióticos e medicamentos específicos de situações clínicas ou procedimentos. A Associação Brasileira de Alergia e Imunologia – ASBAI – produziu recentemente um guia que auxilia o alergista na pesquisa da causa desses alérgenos.[14]

Insetos

A alergia a venenos de insetos da classe *Hymenoptera* (abelha, vespa, formiga-de-fogo) abrange tanto reações anafiláticas como não anafiláticas, podendo ser locais ou sistêmicas. As reações locais menores não são consideradas de risco; as extensas (reação grande local) cuja duração é maior que 24 horas e apresentam sinais e sintomas restritos à área da ferroada, podem representar grande desconforto ao paciente, embora não haja clara evidência de evolução para reações mais graves em episódios futuros; já as reações sistêmicas correspondem às de início agudo e súbito após a ferroada incluindo um espectro de manifestações clínicas que varia desde urticária leve à anafilaxia. Quadros fatais podem ocorrer mesmo após a primeira ferroada.[15]

A prescrição de adrenalina autoinjetável é mandatória para pacientes que já tiveram reações sistêmicas após ferroadas de insetos.

Devemos ter atenção especial em casos de anafilaxia a venenos destes insetos no intuito de investigar a existência de mastocitose sistêmica ou síndrome de ativação mastocitária, através da solicitação de dosagem de triptase sérica basal.[16]

Alimentos

Alergia alimentar em adultos atinge a ordem de mais de 10%, de acordo com estatísticas americanas, sendo que no

Brasil esses dados ainda são desconhecidos. Em torno da metade desse contingente, a alergia teve início na idade adulta e os desencadeantes mais comuns foram: amendoim, castanhas, leite, camarão e frutos do mar, peixe, ovo, trigo, soja e gergelim. Essas informações mudam se considerarmos outras regiões do globo, uma vez que a alergia alimentar depende de interações genéticas e epigenéticas, além de hábitos alimentares do local. A gravidade das reações alérgicas IgE dependentes causadoras de anafilaxia variam, sendo as relacionadas à síndrome pólen-fruta geralmente mais leves do que as decorrentes de amendoim, castanhas, ovo e leite. Felizmente, as fatalidades são raras, especialmente entre os adultos, o que reflete a maior rapidez com que essa faixa etária consegue acessar o tratamento, embora entre os adultos portadores da doença, mais de 50% relataram pelo menos uma crise anafilática grave.[17]

Alérgenos alimentares não tão óbvios podem ser responsáveis por casos de anafilaxia e investigados através de história clínica detalhada. Temperos, como pimenta, salsão, mostarda, coentro; alimentos incomuns como tremoço e outros grãos; traços de proteínas alergênicas como as de camarão em suplemento como quitosana, já foram descritos como causas de reações alérgicas.[18] Há também que se pensar em alérgenos menos comuns, como alfa-gal, causadores de anafilaxia tardia[13] e ômega-5-gliadina no contexto da anafilaxia a trigo dependente de cofatores, especialmente exercícios.[19]

Além do exposto, importante se considerar os cofatores e comorbidades que podem alterar a gravidade ou desencadear reações que, de outro modo, seriam diferentes. Exercício físico, uso de álcool, infecções, período menstrual, estresse físico ou mental, etc. são exemplos de situações que podem se somar à ingestão de alimentos, modulando tais reações. Adultos, além disso, geralmente têm mais comorbidades, como doença cardiovascular, uso de medicações, etc. que podem impactar tanto o efeito da anafilaxia, quanto seu tratamento.[20]

Anafilaxias induzidas

As anafilaxias induzidas estão entre as sem causa imunológica definida. São decorrentes de estímulos físicos, podendo ocorrer pelo frio (adquiridas e atípicas), ao exercício e por radiação solar. Menos frequentemente ocorre anafilaxia ao estímulo vibratório, aquagênico, calor e colinérgico. São mais frequentes em adultos e adolescentes, podendo também acometer a faixa pediátrica.[21]

Há também relato de urticária induzida pela relação sexual, com potencial anafilático.[22]

As urticárias e anafilaxias induzidas devem ser investigadas através da história clínica, exames laboratoriais incluindo a exclusão de diagnósticos diferenciais e realização de testes de estimulação física de acordo com o subtipo apresentado.

Anafilaxia idiopática

A anafilaxia idiopática é classificada quando não há um fator desencadeante identificável, representando cerca de 6,5 a 35% dos casos. Recentemente houve publicação classificando a anafilaxia idiopática como uma forma de síndrome de ativação mastocitária não clonal. Nesses casos, faz-se mandatória a investigação de doenças mastocitárias, como mastocitose sistêmica e síndrome de ativação mastocitária. Essa investigação inclui a solicitação de triptase sérica basal (nível maior que 20 ng/mL ou maior que 11,4 ng/mL, respectivamente, para mastocitose sistêmica e síndrome de ativação mastocitária), detecção de mutação do gene c-KIT em sangue periférico ou na medula óssea (mutação D816V no éxon 17) e presença de infiltrados de mastócitos com alterações morfológicas (fusiformes) em biópsias de medula óssea ou em sítios localizados[23]. Antes de se firmar o diagnóstico de anafilaxia idiopática, é necessária ampla investigação para se afastar alérgenos ocultos, como já citado.

Referências Bibliográficas

1. Sampson HA, Munoz-Fulong A, Campbell RL, Adkinson NF Jr, et al. Sec- ond symposium on the definition and management of anaphylaxis: summary report – Second National Institute of Allergy and Infectious Disease/Food Allergy and Anaphylaxis Network Symposium. Ann Emerg Med 2006;47:373- 80.
2. Turner PJ, Ansotegui IJ, Campbell DE, Cardona V, et al. Covid-19 vac- ci-ne-associated anaphylaxis: A statement of the World Allergy Organization Anaphylaxis Committee. World Allergy Organization Jornal (2021)14:100517.
3. Yu RJ, Krantz MS, Phillips EJ, Stone CA Jr. Emerging Causes of Drug-Induced Anaphylaxis: A Review of Anaphylaxis-Associated Reports in the FDA Adverse Event Reporting System (FAERS). J Allergy Clin Immunol Pract. 2021 Feb;9(2):819-829.e2
4. Montañez MI, Mayorga C, Bogas G, Barrionuevo E, Fernandez-Santamaria R, Martin-Serrano A, et al. Epidemiology, Mechanisms, and Diagnosis of Drug-Induced Anaphylaxis. Front Immunol. 2017 May 29;8:614.
5. Sánchez-Borges M, Aberer W, Brockow K, Celik GE, Cernadas J, Greenberger PA, Masse MS, Schrijvers R, Trautmann A. Controversies in Drug Allergy: Radiographic Contrast Media. J Allergy Clin Immunol Pract. 2019 Jan;7(1):61-65.
6. Ramalho M, Ramalho J. Gadolinium-Based Contrast Agents: Associated Adverse Reactions. Magn Reson Imaging Clin N Am. 2017 Nov;25(4):755-64.
7. Giavina-Bianchi P, Kalil J. Polyethylene Glycol Is a Cause of IgE-Mediat- ed Anaphylaxis. J Allergy Clin Immunol Pract. 2019;7(6):1874-5.

8. Vaccines for COVID-19. Disponível em: https://www.cdc.gov/coronavirus/2019-ncov/vaccines/index.html. Acesso em 27/02/2022.

9. Coronavirus disease (COVID-19): Vaccines. Disponível em: https://www.who.int/news-room/questions-and-answers/item/coronavirus-disease-(covid-19)-vaccines?gclid=Cj0KCQiA3-yQBhD3ARIsAHuHT6410rlMLv5stl7sICSbClY1QYx3AMvLedEtijHC3Aweft_GSUI14m8aAiKZEALw_wcB&topicsurvey=v8kj13). Acesso em 27/02/2022.

10. Rama TZ, Moreira A, Castells M. mRNA COVID-19 vaccine is well tolerated in patients with cutaneous and systemic mastocytosis with mast cell activation symptoms and anaphylaxis. J Allergy Clin Immunol 2021 147(3):877-8.

11. Gülsen A, Wedi B, Jappe U. Hypersensitivity reactions to biologics (part I): allergy as an important differential diagnosis in complex immune-derived adverse events. Allergo J Int. 2020;29(4):97-125.

12. Bernstein DI, Epstein TEG. Safety of allergen immunotherapy in North America from 2008-2017: Lessons learned from the ACAAI/AAAAI National Surveillance Study of adverse reactions to allergen immunotherapy. Allergy Asthma Proc. 2020 Mar 1;41(2):108-11.

13. Ferreira MD, Neto LP, Ribeiro RG. Alergia a alfa-gal: uma revisão sistemática. Braz J Allergy Immunol. 2015;3(6):241-50.

14. Solé D, Spindola MAC, Aun MV, Azi LA, Bernd LAG, Bianchi D, et al. Atualização sobre reações de hipersensibilidade perioperatória: Documento conjunto da Sociedade Brasileira de Anestesiologia e Associação Brasileira de Alergia e Imunologia - Parte II: etiologia e diagnóstico. Arq Asma Alerg Imunol. 2020;4(1):35-60.

15. Bilò MB, Pravettoni V, Bignardi D, Bonadonna P, Mauro M, Novembre E, et al. Hymenoptera Venom Allergy: Management of Children and Adults in Clinical Practice. J Investig Allergol Clin Immunol. 2019;29(3):180-205.

16. Bonadonna P, Perbellini O, Passalacqua G, Caruso B, Colarossi S, Dal Fior D, et al. Clonal mast cell disorders in patients with systemic reactions to Hymenoptera stings and increased serum tryptase levels. J Allergy Clin Immunol 2009;123:680-6.

17. Sicherer SH, Warren CM, Dant C, Gupta RS, Nadeau KC. Food Allergy from Infancy Through Adulthood. J Allergy Clin Immunol Pract. 2020 Jun;8(6):1854-64.

18. Skypala IJ. Food-Induced Anaphylaxis: Role of Hidden Allergens and Cofactors. Front Immunol. 2019 Apr 3;10:673.

19. Kennard L, Thomas I, Rutkowski K, Azzu V, Yong PFK, Kasternow B, et al.. A Multicenter Evaluation of Diagnosis and Management of Omega-5 Gliadin Allergy (Also Known as Wheat-Dependent Exercise-Induced Anaphylaxis) in 132 Adults. J Allergy Clin Immunol Pract. 2018 Nov-Dec;6(6):1892-7.

20. Poziomkowska-Gęsicka I, Kostrzewska M, Kurek M. Comorbidities and Cofactors of Anaphylaxis in Patients with Moderate to Severe Anaphylaxis. Analysis of Data from the Anaphylaxis Registry for West Pomerania Province, Poland. Int J Environ Res Public Health. 2021 Jan 5;18(1):333.
21. Maurer M, Fluhr JW, Khan DA. How to Approach Chronic Inducible Urticaria. J Allergy Clin Immunol Pract. 2018 Jul-Aug;6(4):1119-30.
22. Geller M. Sexual intercourse as a trigger of inducible urticaria. Ann Aller- gy Asthma Immunol 2019;122:659-60.
23. Giannetti MP, Akin C, Castells M. Idiophatic anaphylaxis: A form of mast cell activation syndrome. J Allergy Clin Immunol Pract 2020;8(4):1196- 1201.

Capítulo
5

Anafilaxia Idiopática: Definição

Mario Geller

Definição

A anafilaxia idiopática é definida como uma anafilaxia em que não há um agente ou evento causador estabelecido. É, portanto, um diagnóstico difícil por ser basicamente de exclusão. Ele requer que o alergista saiba reconhecer todas as demais etiologias existentes para as anafilaxias conhecidas. As manifestações clínicas são as mesmas das anafilaxias associadas aos mecanismos alergoimunológicos clássicos já descritos: ruborização (Figura 5.1), urticaria, angioedema (Figuras 5.2 e 5.3), hipotensão arterial, taquicardia, broncoespasmo, edema laríngeo, prurido, náuseas, vômitos, cólicas abdominais, diarreia, disfagia, tonteira e síncope. Estes sintomas costumam repetir-se nos episódios recorrentes. Cerca de 40% dos pacientes são atópicos e 62% são mulheres, principalmente adultos. Não é comum na infância (10% dos casos). A sua prevalência pode chegar a cerca de 35% de todas as anafilaxias. Não há transmissão genética.[1,2]

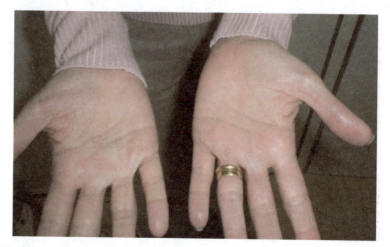

FIGURA 5.1. Ruborização bilateral palmar em mulher adulta com anafilaxia idiopática. Fonte: arquivo pessoal do autor.

Anafilaxia: da Definição à Prática

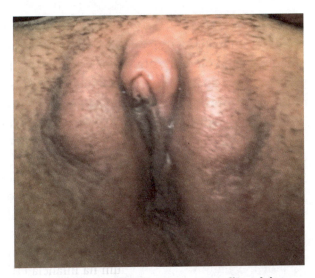

FIGURA 5.2. Angioedema da genitália externa em mulher adulta com anafilaxia idiopática. Fonte: arquivo pessoal do autor.

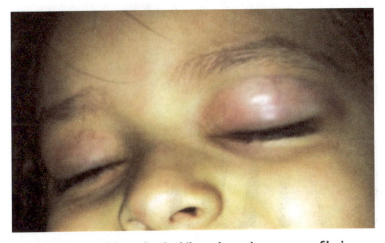

FIGURA 5.3. Angioedema periocular bilateral em criança com anafilaxia idiopática. Fonte: arquivo pessoal do autor.

A anafilaxia idiopática foi primeiramente descrita em 1978 no Departamento de Alergia e Imunologia da Universidade Northwestern, Chicago, EUA.[3] Várias hipóteses foram propostas, inclusive a de autoanticorpos para a IgE, mas não foram comprovadas. Na fase aguda dessa anafilaxia ocorre a ativação dos linfócitos T/CD3+HLA-DR+ e a elevação da triptase sérica, da histamina e do seu metabolito urinário (mediadores citoplasmáticos dos mastócitos). Durante a remissão há mais linfócitos B/CD19+CD23+ ativados, e a triptase sérica retorna a valores normais. Na mastocitose sistêmica a triptase serica costuma estar sempre elevada (acima de 20 ng/mL). Durante o evento agudo, a triptase sérica está aumentada quando superior à soma da triptase basal × 1,2 mais 2 ng/mL. As biopsias cutâneas destes pacientes mostram um aumento no número de mastócitos, porém inferior ao observado na mastocitose sistêmica indolente.[4] Não foi documentada a autoimunidade nesta condição. Felizmente a mortalidade é rara na anafilaxia idiopática, pois frequentemente há resposta satisfatória à corticoterapia. Quando não ocorre resposta aos corticoides orais, administrados por algumas semanas, torna-se necessário rever o diagnóstico da anafilaxia idiopática.[5]

A anafilaxia idiopática é classificada de acordo com a sintomatologia apresentada e com a frequência dos episódios anafiláticos (Tabela 5.1). Atualmente a anafilaxia idiopática pode ser classificada como uma modalidade da síndrome de ativação mastocitária, sem a mutação de KIT D816V, e sendo não clonal.[6]

TABELA 5.1. Classificação da anafilaxia idiopática

Abreviação internacional	Doença	Descrição	Frequência	Avaliação
IA-G-I	Anafilaxia idiopática generalizada infrequente	Urticaria e/ou angioedema com broncoespasmo, hipotensão arterial, síncope, ou sintomas gastrintestinais, com ou sem comprometimento das vias aéreas superiores, e com episódios infrequentes	Menos de 6 episódios/ano Menos de 2 episódios/2 meses	Periódica
IA-G-F	Anafilaxia idiopática generalizada-frequente	Urticaria e/ou angioedema com broncoespasmo, hipotensão arterial, síncope, ou sintomas gastrintestinais, com ou sem comprometimento das vias aéreas superiores, e com episódios frequentes	Mais de 6 episódios/ano Mais de 1 episódio/2 meses	Constante
IA-A-I	Anafilaxia idiopática angioedema infrequente	Urticaria e/ou angioedema com comprometimento das vias aéreas superiores (edema laríngeo), edema faríngeo grave, ou edema de língua significativo, sem as outras manifestações sistêmicas, e com episódios infrequentes	Menos de 6 episódios/ano Menos de 2 episódios/2 meses	Periódica

Continua

TABELA 5.1. Classificação da anafilaxia idiopática (Continuação)

Abreviação internacional	Doença	Descrição	Frequência	Avaliação
IA-A-F	Anafilaxia idiopática angioedema frequente	Urticaria e/ou angioedema com comprometimento das vias aéreas superiores (edema laríngeo), edema faríngeo grave, ou edema de língua significativo, sem as outras manifestações sistêmicas, e com episódios frequentes	Mais de 6 episódios/ano Mais de 1 episódio/2 meses	Constante
Corticoide-dependente IA	Anafilaxia idiopática corticoide-dependente	Corticoide-dependência a doses menores que 30 mg/dia de prednisona	—	Constante
Malignant IA	Anafilaxia idiopática maligna	Corticoide-dependência a doses maiores que 30mg/dia de prednisona	—	Constante
IA-Q	Anafilaxia idiopática questionável	Diagnóstico presumível, porem sem documentação objetiva, e sem resposta a doses adequadas de corticoide	—	Periódica
IA-V	Anafilaxia idiopática variante	Sinais e sintomas variantes dos classicamente encontrados	—	Periódica
USIA	Somatização atípica	Sintomas atípicos de anafilaxia idiopática, porém sem resposta à corticoterapia	—	Periódica

Os pacientes necessitam instruções claras pertinentes à sua conduta emergencial nos episódios anafiláticos. Mais estudos em nosso meio são necessários. Descrevemos os primeiros casos brasileiros de anafilaxia idiopática, adulto[7] e criança.[8]

Investigação

O principal diagnóstico diferencial da anafilaxia idiopática é com a mastocitose sistêmica indolente, onde também pode ocorrer ruborização pela liberação mastocitária das prostaglandinas (Figura 5.4). Devem, também, ser afastadas as síndromes clonais de ativação mastocitária. O diagnóstico diferencial de exclusão na anafilaxia idiopática inclui: alergia alimentar, alergia medicamentosa, alergia aos venenos dos insetos himenópteros (abelhas, vespas, marimbondos, e formi-

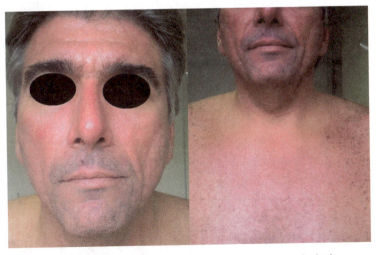

FIGURA 5.4. Ruborização em homem adulto com mastocitose sistêmica indolente. Fonte: arquivo pessoal do autor.

gas de fogo *Solenopsis*), alergia aos bloqueadores neuromusculares (ativação dos receptores mastocitários de membrana MRGPRX2), reações aos contrastes radiológicos iodados, sêmen, feocromocitoma, síndrome carcinoide, escombroide (ingesta de peixe estragado), angioedema hereditário e adquirido, alergia ao oligossacarídeo alfa-gal presente na carne vermelha de mamíferos não primatas (vaca, porco e carneiro), anafilaxia oral acarina, alergia ao látex, somatizações, síndrome do pânico e outros quadros psiquiátricos, anafilaxia induzida por exercícios com ou sem alergia alimentar ou medicamentosa, disfunção das cordas vocais, e alergia ao helminto Anisakis simplex potencialmente presente em peixes crus.

A anafilaxia idiopática pode ser classificada em: F (frequente) com 6 ou mais episódios por ano ou 2 ou mais episódios em 2 meses, I (infrequente) com menos de 6 episódios por ano ou menos de 2 episódios em 2 meses, A (angioedema), G (generalizada, principalmente com hipotensão arterial), corticoidodependente, sendo considerada maligna quando a dose de prednisona para o seu controle for maior que 30 mg/dia (Tabela 5.1).

É fundamental o diagnóstico preciso, e um projeto operacional de ação emergencial para os pacientes com anafilaxia idiopática.[9,10] A história clínica é a peça mais importante para a maior ou menor extensão das avaliações laboratoriais e radiológicas, no seu diagnóstico diferencial de exclusão. A sintomatologia clínica e os sinais físicos apresentados vão nortear quais os exames a serem solicitados. É sempre necessário obter-se no mínimo um hemograma completo e a dosagem da triptase sérica até 1 ½ a 2 horas após o evento anafilático, bem como ter como referência uma triptase sérica basal (rotina em todas as anafilaxias). A triptase sérica basal pode, também, ser obtida 24 horas após a anafilaxia. Na anafilaxia idiopática a triptase sérica retorna a valores normais 24 horas após o evento emergencial, enquanto na mastócitose sistêmica ela permanece sempre elevada. A dosagem da triptase sérica tem também importância médico-legal quando infelizmente ocorre o óbito. Não há alterações imunológicas definidas que possam consolidar o diagnóstico da anafilaxia idiopática.[11]

No diagnóstico diferencial com a mastocitose sistêmica e com as outras síndromes de ativação mastocitária monoclonais, além da dosagem da triptase sérica basal, podem auxiliar: a determinação da mutação de KIT D816V (medula óssea e sangue), e a biopsia/aspiração da medula óssea (quantificação e morfologia dos mastócitos e coloração para triptase), incluindo também a determinação da presença de mastócitos atípicos pela citometria de fluxo (CD25 e CD2). Documentou-se que 14% dos pacientes que inicialmente tinham o diagnóstico de anafilaxia idiopática, após a realização dos exames acima descritos, foram rediagnosticados como realmente apresentando a doença de ativação mastocitária monoclonal.[12]

Com a identificação da alergia IgE-mediada à galactose--alfa-1,3 galactose (alfa-gal), responsável pela anafilaxia tardia após a ingestão de carne vermelha, diminuiu nos EUA o número de casos inicialmente rotulados como anafilaxia idiopática. Isto ocorreu apenas no Sudeste americano, onde havia reação cruzada com as picadas do carrapato estrela (*Amblyomma*). Documentou-se que 9% de pacientes americanos diagnosticados como anafilaxia idiopática tinham, na verdade, IgE anti-alfa-gal.[13] Em um centro terciário americano de Alergia e Imunologia, o percentual de anafilaxia idiopática, entre as demais anafilaxias, inicialmente em 59% caiu para 35% após a rotineira pesquisa de IgE-anti-alfa-gal.[14] No Brasil faltam dados sobre esta alergia atípica.

Quando bem conduzida, a investigação da anafilaxia idiopática leva a bons resultados terapêuticos, podendo ocorrer uma remissão definitiva.

Conduta

Na anafilaxia idiopática, assim como nas demais anafilaxias, o risco maior é o da obstrução respiratória alta (edema laríngeo) e o colapso cardiocirculatório.[15] Há consensos internacionais sobre anafilaxias que são muito úteis no manejo destas emergências.[16,17] Todos os pacientes com o diagnóstico de anafilaxia idiopática devem sempre portar a epinefrina autoinjetora e saber usá-la, pois nunca se pode prever quando e como poderá ocorrer um novo quadro anafilático. A epinefrina é tão eficaz nestes casos idiopáticos quanto nas demais anafilaxias (administração intramuscular na face ântero-lateral da coxa). Corticoides e anti-histamínicos também poderão ser administrados. Acompanhamento pós-emergencial é imprescindível visando a preservação da saúde e da vida.

A longo prazo o tratamento pode incluir: prednisona/prednisolona 40 mg/dia por cerca de 2 semanas, com doses progressivamente decrescentes, anti-histamínicos anti-H1 e anti-H2, cetotifeno (2-6 mg/dia), albuterol oral (ativando a adenilciclase para o aumento de AMP cíclico), antileucotrienos como o montelucaste, cromoglicato de sódio (400 mg/

dia). Nos casos refratários pode-se tentar com algum benefício o omalizumabe, principalmente como poupador dos corticosteroides.[18,19]

Na anafilaxia idiopática corticoidorresponsiva o prognóstico é bom, com o potencial de uma remissão permanente.[20]

Considerações finais

A anafilaxia idiopática compreende cerca de 35% de todas as anafilaxias. A etiologia é desconhecida e, portanto, o diagnóstico é difícil e por exclusão. É mais comum em adultos, sendo 62% dos casos em mulheres. Geralmente os pacientes são atópicos. Na fase aguda ocorre a ativação dos linfócitos T/CD3+ e a elevação da triptase e histamina séricas (importantes mediadores citoplasmáticos dos mastócitos). Há um aumento basal dos linfócitos B/ CD19+. O principal diagnóstico diferencial é com a mastocitose sistêmica indolente, e também com as outras síndromes de ativação mastocitária clonais. A anafilaxia idiopática pode ser classificada como uma síndrome de ativação mastocitária não clonal. Todas as etiologias clássicas de anafilaxia devem ser sempre afastadas. A anafilaxia idiopática responde bem à administração intramuscular de epinefrina, como esperado com as outras anafilaxias. A corticoterapia oral (prednisona e prednisolona), por cerca de 2 semanas, pode induzir a sua remissão em mais de 80% dos casos. Os pacientes devem sempre portar epinefrina autoinjetável, e serem instruídos sobre como agir em caso de uma emergência anafilática. A anafilaxia idiopática é infelizmente subdiagnosticada, porém costuma apresentar um bom prognóstico.

Referências Bibliográficas

1. Guo C, Greenberger PA. Idiopathic anaphylaxis Allergy Asthma Proc 2019; 40 (6): 457-61.
2. Blatman KH, Ditto AM. Idiopathic anaphylaxis. Allergy Asthma Proc 2012; 33:S84-7.
3. Bacal E, Patterson R, Zeiss CR. Evaluation of severe (anaphylactic) reactions. Clin Allergy 1978; 8:295-304.
4. Garriga MM, Friedman MM, Metcalfe DD. A survey of the number and distribution of mast cells in the skin of patients with mast cell disorders. J Allergy Clin Immunol 1988; 82:425-32.
5. Geller M. Uma visão atualizada da anafilaxia idiopática: a ausência de evidencia não é a evidência de ausência. Arq Asma Alerg Imunol 2019; 3 (4):401-5.
6. Giannetti MP, Akin C, Castells M. Idiopathic anaphylaxis: a form of mast cell activation syndrome. J Allergy Clin Immunol Pract 2020; 8:1196-201.
7. Geller M, Geller P. Malignant idiopathic anaphylaxis does exist in Brazil. Ann Allergy Asthma Immunol 2002; 88:645.
8. Geller M. Anafilaxia idiopática em criança. Rev Bras Alerg Imunopatol 2004; 27:76-9.
9. Chan S, John RM. Idiopathic anaphylaxis. What you do not know may hurt you. J Am Assoc Nurse Pract 2020; 32(1):81-8.
10. Carter MC, Akin C, Castells MC, Scott EP, Lieberman P. Idiopathic anaphylaxis yardstick: practical recommendations for clinical practice. Ann Allergy Asthma Immunol 2020; 124 (1):16-27.
11. Bilo MB, Martini M, Tontini C, Mohamed OE, Krishna MT. Idiopathic anaphylaxis. Clin Exp Allergy 2019; 49(7):942-52.
12. Carter MC, Desal A, Komarow HD, Bay Y, Clayton ST, Clark AS, et al. A distinct biomolecular profile identifies monoclonal mast cell disorders in patients with idiopathic anaphylaxis. J Allergy Clin Immunol 2018; 141:180-8.
13. Carter MC, Ruiz-Esteves KN, Workman L, Lieberman P, Platts-Mills TAE, Metcalfe DD. Identification of alpha-gal sensitivity in patients with a diagnosis of idiopathic anaphylaxis. Allergy 2018; 73:1131-4.
14. Pattanaik D, Lieberman P, Lieberman J, Pongdee T, Keene AT. The changing face of anaphylaxis in adults and adolescentes. Ann Allergy Asthma Immunol 2018; 121:594-7.
15. Turner PJ, Jerschow E, Umasunthar T, Lin R, Campbell DE, Boyle RJ. Fatal anaphylaxis: mortality rate and risk factors. J Allergy Clin Immunol Pract 2017; 5:1169-78.

16. Cardona V, Ansotegui IJ, Ebisawa M, El-Gamal Y, et al. World Allergy Organization anaphylaxis guidance 2020. World Allergy Organ J 2020; 13:100472 doi.org/10.1016/j.waojou.2020.100472.
17. Shaker MS, Wallace DV, Golden DBK, Oppenheimer J, et al. Anaphylaxis-a 2020 practice parameter update, systematic review, and Grading of Recommendations, Assessment, Development and Evaluation (GRADE) analysis. J Allergy Clin Immunol 2020; 145(4):1082-123.
18. Carter MC, Maric I, Brittain EH, Bay Y, et al. A randomized double-blind, placebo-controlled study of omalizumab for idiopathic anaphylaxis. J Allergy Clin Immunol 2021; 147:1004-10.
19. Sanchez Valenzuela MC, Garcia-Saucedo JC, Motoa G, Carrilo-Martin I, et al. Treatment of idiopathic anaphylaxis with omalizumab. Ann Allergy Asthma Immunol 2019; 123:612-3.
20. Wong S, Yarnold PR, Yango C, et al. Outcome of prophylactic therapy for idiopathic anaphylaxis. Ann Intern Med 1991; 114:133-6.

Capítulo
6

Anafilaxia por Exercício Dependente ou Não de Alimentos

Mario Geller

Definição

Os exercícios são agradáveis, saudáveis, e devem ser sempre encorajados. Os alergistas podem ser requisitados para consultorias sobre alguns efeitos adversos relacionados aos exercícios aeróbicos, como a anafilaxia induzida por exercícios e a urticária colinérgica (uma modalidade de urticária crônica induzida). Com a maior prática universal dos exercícios estas condições alérgicas tornam-se cada vez mais frequentes e importantes.

A prevalência da anafilaxia induzida por exercício varia entre 2,36% e 5% do total das anafilaxias.[1] Os exercícios aeróbicos mais comumente indutores dos quadros anafiláticos são: corridas, o andar rápido, pedalar bicicletas, tênis, futebol, basquete, danças vigorosas, e até jardinagem e relações sexuais.[2] Com o passar do tempo o prognóstico é bom em quase a metade dos casos, havendo estabilização sintomatológica ou mesmo remissão definitiva.[3] Na anafilaxia induzida por exercício ocorre desgranulação citoplasmática mastocitária com liberação de várias substâncias vasoativas (histamina, triptase, leucotrienos, entre outras). O quadro anafilático é semelhante ao das outras anafilaxias, com progressão inicial dos sintomas e sinais cutâneos para os mais críticos comprometimentos respiratórios e cardiovasculares: ruborização, quentura, astenia, urticária difusa (Figura 6.1), angioedema, manifestações gastrointestinais (refluxo gastresofágico, náuseas, vômitos, cólicas abdominais, e diarreia), contrações uterinas, incontinência esfincteriana urinária e anal, a asma raramente, e perigosamente o edema laríngeo, arritmias cardíacas, e a hipotensão arterial significativa.[4] A urticária então induzida é caracteristicamente composta de urticas grandes que tendem a coalescer.[5,6] É importantíssimo cessar o exercício imediatamente após o início dos sintomas dermatológicos, pelo risco da sua progressão para a obstrução respiratória alta (laríngea) e grave hipotensão arterial A síncope está presente em 1/3 e o edema laríngeo em 2/3 dos casos. Não há predisposição familiar na anafilaxia induzida por exercício, porém os pacientes têm maior prevalência de atopia.

Há quatro modalidades de anafilaxia induzida por exercício: sem dependência alimentar (idiopática/primária), com dependência alimentar IgE-específica, com dependência alimentar sem IgE-específica, e com dependência medicamentosa (Quadro 6.1). Na anafilaxia induzida por exercício sem dependência alimentar o gatilho indutor é o próprio exercício, independente da ingesta alimentar. Na anafilaxia induzida

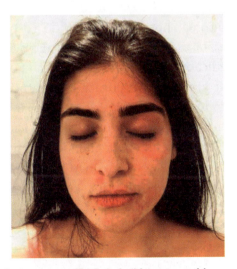

FIGURA 6.1. Paciente com anafilaxia induzida por exercício sem dependência alimentar apresentando urticária facial minutos após vigorosa relação sexual. Foto do autor com permissão para a publicação.

por exercício com dependência alimentar IgE-específica existe uma alergia alimentar atípica: o paciente tolera o alimento para o qual é alérgico, muitas vezes desconhecendo tal fato, quando não pratica concomitantemente o exercício, e também tolera o exercício quando não associado a esse alimento alergênico. Nesta modalidade a anafilaxia só ocorre se ambos os fatores estão presentes: exercício após ingerir o alimento alergênico, pois isoladamente nada acontece. Raras vezes ocorre com o exercício antes da ingesta alimentar específica. Na anafilaxia induzida por exercício sem IgE-específica existe o quadro anafilático quando o exercício é precedido pela ingesta de um mesmo alimento não alergênico. Esse tipo de anafilaxia pós-prandial é raro e sem que haja alergia IgE-mediada. Na anafilaxia induzida por exercício medicamentosa é necessário ocorrer o exercício após a ingesta de um mesmo medicamento, geralmente um anti-inflamatório não hormonal, incluindo a aspirina. A anafilaxia induzida por exercício é pós-prandial em 54% e com dependência medicamentosa em 13% dos episódios anafiláticos.

Não existe ainda uma explicação satisfatória para os mecanismos de todos estes quadros de anafilaxias induzidas por esportes e exercícios aeróbicos. Talvez o exercício altere a imunogenicidade de diferentes alimentos alergênicos ingeridos. Sabe-se que os anti-inflamatórios não hormonais podem aumentar a permeabilidade intestinal, e assim promover uma

QUADRO 6.1. Anafilaxia induzida por exercícios

- Sem dependência alimentar
- Com dependência alimentar IgE específica
- Com dependência alimentar sem IgE específica
- Com dependência medicamentosa

maior absorção de antígenos alimentares. Os exercícios podem desviar o fluxo sanguíneo abdominal mesentérico para a musculatura e pele, o que também pode aumentar a osmolalidade plasmática, e produzir alterações do pH, aumentando a absorção dos alérgenos alimentares. As transglutaminases, também, podem fazer o mesmo através do transporte antigênico de alimentos na mucosa intestinal.[7,8]

Investigação

O principal diagnóstico diferencial da anafilaxia induzida por exercício é a urticária colinérgica, que é uma urticária crônica induzida ativamente por exercícios e passivamente pela elevação da temperatura corporal (geralmente menor que 1 °C, com o uso de agasalhos e roupas pesadas, ingesta de comidas condimentadas, banhos e chuveiros quentes, e também pelo estresse emocional), apresentando pequenas urticas puntiformes de 1 a 3 mm de diâmetro, que podem coalescer, circundadas por uma erupção eritematosa pruriginosa. A urticária colinérgica está associada ao aquecimento corporal induzido por exercícios aeróbicos e por gatilhos que provocam este aumento térmico. Pode ser induzida passivamente pela imersão em banheira fisioterápica de Hubbard contendo água aquecida a 40 °C. A anafilaxia na urticária colinérgica é extremamente rara. As principais diferenças entre a urticária colinérgica e a anafilaxia induzida por exercício estão listadas comparativamente na Tabela 6.2. O diagnóstico diferencial da anafilaxia por exercício também inclui a mastocitose sistêmica, as síndromes de ativação mastocitária monoclonais, as taquiarritmias cardíacas, a cardiomiopatia hipertrófica, a asma e o refluxo gastresofágico associados a exercícios, a disfunção das cordas vocais, laringomalacia, e a anafilaxia idiopática.

No mundo, o trigo é o principal alimento envolvido na anafilaxia induzida por exercício com dependência alimentar associada à IgE-específica. No Sudeste Asiático e na América Latina, os crustáceos têm um papel muito relevante nesta condição anafilática. A lista de alimentos associados a esta condição aumenta a cada publicação, e o que devemos ter em mente é que qualquer alimento pode desencadear esse tipo de reação.

Na anafilaxia induzida por exercícios com dependência alimentar associada à alergia IgE-mediada aos derivados do trigo, o principal alérgeno é o glúten (porção não hidrossolúvel do trigo, apenas 8% de sua composição), e o seu principal epítopo é a ômega-5-gliadina. O diagnóstico pode ser desafiador porque há outras proteínas alergênicas no trigo (subunidades de baixo peso molecular, como α e γ gliadinas), além da possibilidade da presença ou não de um cofator. Testes cutâneos e dosagens de IgE específica para trigo podem ser negativos. Na anafilaxia induzida por exercícios com alergia ao trigo é muitas vezes difícil reproduzi-la experimentalmente, e apenas 30% dos pacientes testam positivamente nos testes alérgicos de puntura com os extratos alergênicos comerciais.[9,10] Mesmo os anticorpos IgE para ω5-gliadinas são apenas positivos em cerca de 80% nesses pacientes com essa condição, indicando que as outras proteínas citadas também desempenham um papel.

Na anafilaxia induzida por exercícios com dependência alimentar por trigo o exercício pode ser apenas um co-gatilho, e as grandes quantidades ingeridas de glúten, associadas à aspirina e álcool, serem os verdadeiros gatilhos anafiláticos.

QUADRO 6.2. Principais características da anafilaxia induzida por exercícios e da urticária colinérgica

Características	Anafilaxia induzida por exercícios	Urticária colinérgica
Sintomas e sinais	Ruborização, quentura, astenia, prurido difuso, urticária com urticas grandes e coalescentes, angioedema, sintomas gastrointestinais, hipotensão arterial, síncope, edema laríngeo, anafilaxia e raramente asma.	Urticária com urticas pequenas e puntiformes (1-3 mm de diâmetro), exibindo uma reação adjacente eritematosa e coalescente, induzida ativamente por exercícios ou passivamente pelo aumento da temperatura corporal (banhos quentes, roupas pesadas, comidas picantes e estresse emocional)
Risco de anafilaxia	Muito comum	Extremamente raro
Testes de provocação	Exercícios em esteira por 30 minutos após a ingestão de alimentos ou medicamentos suspeitos	Exercícios em esteira por 30 minutos, seguidos de aquecimento passivo, induzindo um aumento da temperatura corporal (geralmente menor do que 1 °C). Pode ser considerada uma urticária também induzida pelo calor.
Conduta	Afastar alergia alimentar associada. Dosar a triptase sérica basal. Exercícios sempre acompanhados. Bracelete com alerta médico. Não se exercitar 4-6 horas após alimentar-se ou ingerir anti-inflamatórios não hormonais. Cessar o exercício imediatamente após o início dos sintomas. Omalizumabe pode ser indicado nos casos refratários	Tratamento sintomático com os anti-histamínicos não sedantes de segunda geração. Aumentar, caso necessário, a dose destes anti-histamínicos até 4 vezes a posologia usual. Omalizumabe pode ser indicado nos casos refratários.
Necessidade de epinefrina autoinjetável	Sim	Não
Prognóstico a longo prazo	Bom	Bom

Nesta condição pode, então, ocorrer anafilaxia na ausência de exercício, em que o glúten é o verdadeiro fator indutor. Pode-se dosar a IgE específica para omega-5-gliadina no soro destes pacientes. O teste alérgico "prick to prick" com uma pasta preparada com farinha de trigo tam bém pode ser empregado para estabelecer o diagnóstico. Recomenda-se para estes pacientes evitar o trigo e o glúten na alimentação, principalmente 4 a 6 horas antes dos exercícios.[11]

Na anafilaxia induzida por exercícios deve-se afastar alergia alimentar associada (trigo, crustáceos, peixes, ovo, soja, amendoim, nozes, leite de vaca, etc.), dosar uma triptase sérica basal, e em alguns casos suspeitos, com um consentimento informado, realizar com segurança o teste de provocação em esteira por 30 minutos, precedido pela ingesta do alimento ou medicamento suspeitos, porém nem sempre é possível confirmar assim este diagnóstico.

Os alimentos a serem testados devem ser selecionados de acordo com a história clínica do paciente, associada aos resultados dos testes de puntura e aos exames séricos. Durante o teste, os pacientes correm geralmente em esteira ergométrica sob observação cuidadosa por 30 a 60 minutos após a ingestão do alimento causador. Deve-se sempre levar em consideração a história clínica: quanto tempo de exercício e qual tipo de exercício desencadeia a reação para cada paciente.

Conduta

As medidas preventivas da anafilaxia induzida por exercício incluem a educação do paciente, as instruções de como conduzir-se na emergência anafilática (plano de ação), a disponibilidade da epinefrina autoinjetável, não se alimentar e também evitar os anti-inflamatórios não hormonais 4 a 6 horas antes da prática de exercícios, abster-se na dieta do alimento para o qual existe alergia documentada, evitar a combinação de álcool e drogas com exercícios, exercitar-se com companheiro/a que também saiba empregar a epinefrina autoinjetável, evitar trilhas distantes, estar próximo de emergências hospitalares, e ter um bracelete no qual conste o diagnóstico estabelecido. Nos países de clima temperado postergar os exercícios quando as contagens atmosféricas de pólens e fungos estiverem altas. É, também, aconselhável evitar os exercícios nos extremos de temperatura (muito frio, quente e úmido). O paciente deve interromper imediatamente o exercício ao primeiro sinal de anafilaxia. É importante a dosagem da triptase sérica basal, e também após os eventos anafiláticos.

A utilização preventiva de anti-histamínicos anti-H1 e anti-H2 é controversa, pois podem mascarar os sintomas e sinais prodrômicos dermatológicos, e assim, facilitar a progressão direta para o edema laríngeo e/ou hipotensão arterial, potencialmente fatais. A injeção intramuscular da epinefrina na face ântero-lateral da coxa é eficaz na resolução desta anafilaxia.

A farmacoterapia profilática da anafilaxia induzida por exercícios em adultos pode incluir o cromoglicato de sódio oral (200 mg 3 vezes ao dia, cerca de 20 minutos antes das refeições),[3,12] misoprostol,[13] e o cetotifeno.[14] Nos casos não controlados pode-se, também, empregar o omalizumabe.[15] A dessensibili- zação física com exercícios escalonados e progressivos constitui uma possível terapêutica alternativa.[4]

Quando bem encaminhado, o diagnóstico da anafilaxia induzida por exercício leva a bons resultados terapêuticos, e o prognóstico é bastante favorável.

Considerações finais

Os exercícios aeróbicos são agradáveis, seguros, e saudáveis e, portanto, devem sempre ser encorajados. Eles podem, no entanto, desencadear reações alérgicas adversas, como a anafilaxia e a urticária colinérgica. A anafilaxia induzida por exercícios pode ou não ter associação com alimentos e medicamentos. Há quatro modalidades estabelecidas: anafilaxia induzida por exercícios sem dependência alimentar, com dependência alimentar IgE- específica, com dependência alimentar sem IgE específica, e com dependência medicamentosa. Ela caracteristicamente apresenta urticas grandes, que geralmente coalescem. Na América Latina e no Sudeste Asiático, os alimentos mais comumente associados são os crustáceos, e no restante do mundo o trigo. O principal alérgeno do trigo é o glúten, cujo epítopo é a omega-5 gliadina. Os medicamentos que mais induzem a anafilaxia por exercícios são os anti-inflamatórios não hormonais. Os alimentos e medicamentos incriminados devem ser evitados 4 a 6 horas antes dos exercícios. A epinefrina autoinjetável deverá ser sempre prescrita. A dessensibilização física com exercícios escalonados pode ser bem sucedida. Nos casos refratários, o omalizumabe também pode ser empregado, e com relativo sucesso.

Referências Bibliográficas

1. Geller M. Diagnostic and therapeutic approach in patients with exercise-induced anaphylaxis. Curr Treat Options Allergy 2016; 3:181-8.
2. Geller M. Sexual intercourse as a trigger of inducible urticária. Ann Aller- gy Asthma Immunol 2019; 122:659-60.
3. Feldweg AM. Food-dependent exercise-induced anaphylaxis, diagnosis and management in the outpatient setting. J Allergy Clin Immunol Pract 2017; 5:283-8.
4. Geller M. Clinical management of exercise-induced anaphylaxis and cholinergic urticária. J Allergy Clin Immunol Pract 2020; 8:2209-14.
5. Maulitz RM, Pratt DS, Schocket AL.Exercise-induced anaphylactic reac- tion to shellfish. J Allergy Clin Immunol 1979; 63:433.
6. Beaudouin E, Renaudin JM, Morrisset M, Codreanu F, Kanny G, et al. Food-dependent exercise-induced anaphylaxis-update and current data. Eur Ann Allergy Clin Immunol 2006; 38:45.
7. Palosuo K, Varjonen E, Nurkkala J, Kalkkinen N, et al.Transglutaminase-media-ted cross-linking of a peptic fraction of omega-5-gliadin enhanc- es IgE reactivity in wheat-dependent, exercise-induced anaphylaxis. J Allergy Clin Immunol 2003; 111:1386-92.
8. Robson-Ansley P, Du Toit G. Pathophysiology, diagnosis and manage- ment of exer-cise-induced anaphylaxis.Curr Opin Allergy Clin Immunol 2010; 10:312-7.
9. Hofmann SC, Fischer J, Eriksson C, Bengtsson GO, Biederman T, et al. IgE de-tection to alpha/beta/gamma-gliadin and its clinical relevance in wheat-dependent exercise-induced anaphylaxis. Allergy 2012; 67:1457-60.
10. Matsuo H, Kohno K, Niihara H, Morita E. Specific IgE determination to epitope peptides of omega-5-gliadin and high molecular weight glutenin subunit is a use-ful tool for diagnosis of wheat-dependent exercise-induced anaphylaxis. J Immunol 2005; 175:8116-22.
11. Kennard L, Thomas I, Rutkowski K, Azzu V, et al. A multicenter evaluation of diag-nosis and management of omega-5-gliadin allergy (also known as wheat-dependent exercise-induced anaphylaxis) in 132 adults. J Allergy Clin Immunol Pract 2018; 6:1892-7.
12. Sugimura T, Tananari Y, Ozaki Y, Maeno Y, et al. Effect of oral sodium cromoglyca-te in 2 children with food-dependent exercise-induced anaphylaxis (FDEIA). Clin Pediatr (Phila) 2009; 48:945.
13. Takahashi A, Nakajima K, Ikeda M, Sano S, et al. Pre-treatment with misoprostol prevents food-dependent exercise-induced anaphylaxis (FDEIA). Int J Dermatol 2011; 50:237.
14. Choi JH, Lee HB, Ahn IS. Wheat-dependent, exercise-induced anaphylaxis: a suc-cessful case of prevention with ketotifen. Ann Dermatol 2009; 21:203-5.
15. Christensen MJ, Bindslev-Jensen C. Successful treatment with omali- zumab in challenge confirmed exercise-induced anaphylaxis. J Allergy Clin Immunol Pract 2017; 5:204-6.

Capítulo
7

Diagnóstico da Reação Aguda: Papel da Triptase

Maria Cecília Figueira

Introdução

A triptase é uma protease liberada pelos mastócitos durante as reações alérgicas imediatas.[1] A dosagem sérica da triptase é utilizada como indicador de ativação dos mastócitos e, no momento, é o único biomarcador utilizado no Brasil na prática clínica na investigação da anafilaxia. O biomarcador ideal deve ser muito específico, sensível, de medição fácil e rápida, de baixo custo, apresentar estabilidade *in vivo* e *in vitro*, método de coleta pouco invasivo e ser relevante para as decisões na prática clínica.[2] No entanto, a triptase apresenta sensibilidade e especificidade variáveis e pode não se alterar em episódio de anafilaxia.[3] Apesar dessas limitações, é o marcador mais utilizado na prática.

O diagnóstico da anafilaxia é realizado através de critérios clínicos estabelecidos pelo Instituto Nacional de Alergia e de Doenças Infecciosas dos Estados Unidos.[4] Porém, por se tratar de uma condição com ampla gama de sintomas e de mecanismos desencadeantes, um exame laboratorial que atendesse aos principais requisitos citados acima seria importante para o diagnóstico e manejo adequado desta condição.

Mecanismo de liberação e efeitos biológicos da triptase

Os mastócitos são células granulares do sistema imune inato envolvidas nas reações inflamatórias e alérgicas imediatas. Também fazem parte da resposta imune a produtos bacterianos através da liberação do fator de necrose tumoral alfa (TNF-alfa). Os mastócitos maduros são encontrados em vários tecidos do corpo, principalmente nas superfícies subepiteliais e tecidos conjuntivos.[5]

Os dois principais subtipos de mastócitos são: MCt – célula mastocitária contendo apenas triptase e MCct – célula mastocitária contendo quimase e triptase. O primeiro grupo encontra-se na mucosa do intestino delgado e nas paredes alveolares, e o segundo, na derme, na submucosa de intestino e de vasos sanguíneos. Os MCt possuem grânulos com sulfato de condroitina e triptase abundantes e pouca histamina. Já os MCct possuem heparina abundante, proteases neutras (triptase e quimase) e produzem grande quantidade de histamina.[1,5]

Os mastócitos podem ser ativados por mecanismos imunológicos, mediadores endógenos (proteínas, proteases tissulares), físicos (trauma, altas temperaturas), toxinas e venenos.[1,5] Os mecanismos imunológicos podem ser mediados pela IgE, através da ligação de antígenos ao FcεRI (receptor de alta afinidade para IgE), ou não mediados pela IgE, através de ativação do complemento (anafilatoxinas C3a, C4a, C5a), mecanismos citotóxicos, participação de IgG e IgM, de imunocomplexos, ou ativação de células T.[6] Esta ativação provoca a liberação extracelular de mediadores pré-formados e a síntese e secreção de novos mediadores, processo chamado de desgranulação. Os mediadores pré-formados são as aminas biogênicas (histamina) e as macromoléculas de grânulos (proteases neutras de serina, carboxipeptidase A e catepsina G e proteoglicanos). Os mediadores sintetizados após a ativação dos mastócitos são as citocinas (TNF, IL-1, IL-4, IL-5, IL-6, IL-13, CCL3, CCL4, entre outros) e os mediadores lipídicos (derivados do ácido araquidônico, principalmente a prostaglandina D2 e leucotrienos, e fator de ativação plaquetária).[1,5]

As proteases neutras de serina, incluindo a triptase e a quimase, estão presentes em grande quantidade nos grânulos dos mastócitos e contribuem para o dano tecidual nas reações de hipersensibilidade imediata. A triptase está presente em todos os mastócitos humanos e em pequena quantidade nos basófilos, menos de 1% da quantidade encontrada nos mastócitos.[1,5,7,8] Portanto, a presença de triptase é interpretada como marcador de ativação desses últimos.[9]

A triptase é um tetrâmero formada por quatro subunidades de ligação não covalentes e cada subunidade tem um sítio de enzima ativa. Existem dois tipos principais de triptase, alfa (I e II) e beta (I, II e III). A α-protriptase inativada é secretada continuamente pelos mastócitos e é responsável pela maior parte da triptase encontrada em indivíduos saudáveis. A βII--triptase é armazenada nos grânulos dos mastócitos e é secretada nas reações agudas.[10]

Os seus efeitos biológicos ainda são incertos, mas parece exercer papel na anticoagulação, fibrose, fibrólise, formação e destruição de quininas, ativação do receptor de superfície da protease ativada tipo 2 (PAR-2), aumento da permeabilidade vascular, angiogênese, inflamação e hiper-reatividade do múscu lo liso das vias aéreas.[11]

Triptase e anafilaxia

A triptase liberada nas reações alérgicas agudas atinge pico sérico em 15 a 120 minutos e tem meia-vida de 1,5 a 2,5 horas.[12] A histamina é liberada junto à triptase na desgranulação mastocitária, porém atinge seu pico em 5 minutos e retorna ao seu valor basal em 15 a 30 minutos. Pelo curto tempo de meia-vida, não é utilizada na investigação clínica da anafilaxia.

Não existe consenso com relação ao momento ideal para a coleta da triptase sérica para o diagnóstico da anafilaxia.[13] Os guias mais recentes da Organização Mundial de Alergia, WAO, recomendam a coleta durante o episódio agudo entre 15 minutos e 3 horas do início dos sintomas e pelo menos 24h após a resolução dos sintomas, para avaliação do valor basal. A segunda dosagem dever ser realizada independentemente do resultado da coleta inicial e a medida seriada fornece mais informações diante de uma hipótese de anafilaxia do que uma amostra isolada.[14,15]

O valor da triptase sérica em indivíduos saudáveis não é bem estabelecido. De forma geral, valores > 11,4 ng/mL sugerem ativação mastocitária.[15] Este valor de referência pode variar de 8,23 ng/mL a 14 ng/mL a depender do desencadeante da anafilaxia e da gravidade da reação.[16-18] O valor total é a soma das frações, que, na prática clínica, não são medidas separadamente.

Nas crianças, os valores de referência da triptase são diferentes dos utilizados para adultos, sendo mais altos nos lactentes jovens e com redução gradual no primeiro ano de vida. Em menores de 3 meses de idade, a mediana foi de 6,1 ± 3,5 mcg/L em não atópicos e 14,3 ± 10,2 mcg/L em atópicos. Entre 9 e 10 meses o valor mediano foi de 3,9 ± 1,8 mcg/L.[19,20]

Alguns estudos mostram que a comparação entre a triptase durante a reação aguda e o valor basal do paciente apresenta maior sensibilidade que o ponto de corte de 11,4 ng/mL.[21]

A Conferência para Definição de Critérios Diagnósticos em Doenças de Ativação Mastocitária, realizada em 2010, sugere a utilização da equação 120% da triptase sérica basal + 2 ng/mL como ponto de corte para avaliação de ativação mastocitária.[22] Revisão sistemática sobre os valores de triptase sérica envolvidos no diagnóstico da anafilaxia encontrou que esta equação apresenta limitações e não se dispõe de nenhum método comparativo que seja capaz de detectar todos os episódios da doença.[14] Porém, na ausência de outros biomarcadores, a triptase segue sendo muito útil para a investigação diagnóstica da anafilaxia.[16]

Estudo que avaliou a dosagem de triptase sérica em pacientes com anafilaxia em emergências do Reino Unido encontrou especificidade e valor preditivo positivo altos e sensibilidade e valor preditivo negativo baixos utilizando o ponto de corte de 11,4 ng/mL. Sexo masculino e presença de hipotensão foram preditores de valores mais elevados de triptase sérica e os resultados sugeriram que pode haver relação entre o uso de autoinjetores de epinefrina e a não elevação da triptase na reação aguda.[23] Portanto, é importante destacar que valores normais de triptase durante um episódio alérgico agudo não afastam o diagnóstico de anafilaxia.

Após a resolução da reação é necessário realizar nova dosagem de triptase sérica, já que algumas doenças podem cursar com valores basais elevados, como a mastocitose, as doenças mieloides e mieloproliferativas, síndromes hipereosinofílicas, alfa-triptasemia hereditária, haploinsuficiência de GATA2 e doença de Gaucher.[24] Pacientes com valores basais > 20 ng/dL devem ser avaliados pela possibilidade de mastocitose sistêmica.[25] Em crianças, estes valores podem estar presentes nas mastocitoses cutâneas (sem acometimento sistêmico), forma mais comum nessa faixa etária.[26]

Triptase × desencadeante da anafilaxia

Valores mais altos de triptase sérica são encontrados em reações alérgicas envolvendo anestésicos, medicamentos endovenosos e venenos de insetos em comparação aos quadros cujo desencadeante são os alimentos.[16]

Estudo retrospectivo em pacientes com suspeita de anafilaxia perioperatória encontrou que o algoritmo 120% + 2 ng/mL apresentou 0,94 de valor preditivo positivo, 0,53 de valor preditivo negativo, 0,75 de sensibilidade e 0,86 de especificidade em pacientes com valores de triptase dentro da normalidade (11,4 ng/mL). A sensibilidade do algoritmo aumentou de acordo com a gravidade da reação, principalmente quando houve queda da pressão arterial.[27]

Em pacientes com hipersensibilidade a veneno de *Hymenoptera*, estudo que comparou valores de triptase sérica no estado basal e durante o episódio agudo, encontrou relação positiva entre valores mais altos e a gravidade do episódio. Pacientes com reação de graus I e II na escala Mueller apresentaram valor mediano basal de 4,1 ng/mL, enquanto os com graus III e IV, de 6,4 ng/mL (de P<.0001).[28]

A prevalência de doenças mastocitárias é mais alta nos pacientes com anafilaxia a veneno de insetos do que a causada por outros desencadeantes e níveis elevados de triptase sérica basal podem estar relacionados com maior risco de anafilaxia grave a ferroadas. O *Practice Parameter* sobre hipersensibilidade a insetos de 2016 recomenda que seja realizada a dosagem da triptase sérica basal nos pacientes que apresentam história de reação grave, anafilaxia associada a hipotensão, ausência de urticária durante uma reação sistêmica e anafilaxia com IgE específica negativa aos venenos. Este exame também deve ser considerado nos pacientes com antecedentes de episódios sistêmicos, nos candidatos à imunoterapia veneno específica, durante a mesma e antes da suspensão deste tratamento.[29]

Com relação à anafilaxia por alimentos, estudo que dosou a triptase sérica de crianças com reação grave por esta causa não encontrou valores acima de 10 ng/mL em nenhum dos pacientes.[30] Em adultos, a dosagem da triptase sérica basal e durante teste de provocação oral em pacientes sabidamente alérgicos a amendoim foi maior que 11,4 ng/mL em 4 de 14 indivíduos com anafilaxia, sendo que todos aqueles com valores que ultrapassaram este ponto de corte apresentaram reação grave.[31] O mesmo estudo comparou a elevação da triptase em relação ao valor basal e encontrou aumento em 100% dos pacientes com anafilaxia e em 59% dos com reação não anafilática. No grupo dos pacientes com anafilaxia, o aumento foi de 148,4% (mediana 70,8%, IC 3,3%-300%) e no grupo de não anafiláticos, de 23,9% (mediana 14%, IC 0 a 25%).

Estudo realizado em crianças com alergia alimentar com ou sem anafilaxia encontrou que valores mais elevados de triptase sérica basal estavam associados a maior risco de anafilaxia moderada a grave. Os pontos de corte de 5,7 ng/mL e 15,5 ng/mL foram associados a uma probabilidade de 50% e 90% de anafilaxia moderada a grave, respectivamente. Outro achado foi que crianças com alergia a nozes e a amendoim apresentaram níveis de triptase sérica basal estatisticamente mais altos que crianças com alergia a ovo e leite.[32]

Uma hipótese para justificar diferentes valores de triptase sérica na anafilaxia por medicamentos endovenosos, anestesia e venenos é a de que a inoculação direta no sistema circulatório de doses altas do alérgeno resultaria em desgranulação mastocitária mais intensa e hipotensão. Na anafilaxia por alimentos, a absorção seria mais lenta, através da mucosa orofaríngea e gástrica, provavelmente com menor quantidade de alérgeno na circulação, resultando em menor ativação mastocitária e consequente hipotensão. Esta menor resposta também pode estar associada a possibilidade de os mastócitos da pele apresentarem maior quantidade de triptase que os de mucosa.[33] Outra possibilidade é a da triptase ser liberada no lúmen gastrointestinal ou em secreções do trato respiratório em vez de na circulação.[31]

Triptase × autópsia

Alguns relatos e séries de casos realizaram a dosagem de triptase sérica em necropsias de pacientes com suspeita de óbito por anafilaxia.[13] O ponto de corte sugerido nestes estudos variou de 10 a 54 mcg/L.[34-37] Fatores como local e método de coleta, tempo prolongado de desfibrilação, realização de massagem cardíaca externa, parada cardiovascular súbita e fatal, hemólise importante e hemodiluição podem afetar o resultado do exame.[34,38,39] A triptase pode estar aumentada em outras condições não relacionadas a anafilaxia, como asfixia, síndrome da morte súbita do lactente, politrauma, morte por overdose de heroína e intervalo de tempo prolongado entre o óbito e a coleta da amostra.[40-42]

Como é feita a coleta e como interpretar o resultado

Todo paciente que apresente sintomas sugestivos de anafilaxia deve realizar a dosagem da triptase sérica entre 15 minutos e 3 horas do início da reação. Uma segunda amostra deve ser obtida para análise 24h após a resolução dos sintomas.

Utilizar o ponto de corte de 11,4 ng/mL ou o algoritmo 120% + 2 ng/mL do valor basal, lembrando que valores normais não afastam o diagnóstico de anafilaxia e são encontrados principalmente em pacientes com reação anafilática por alimentos, reações de menor gravidade e sem hipotensão ou naqueles que fizeram uso de autoinjetor de epinefrina.

Referências Bibliográficas

1. Abbas AK, Lichtman AH, Pillai S. Immunology cellular and molecular. Vol. 8th edition. 2015.
2. Sala-Cunill A, Guilarte M, Cardona V. Phenotypes, endotypes and biomarkers in anaphylaxis: current insights. Curr Opin Allergy Clin Immunol. 2018;18(5):370-6.
3. Shaker MS, Wallace D V., Golden DBK, Oppenheimer J, Bernstein JA, Campbell RL, et al. Anaphylaxisa 2020 practice parameter update, systematic review, and Grading of Recommendations, Assessment, Development and Evaluation (GRADE) analysis. J Allergy Clin Immunol. 2020;145(4):1082-123.
4. Sampson HA, Muñoz-Furlong A, Campbell RL, Adkinson NF, Allan Bock S, Branum A, et al. Second symposium on the definition and management of anaphylaxis: Summary report - Second National Institute of Allergy and Infectious Disease/Food Allergy and Anaphylaxis Network Symposium. J Allergy Clin Immunol. 2006;117(2):391-7.
5. Payne V, Kam PCA. Mast cell tryptase: A review of its physiology and clinical significance. Anaesthesia. 2004;59(7):695-703.

6. Simons FER, Frew AJ, Ansotegui IJ, Mu U, Rosenwasser LJ, Sampson HA, et al. Risk assessment in anaphylaxis: Current and future approaches. J Allergy Clin Immunol. 2007;120(1):2-24.

7. Schwartz LB. Tryptase, a mediator of human mast cells. J Allergy Clin Immunol. 1990;86(4 PART 2):594-8.

8. Jogie-Brahim S, Min HK, Fukuoka Y, Xia HZ, Schwartz LB. Expression of α-tryptase and β-tryptase by human basophils. J Allergy Clin Immunol. 2004;113(6):1086-92.

9. Lipschitz, David A; Cook, James D; Finch CA. Tryptase levels as an indicator of mast-cell activation in systemic anaphylaxis and mastocytosis. N Engl J Med. 1987;316(26):1623–6.

10. Schwartz LB. Clinical utility of tryptase levels in systemic mastocytosis and associated hematologic disorders. Leuk Res. 2001;25(7):553–62.

11. Schwartz LB. Diagnostic Value of Tryptase in Anaphylaxis and Mastocytosis. Immunol Allergy Clin North Am. 2006;26(3):451-63.

12. Schwartz LB, Yunginger JW, Bokhari R, Dull D. Time course of appear- ance and disappearance of human mast cell tryptase in the circulation after anaphylaxis. J Clin Invest. 1989;83(5):1551-5.

13. Beck SC, Wilding T, Buka RJ, Baretto RL, Huissoon AP, Krishna MT. Biomarkers in human anaphylaxis: A critical appraisal of current evidence and perspectives. Front Immunol. 2019;10.

14. Cardona V, Ansotegui IJ, Ebisawa M, El-Gamal Y, Fernandez Rivas M, Fineman S, Geller M, Gonzalez-Estrada A, Greenberger PA, Sanchez Borges M, Senna G, Sheikh A, Tanno LK, Thong BY, Turner PJ, Worm M. World allergy organization anaphylaxis guidance 2020. World Allergy Organ J. 2020 Oct 30;13(10):100472.

15. Simons FER, Ardusso LRF, Bilò MB. World Allergy Organization Guidelines for the Assessment and Management of Anaphylaxis. World Al- lergy Organ J. 2011;13-37.

16. Passia E, Jandus P. Using Baseline and Peak Serum Tryptase Levels to Diagnose Anaphylaxis: a Review. Clin Rev Allergy Immunol. 2020;58(3):366-76.

17. Enrique E, García-Ortega P, Gaig P, Richart C, Sotorra O. Usefulness of UniCAP-Tryptase fluoroimmunoassay in the diagnosis of anaphylaxis. Allergy Eur J Allergy Clin Immunol. 1999;54(6):602-6.

18. Low AE, McEwan JC, Karanam S, North J, Kong KL. Anaesthesia-associated hypersensitivity reactions: Seven years' data from a British bi-specialty clinic. Anaesthesia. 2016;71(1):76-84.

19. Belhocine W, Ibrahim Z, Grandné V, Buffat C, Robert P, Gras D, et al. Total serum tryptase levels are higher in young infants. Pediatr Allergy Immu- nol. 2011;22(6):600-7.

20. Simons FER, Ardusso LRF, Dimov V, Ebisawa M, El-Gamal YM, Lock- ey RF, et al. World allergy organization anaphylaxis guidelines: 2013 update of the evidence base. Int Arch Allergy Immunol. 2013;162:193–204.

21. Bonadonna P, Scaffidi L, Boni E. Tryptase values in anaphylaxis and insect allergy. Curr Opin Allergy Clin Immunol. 2019;19(5):462-7.

22. Valent P, Akin C, Arock M, Brockow K, Butterfield JH, Carter MC, et al. Definitions, criteria and global classification of mast cell disorders with special reference to mast cell activation syndromes: A consensus proposal. Int Arch Allergy Immunol. 2012;157(3):215-25.

23. Buka RJ, Knibb RC, Crossman RJ, Melchior CL, Huissoon AP, Hackett S, Dorrian S, Cooke MW, Krishna MT. Anaphylaxis and Clinical Utility of Real-World Measurement of Acute Serum Tryptase in UK Emergency Departments. J Allergy Clin Immunol Pract. 2017 Sep-Oct;5(5):1280-1287.e2.

24. Khoury P, Lyons JJ. Mast cell activation in the context of elevated basal serum tryptase: genetics and presentations. Curr Allergy Asthma Rep. 2019;19.

25. Lieberman P, Nicklas RA, Randolph C, Oppenheimer J, Bernstein D, Bernstein J, et al. Anaphylaxis--a practice parameter update 2015. Ann Allergy Asthma Immunol. 2015 Nov;115(5):341-84.

26. Hussain SH. Pediatric mastocytosis. Curr Opin Pediatr. 2020;32(4):531-8.

27. Vitte J, Amadei L, Gouitaa M, Mezouar S, Zieleskiewicz L, Albanese J, et al. Paired acute-baseline serum tryptase levels in perioperative anaphylaxis: An observational study. Allergy. 2019;74(6):1157-65.

28. Farioli L, Losappio LM, Schroeder JW, Preziosi D, Scibilia J, Caron L, et al. Basal tryptase levels can predict clinical severity in hymenoptera venom anaphylaxis and ischemic cardiovascular disorders. J Investig Allergol Clin Immunol. 2019;29(2):162-4.

29. Golden DB, Demain J, Freeman T, Graft D, Tankersley M, Tracy J, et al. Stinging insect hypersensitivity: A practice parameter update 2016. Ann Allergy Asthma Immunol. 2017 Jan;118(1):28-54.

30. Sampson HA, Mendelson L, Rosen JP. Fatal and near-fatal anaphylactic reactions to food in children and adolescents. N Engl J Med. 1992;327(6):380- 4.

31. Dua S, Dowey J, Foley L, Islam S, King Y, Ewan P, et al. Diagnostic Value of Tryptase in Food Allergic Reactions: A Prospective Study of 160 Adult Peanut Challenges. J Allergy Clin Immunol Pract. 2018 Sep-Oct;6(5):1692-1698.e1.

32. Sahiner UM, Yavuz ST, Buyuktiryaki B, Cavkaytar O, Yilmaz EA, Tunc- er A, et al. Serum basal tryptase may be a good marker for predicting the risk of anaphylaxis in children with food allergy. Allergy. 2014;69:265-8.

33. L B Schwartz, A M Irani, K Roller MCC and NMS. Quantitation of histamine, tryptase, and chymase in dispersed human T and TC mast cells. J Immunol. 1987;138(8).

34. Tse R, Garland J, Kesha K, Elstub H, Cala AD, Ahn Y, et al. Differ- ences in sampling techniques on total post-mortem tryptase. Int J Leg Med. 2018;132(3):741-5.

35. Tse R, Wong CX, Kesha K, Garland J, Tran Y, Anne S, et al. Post mortem tryptase cut-off level for anaphylactic death. Forensic Sci Int. 2018 Mar;284:5-8.

36. Edston E, Van Hage-Hamsten M. β-Tryptase measurements post-mor- tem in anaphylactic deaths and in controls. Forensic Sci Int. 1998;93(2– 3):135-42.

37. Edston E, Eriksson O, Van Hage M. Mast cell tryptase in postmortem se- rum - Reference values and confounders. Int J Leg Med. 2007;121(4):275-80.

38. Sheldon J, Philips B. Laboratory investigation of anaphylaxis: Not as easy as it seems. Anaesthesia. 2015;70(1):1-5.

39. Dimeski G. Interference testing. Clin Biochem Rev. 2008 Aug;29 Suppl 1(Suppl 1):S43-8.

40. Buckley MG, Variend S, Walls AF. Elevated serum concentrations of β-tryp- tase, but not α-tryptase, in Sudden Infant Death Syndrome (SIDS). An inves- tigation of anaphylactic mechanisms. Clin Exp Allergy. 2001;31(11):1696-04.

41. Edston E, Van Hage-Hamsten M. Mast cell tryptase and hemolysis after trau- ma. Forensic Sci Int. 2003;131(1):8-13.

42. Woydt L, Bernhard M, Kirsten H, Burkhardt R, Hammer N, Gries A, et al. Intra- individual alterations of serum markers routinely used in forensic pa- thology depending on increasing post-mortem interval. Sci Rep. 2018;8(1):1-12.

Capítulo

8

Investigação Diagnóstica

8.1 Diagnóstico na Anafilaxia por Alimentos

Renata Parrode Bittar

Introdução

A anafilaxia representa uma situação delicada tanto pela imprevisibilidade de do aparecimento como pelo potencial de gravidade, determinando imenso impacto na qualidade de vida das pessoas afetadas, dos seus familiares e circunstantes. O diagnóstico do quadro anafilático deve ser precoce para que se possa instituir a terapêutica com rapidez. Um dos *positions papers* mais recentes, da *World Allergy Organization* (WAO), o *Anaphylaxis Guidance 2020*,[1,2] retoma aspectos importantes em relação aos critérios diagnósticos propostos em 2005 para diagnóstico de anafilaxia.[3] Um exemplo dessa reformulação é que algumas reações apresentam-se inicialmente com sintomas respiratórios ou cardiovasculares isolados.[4] Tais apresentações não são incomuns na anafilaxia fatal desencadeada pela exposição a alimentos e outros alérgenos,[5,6] e são cada vez mais vistas com protocolos de imunoterapia ou dessensibilização oral.

A prevalência de anafilaxia ao longo da vida foi estimada em 1,6% a 5,1%.[7,8] Apesar de uma tendência de aumento ao longo dos anos causada especialmente pelos desencadeantes alimentares, a mortalidade permanece baixa.[9,10]

Diagnóstico de alergia alimentar

▪ Definição

A alergia alimentar é definida como uma doença consequente a resposta imunológica anômala (mediada por IgE ou não), que ocorre após a ingestão e/ou contato com determinado(s) alimento(s). Atualmente é considerada um problema de saúde pública pelo aumento significativo no número de casos, na maioria dos países.[10]

A anafilaxia mediada por IgE é considerada o mecanismo clássico e mais frequente, no qual a doença é desencadeada pela interação de um alérgeno (geralmente uma proteína) com anticorpos da classe IgE específica a tal alérgeno acoplados a receptores de alta afinidade (FcεRI) expressos nas células efetoras, predominantemente mastócitos e basófilos.[11] Isso inicia a sinalização intracelular, resultando na liberação de mediadores pré-formados que geram uma gama de manifestações clínicas.[1]

As reações de hipersensibilidade aos alimentos podem ser classificadas deacordo com o mecanismo imunológico envolvido em:[12]

- Mediadas por IgE.
- Mecanismo misto (mediadas por IgE e hipersensibilidade celular).
- Não mediadas por IgE.

Nosso interesse aqui é avaliar principalmente reações com potencial risco de anafilaxia e que decorrem geralmente de sensibilização a alérgenos alimentares com formação de anticorpos específicos da classe IgE.

▪ Epidemiologia

Os dados sobre a prevalência de alergia alimentar ao redor do mundo variam e dependem de fatores como idade e características da população avaliada (cultura, hábitos alimentares, clima), mecanismo imunológico envolvido, método diagnóstico, tipo de alimento, regiões geográficas, entre outros.[12]

Na Europa, revisão sistemática seguida por metanálise de estudos sobre alergia alimentar em todas as idades, documentou ser a prevalência cumulativa variável de acordo com o critério usado para diagnóstico: a autorreferida, 17,3%; prevalência pontual, 5,9%; identificada por teste cutâneo, 2,7%; presença de IgE sérica específica, 10,1%; e a confirmada por teste de provocação oral, 0,9%.[13] As maiores taxas foram observadas entre as crianças.[13] Estima-se que a prevalência seja aproximadamente de 6% em menores de 3 anos, e de 3,5% em adultos.[10,12]

Os alimentos mencionados como os principais responsáveis por reações (autorreferidos e presença de IgE sérica específica) são: leite de vaca (6,0%), trigo (3,6%), ovo (2,5%), peixe (2,2%), frutos do mar (1,3%), castanhas (1,3%) e amendoim (0,3%). Empregando-se o teste de provocação oral como critério diagnóstico, os índices mudaram significativamente: leite de vaca (0,6%), castanhas (0,5%), soja (0,3%), ovo (0,2%), amendoim (0,2%), trigo (0,1%), peixe (0,1%) e frutos do mar (0,1%).[3] Nos adultos, os alimentos mais comuns são: amendoim, castanha, peixes e frutos do mar.[12] Ressaltamos ainda a descrição de novos alérgenos, muitos deles regionais, como gergelim, kiwi e mandioca, evidenciando a necessidade de pesquisas constantes para a descoberta de novos alimentos como causa de alergia alimentar.[14] Outro dado importante na prática clínica é a associação de manifestações mais graves com alérgenos alimentares termoestáveis e resistentes à ação de ácidos e proteases, como o amendoim.

O curso natural da alergia alimentar infantil foi revisado recentemente.[15] Algumas alergias alimentares têm alta taxa de resolução na infância, como leite (> 50% na idade entre 5-10 anos), ovo (aproximadamente 50% na idade entre 2 e 9 anos), trigo (50% aos 7 anos) e soja (45% aos 6 anos), com resolução, frequentemente, em adolescentes.[15] Outras alergias alimentares geralmente persistem ou têm baixas taxas de resolução: amendoim (aproximadamente 20% aos 4 anos), nozes (aproximadamente 10%), sementes, peixes e crustáceos, embora os estudos sejam pouco consistentes para definir o curso. A aquisição de tolerância espontânea é promissora na idade adulta na grande maioria dos casos que surgem ainda na infância.

Alérgenos alimentares

Os *insights* sobre a fisiopatologia revelam uma interação complexa da barreira epitelial, resposta imunológica (tanto de mucosa quanto sistêmica), rota de exposição e microbioma, entre outras influências que resultam em alergia ou tolerância.

Há três possibilidades de um alimento ao qual o indivíduo está sensibilizado ser capaz de induzir reações:

- Contato na pele, inalatório ou ingestão do alimento.
- Reatividade cruzada entre alimentos: nesse caso a sensibilização e produção de IgE específica ocorrem antes mesmo do primeiro contato com o alimento de-

sencadeante, através da sensibilização prévia a outro relacionado.

- Reatividade cruzada entre alimento e alérgeno inalável (p. ex., látex, pólen) responsável pela sensibilização e produção de IgE que desencadeia reação à ingestão desse alimento relacionado a àqueles inalantes.[16]

Conceitualmente, alérgeno alimentar é uma proteína que gera uma resposta de hipersensibilidade. Mas há exceções como os alérgenos compostos por carboidratos. Um alérgeno composto por açúcar bastante mencionado na última década é a *Alfa-gal* (nome completo: Gal-a1-3Gal-ß13GlcNAc). Trata-se de um oligossacarídeo presente na carne de todos os mamíferos, com exceção dos primatas, capaz de participar de mecanismos de anafilaxia tardia (3 a 5 horas), geralmente após a ingestão de carnes.[16] A sensibilização pode ocorrer quando o indivíduo entra em contato com o alérgeno através da picada de carrapato. Em indivíduos sensibilizados, a infusão de cetuximabe pode se seguir por manifestações alérgicas imediatas.[16] Isto ocorre porque este medicamento é um anticorpo monoclonal humanizado IgG1 contendo *Alfa-gal*. Nestes casos, a realização da pesquisa de IgE específica para esse carboidrato representa uma ferramenta diagnóstica.

Evidente discrepância é observada quando falamos em aditivos alimentares (antioxidantes, flavorizantes, corantes, conservantes e espessantes) como causas de alergia alimentar. Manifestações como urticária, angioedema, asma ou anafilaxia, consequentes a esses alimentos, são extremamente raras, embora possa parecer um pouco mais prevalente entre crianças com atopia (2% a 7%).[17] A prevalência real obtida após a realização de testes de provocação foi de 0,01-0,23%.[18] As manifestações idiopáticas de alergia merecem investigação quanto aos aditivos, mas outros diagnósticos devem ser considerados, com destaque à mastocitose sistêmica. Há relatos de reações anafiláticas relacionadas a aditivos como os sulfitos, eritritol (adoçante fermentativo presente em cervejas, vinhos, soja, queijos e cogumelo), anato (coloração amarelada em derivados lácteos, pipoca, cereais e sorvete), açafrão e colorau, ou carmim (corante vermelho).[17,19] O diagnóstico definitivo de reação aos aditivos é através do teste de provocação oral. À exceção do vermelho carmim, um corante de origem proteica, não existem métodos laboratoriais, *in vivo* ou *in vitro*, que possam ser úteis como parâmetro.

Manifestações clínicas em diferentes órgãos e sistemas nas alergias alimentares com risco de anafilaxia

▪ Sistema cutâneo

A pele é o principal órgão afetado em reações alérgicas agudas (destaque para as IgE mediadas) como manifestação principal a urticária e/ou angioedema. A urticária pode sinalizar o início da anafilaxia, uma vez que cerca de 90% dos pacientes que desenvolvem esta reação grave apresentam alterações dermatológicas. A urticária induzida por alimentos pode vir associada a sintomas gastrointestinais e/ou respiratórios caracterizando anafilaxia. Reforçamos que a ausência de sintomas cutâneos não descarta esse diagnóstico.[2] Por ser uma reação do tipo imediato fica mais fácil a identificação do alimento envolvido, levando-se em conta que os sintomas ocorrem geralmente até 2 horas após o contato com o alérgeno.[21,22] Exceção à regra do intervalo de tempo pode ser vista em casos de sensibilização a *Alfa-gal* como causa de anafilaxia tardia. A liberação não imunológica de histamina pode ocorrer após a ingestão de algumas frutas, como morango e banana, certos queijos e tomate. A ativação de mastócitos de forma inespecífica também pode acontecer frente a intoxicações alimentares por bactérias em alimentos contaminados. Peixes em mal estado de conservação podem converter a histidina em níveis elevados de histamina, gerando urticária, situação essa conhecida como escombroide e que pode ser confundida com alergia alimentar.[22,23]

▪ Sistema gastrointestinal

Hipersensibilidade gastrointestinal imediata (ou anafilaxia gastrointestinal) caracteriza-se por náuseas, vômitos, dor abdominal e diarreia que aparecem em minutos ou até duas horas após a ingestão do alérgeno.[24,25] Em crianças menores, vômito imediato pode ser a primeira manifestação. A anafilaxia pode ser caracterizada por sintomas gastrointestinais acompanhados por outros sinais clínicos envolvendo a pele e/ou o pulmão. A resolução está associada a reconhecimento precoce e não se deve retardar a administração de adrenalina intramuscular.[25]

▪ Sistema respiratório

Os sintomas clássicos envolvendo o trato respiratório incluem prurido em orofaringe, angioedema, estridor, tosse, dispneia, sibilos e disfonia. A situação mais delicada é o edema de laringe que exige tratamento imediato com adrenalina e preparo para acesso a via aérea difícil. Diagnóstico prévio de asma tem sido um indicador de maior gravidade da reação alérgica alimentar, aumentando o risco de anafilaxia fatal.[26]

Manifestações sistêmicas anafilaxia

É a emergência clínica mais temida do cenário de alergia alimentar. Representa uma forma de hipersensibilidade mediada por IgE, com manifestações clínicas súbitas e simultâneas. Mecanismos imunológicos resultam na ação de mediadores que atuam em órgãos dos sistemas *cutâneo, respiratório, cardiovascular* e *nervoso*. Qualquer alimento é capaz de induzir uma reação anafilática, embora a maioria ocorra através de um grupo mais restrito de alimentos alergênicos, como já citado anteriormente.

Anafilaxia induzida por exercício dependente de alimentos

A anafilaxia induzida por exercícios dependente de alimentos, é um tipo raro de alergia alimentar. Foi descrita pela primeira vez em 1979 como um relato de caso de alergia a moluscos que só se manifestou na presença de um cofator: o exercício.[29] Enquanto vários alimentos diferentes são relatados como desencadeadores, o trigo é descrito com mais frequência. Como os indivíduos afetados geralmente são capazes de tolerar o alimento alergênico na maior parte do tempo e o exercício não é o único cofator, o diagnóstico é desafiador. Em 1999, a *ômega-5-gliadina*, uma proteína que compõe 3-6% do glúten do trigo, foi identificada como o principal alérgeno desencadeador de anafilaxia a esse alimento na presença de exercícios e a IgE sérica específica para *ômega-5-gliadina* foi disponibilizada em 2006. Isso ajudou os alergistas a fazerem um diagnóstico sem necessariamente expor o paciente aos riscos e incertezas de um desafio alimentar.[29]

Em estudo multicêntrico retrospectivo, Kennard *et al* estudaram 132 adultos com alergia à *ômega-5-gliadina*. Todos os pacientes incluídos no estudo tinham história clínica de reações alérgicas ao trigo, com IgE específica positiva para *ômega-5-gliadina*, e foram revisados por um alergista com exclusão de outras causas alérgicas.[29] O trigo foi corretamente suspeitado pelo clínico e/ou paciente como o alérgeno em 82% dos casos na consulta inicial. O exercício foi o cofator mais comum (80%), seguido pelo álcool (25%), AINEs (9%) e calor (5%). Houve atrasos significativos no diagnóstico de mais de um ano em dois terços dos pacientes, apesar de a maioria apresentar anafilaxia grave (66%). Os dados não mostraram nenhuma diferença significativa entre o nível de IgE sérica para *ômega-5-gliadina* e a gravidade da reação alérgica. Quando documentada, a triptase total de mastócitos aumentou agudamente em reações induzidas por exercícios dependentes de trigo.[29]

O resultado e a gravidade de uma reação anafilática não dependem apenas do próprio indutor e de sua dose, mas também da presença de cofatores, que podem afetar o início e a gravidade de uma determinada reação. Esses cofatores incluem uma variedade de circunstâncias endógenas (gênero, idade, atopia, doença cardiovascular, infecções e fatores hormonais) e exógenas (medicamentos, atividade física, privação do sono e estresse).[30] Entre os medicamentos, os betabloqueadores e os inibidores da enzima de conversão da angiotensina (ECA) foram recentemente identificados como influenciando o resultado de uma reação alérgica grave, embora seu mecanismo não esteja totalmente estabelecido.

▪ Investigação diagnóstica de alergia alimentar

Um pilar importante para o apropriado diagnóstico de alergia alimentar é a realização de anamnese cuidadosa que inclui os seguintes dados:

- Idade de aparecimento dos sintomas.
- Duração, reexposição e reprodução do quadro.
- Quantidade do alimento ingerido.
- Conhecimento dos hábitos familiares.
- Tempo entre ingestão e início dos sintomas.
- Confecção de um diário alimentar.

A partir da história clínica definiremos o mecanismo e assim a necessidade dirigida de exames complementares incluindo dosagem de IgE sérica específica e testes para confirmação/elucidação diagnóstica. O valor da história clínica depende também da habilidade e sensibilidade do médico em diferenciar as manifestações causadas por hipersensibilidade alimentar daquelas relacionadas a outras condições.[32,33]

▪ Investigação de sensibilização IgE específica

A determinação da IgE específica tem sua utilidade apenas na identificação das alergias alimentares mediadas por IgE e nas reações mistas. Há duas formas de realizar a pesquisa de IgE específica ao alimento:

- *In vivo*: por meio dos testes cutâneos de hipersensibilidade imediata.
- *In vitro*: através da dosagem da IgE específica no sangue.

Vale ressaltar que a detecção de IgE específica tem sido considerada como indicativo de sensibilização, facilitando a orientação quanto ao alimento a ser utilizado no Teste de Provocação Oral (TPO) e não com valor diagnóstico definitivo.[34]

▪ Testes *in vivo*

Os testes cutâneos (TC), são considerados seguros e rápidos, mas devem ser realizados na presença de um médico especialista pelo risco de desencadearem reações sistêmicas.[35] Exigem cuidados tanto na execução quanto na interpretação. Os extratos padronizados comerciais disponíveis podem oferecer valores preditivos positivos de no máximo 60%, mas raramente são positivos na ausência de alergias mediadas por IgE (valor preditivo negativo de até 95%).[36] O resultado é considerado positivo quando houver formação de pápula com pelo menos 3 mm de diâmetro médio, reação com o controle positivo (solução de histamina) e ausência de pápula com o controle negativo (solução salina). Não há restrição de idade para a realização do teste,[37] entretanto, vale recordar que crianças menores de 6 meses podem não ter anticorpos, pela ausência de exposição a vários alimentos.

Na inexistência de extratos padronizados, a utilização do alimento *in natura* para a realização do teste de puntura pode ser uma solução nos pacientes com história bem caracterizada entre contato do alérgeno e sintomas. Chamamos essa técnica de *Prick to Prick* e tem sido utilizada para avaliação de sensibilidade a frutas e vegetais frescos além de outros alimentos. O controle positivo (histamina) e controle negativo (salina) também devem ser utilizados.[38] Esse procedimento é seguro, mas não livre de reações sistêmicas, portanto reforçamos que apenas o especialista deve realizá-lo e em local apropriado.[35]

Quanto à utilidade de outros testes cutâneos como o de contato atópico com alimentos (*food atopy patch test* - APT), não há indicação para auxílio no diagnóstico de anafilaxia.[33]

Testes *in vitro*

▪ Dosagem de IgE sérica específica

O diagnóstico de alergia alimentar como potencial causa de anafilaxia utiliza os recursos de detecção dos níveis de IgE sérica específica para o alérgeno envolvido. O sistema mais empregado é o ImmunoCAP®. Uma dificuldade mencionada tanto nos testes cutâneos quanto na detecção de níveis de IgE sérica é a obtenção de valores de corte que pudessem reduzir a indicação de TPO. Os estudos demonstram divergências dos resultados em diferentes populações estudadas, de acordo com o fenótipo da doença, idade e características regionais. Assim não é possível determinar com precisão valores universais de IgE específica a partir dos quais a chance de reação clínica seria maior.

Uma evolução do método de avaliação *in vitro* é o diagnóstico por componentes baseado em biologia molecular. O *CRD (Component Resolved Diagnoses)* é definido como componentes de frações proteicas dos alérgenos e confere maior especificidade ao diagnóstico das alergias alimentares.[33] Eles permitem identificar cossensibilização discriminatória *versus* fenômenos de sensibilização cruzada e podem ser úteis para estratificar o risco clínico associado a um padrão de sensibilização específico, além de melhor indicação do TPO.[39] Ademais, o CRD pode ser útil na investigação do prognóstico de persistência *versus* tolerância e no risco de gravidade das reações alérgicas, como no caso de pacientes com alergia ao amendoim (Tabela 8.1.1).

TABELA 8.1.1. Componentes do amendoim

Ara h 8	Ara h 9	Ara h 1,2 e 3	Consideração do tratamento
+	-	-	É recomendado o Teste de Provocação Oral (TPO), com grande probabilidade de resultar negativo (sem reações após a ingestão de amendoim). Neste caso: • Os alimentos preparados com amendoim ou seus derivados podem ser consumidos. • O paciente não precisa ficar restrito a zonas livres de amendoim.
+/-	+	-	Caso não haja um histórico clínicos de sintomas, ver considerações acima. Caso haja um histórico clínico de sintomas, ver considerações abaixo.
+/-	+/-	+	Escolha zonas livres de amendoim para a segurança do paciente: • Prescrever adrenalina autoinjetável. • Familiares, colegas e professores devem estar cientes da alergia.

Outros componentes e suas respectivas características clínicas podem ser visualizados na Tabela 8.1.2.[39]

TABELA 8.1.2. Principais componentes proteicos e relevância clínica[39]

Componentes proteicos/fontes alimentares	Relevância clínica
Caseína (leite de vaca), beta-lactoglobulina e alfa-lactoalbumina (leite)	Persistência e gravidade das reações História natural mais efêmera; possível tolerância às formas assadas do alimento
Ovomucoide (ovo) Ovoalbumina (ovo)	Persistência e gravidade das reações História natural mais efêmera; possível tolerância às formas assadas do alimento
Conglicinina e beta-conglicina (soja)	Marcadores de reações graves
Ômega-5-gliadina (trigo)	Relação com anafilaxia induzida por exercícios; marcador de reatividade clínica
Proteínas de estocagem (castanhas/amendoim)	Marcadores de reatividade clínica
Parvalbumina (peixes)	Marcador de reatividade cruzada entre as espécies
Tropomiosina (camarão, ácaros, barata, parasitas)	Marcador de reatividade cruzada entre as espécies
Proteínas transportadoras de lipídeos (LTP) (frutas, castanhas, amendoim, vegetais, pólens, látex) Profilinas (frutas, vegetais, pólens)	Marcador de reatividade cruzada – sintomas potencialmente moderados-graves Marcador de reatividade cruzada – sintomas leves
Soroalbuminas (mamíferos, aves)	Marcador de reatividade cruzada entre as espécies – sintomas raros e potencialmente leves

Em casos de polissensibilização, um teste molecular através de imunoensaio de fase sólida, baseado em *microarray*, pode ser indicado para a determinação semiquantitativa da IgE específica. Essa plataforma multiplex que contempla mais de 112 componentes moleculares alergênicos, naturais ou recombinantes, de 51 diferentes origens é comercialmente conhecida como ImmunoCAP ISAC.

Seu painel de sensibilização de IgE dos pacientes, sugere a presença de sensibilização para alérgenos de reatividade cruzada e permite a adoção de medidas profiláticas, além de otimizar o esclarecimento de situações particulares (risco de reações sistêmicas ′ reações locais), como alergia alimentar e a alergia ao látex. Ressaltamos que sua indicação deve ser criteriosa impedindo gastos indevidos, assim como restrições e terapias desnecessárias. Apenas um profissional especialista deve solicitá-lo e interpretá-lo.[39]

Quanto a mensuração de IgG para alimentos com finalidade diagnóstica, não há qualquer evidência científica que respalde essa medida na investigação laboratorial de alergia alimentar.[42]

▪ Biomarcadores

O termo "Medicina de Precisão" também ganha espaço no diagnóstico de alergia alimentar e isso graças ao conhecimento de biomarcadores que funcionam como preditores de presença e gravidade das reações. Fatores epigenéticos e identificação dos diferentes fenótipos e endótipos são focos atuais para o desenvolvimento dessa medicina. Exemplos de biomarcadores em estudo para identificação de preditores de alergia alimentar podem ser vistos na Tabela 8.1.3.[33,43]

TABELA 8.1.3. Biomarcadores em estudo para identificação de preditores de alergia alimentar[33,43]

Biomarcadores	Considerações clínicas
Genes SPINK 5, FOXP3, HLA-DR ou HLA-DQ	Início precoce dos sintomas
Células T regulatórias e atividade de TH1	Preditor de resolução de doença
Teste de ativação de basófilos para determinação da expressão de CD63	Preditor de presença e gravidade das reações
IgG e IgG4 específicos	Conferem maior probabilidade de tolerância oral

Teste de provocação oral

Apesar de todo o avanço científico dos últimos anos, o TPO continua sendo o método mais confiável no diagnóstico da alergia alimentar.[45] Consiste na oferta progressiva do alimento suspeito e/ou placebo, em intervalos regulares, sob supervisão médica, para monitoramento de possíveis reações clínicas, após um período de exclusão dietética necessário para resolução dos sintomas clínicos.[33,46]

Contudo, na anafilaxia alimentar, em função do alto risco de reação anafilática grave durante este procedimento, as indicações são restritas, devendo ser reservado para as seguintes situações:

- Casos em que vários alimentos são considerados suspeitos (mas não de forma inequívoca) e há positividade com relação à IgE específica.

- Nas reações anafiláticas cujo alimento altamente suspeito não apresenta positividade com relação à IgE específica.

Avaliação da tolerância a alimentos com reatividade cruzada (p. ex., amendoim × outras leguminosas).

- Avaliação do desenvolvimento de tolerância clínica.

Pacientes com história convincente de anafilaxia por um determinado alimento e evidência de sensibilização IgE específica NÃO devem ser submetidos à provocação oral.

▪ Considerações de segurança

Os pacientes devem estar em boas condições de saúde no dia do TPO para minimizar o risco de uma reação grave e reduzir fatores de confusão na interpretação dos resultados.[47] Não é possível garantir o potencial de gravidade da reação pelos níveis de IgE sérica específica ou por CRD.[47] No entanto, ao considerar a importância do TPO e da preparação da equipe que o conduz, é prudente observar fatores que foram relatados como associados às reações fatais e quase fatais induzidas por alimentos:[47]

- Amendoim, nozes, peixe, crustáceos e leite são comumente implicadosem anafilaxia fatal e quase fatal.
- Asma (independentemente da gravidade).
- Retardo do uso de epinefrina.
- Postura ereta durante a avaliação da reação anafilática que pode contribuir para o comprometimento cardiovascular.

O TPO não é recomendado se o paciente apresentar fatores que podem aumentar o risco de reação grave e que interferem na capacidade de tratar eficazmente uma anafilaxia, entre eles:[47]

- Febre.
- Sintomas respiratórios ativos (tosse ou respiração ofegante, necessidade de ß-agonista de resgate nas últimas 48h).
- Uso de betabloqueador.

Drogas que devem ser suspensas antes do TPO[46]

- Corticosteroides sistêmicos (por 7 a 14 dias).
- Anti-histamínicos (por 3 a 7 dias – variação de acordo com a geração).
- Anti-histamínicos tópicos nasais (por 12 horas).
- Antagonista de leucotrieno (por 24 horas).
- Broncodilatador de curta ou longa duração (por 8 horas).
- Antidepressivos (por 3 dias a 3 semanas).
- Antagonista H2 (por 12 horas).

Podem ser mantidos: corticosteroides tópicos e nasais, imunossupressores de uso tópico e anti-histamínico ocular.[47]

Vale reforçar ainda contraindicações relativas para a execução do teste:[47]

- Gravidez.
- Doenças cardiovasculares.
- Dermatite atópica grave e asma não controlada (atenção: crise aguda é contraindicação absoluta).

A decisão da escolha do TPO e do momento de sua execução podem ser influenciadas pela história clínica, idade, tipo de sintoma, tempo da última reação, resultados dos testes cutâneos e/ou dos níveis séricos de IgE específicas, bem como pelo valor nutricional do alimento e pela decisão conjunta com pacientes e/ou seus familiares.[46]

A execução do TPO é criteriosamente preparada incluindo detalhamento ao paciente e familiares sobre o procedimento, seus riscos e benefícios e assinatura de Termo de Consentimento Livre Esclarecido (TCLE) com linguagem clara e objetiva. O TPO deve ser realizado por equipe médica treinada em suporte avançado de vida e por especialista experiente em reconhecer sinais de anafilaxia. Pode ser realizada em ambiente hospitalar ou ambulatório que obedeça às exigências necessárias de infraestrutura para atendimento de emergência. Para procedimentos de alto risco e alta probabilidade de reação sugere-se realização em ambiente hospitalar.[46]

Quanto a interpretação do TPO, sintomas objetivos como urticária, angioedema, tosse e sibilância, alteração da pressão arterial e frequência cardíaca, etc. são mais facilmente identificados. A persistência desses sintomas conclui uma provocação positiva e a interrupção do teste deve ser imediata, com tratamento instituído de acordo com critérios de anafilaxia. Já os sintomas subjetivos devem ser interpretados com maior cautela. Relato dos pais ou do paciente citando náuseas e dor abdominal, disfagia, prurido sem lesão aparente, alteração do comportamento e recusa alimentar devem ser observados, aguardando-se a melhora do quadro para nova oferta do alimento e se recorrentes por mais de 3 vezes, considerar o teste positivo. Nesta circunstância, deve-se programar provocação com placebo.[46]

Referências Bibliográficas

1. Cardona V, Ansotegui IJ, Ebisawa M, El-Gamal Y, Fernandez Rivas M, Fineman S, et al. World allergy organization anaphylaxis guidance 2020. World Allergy Organ J. 2020Oct 30;13(10):100472.
2. Turner PJ, Worm M, Ansotegui IJ, El-Gamal Y, Rivas MF, Fineman S,et al.. WAO Anaphylaxis Committee. Time to revisit the definition and clinical criteria for anaphylaxis? World Allergy Organ J. 2019 Oct 31;12(10):100066.
3. Sampson Ha, Muñoz-Furlong A, Campbell RL, et al. Second symposium on the definition and management of anaphylaxis: summary report - second national Institute of allergy and infectious disease/food allergy and anaphylaxis network symposium. Ann Emerg Med.2006;47:373-380.
4. Brown SG, Stone SF, Fatovich DM, Burrows SA, Holdgate A, Celenza A, Coulson A, Hartnett L, Nagree Y, Cotterell C, Isbister GK. Anaphylaxis: clinical patterns, mediator release, and severity. J Allergy Clin Immunol. 2013 Nov;132(5):1141-1149.e5.
5. Greenberger PA, Rotskoff BD, Lifschultz B. Fatal anaphylaxis: postmortem findings and associated comorbid diseases. Ann Allergy Asthma Immunol. 2007 Mar; 98(3):252-7.
6. Pumphrey R, Sturm G. Risk factors for fatal anaphylaxis. In: Advances in Anaphylaxis Management. United House, 2 Albert Place. vols. 32-48. London N3 1QB, UK: Future Medicine Ltd; 2014.
7. Buka RJ, Knibb RC, Crossman RJ, Melchior CL, Huissoon AP, Hackett S, et al. Anaphylaxis and clinical utility of real-world measurement of acute serum tryptase in UK emergency departments. J Allergy Clin Immunol Pract 2017;5: 1280-7 e 2.
8. Lieberman P, Camargo CA Jr, Bohlke K, Jick H, Miller RL, Sheikh A, et al. Epidemiology of anaphylaxis: findings of the American College of Allergy, Asthma and Immunology Epidemiology of Anaphylaxis Working Group. Ann Allergy Asthma Immunol 2006; 97:596-602.
9. Ansotegui IJ, Sánchez-Borges M, Cardona V. Current trends in prevalence and mortality of anaphylaxis. Curr Treat Options Allergy.2016;3:205-211.
10. Turner PJ, Campbell DE, Motosue MS, Campbell RL. Global Trends in Anaphylaxis Epidemiology and Clinical Implications. J Allergy Clin Immunol Pract. 2020 Apr;8(4):1169-1176.

11. Peavy RD, Metcalfe DD. Understanding the mechanisms of anaphylaxis. Curr Opin Allergy Clin Immunol.2008;8:310-315.

12. Sicherer SH, Sampson HA. Food allergy: a review and update on epidemiology, pathogenesis, diagnosis, prevention, and management. J Allergy Clin Immunol.2018;141:41-58.

13. Nwaru BI, Hickstein L, Panesar SS, Muraro A, Werfwl T, Cardona V, et al. The epidemiology of food allergy in Europe - Systematic review and meta-analysis. Allergy.2014;69:62-75.

14. Rosario-Filho NA, Jacob CM, Sole D, Condino-Neto A, Arruda LK, Costa-Carvalho B, et al. Pediatric allergy and immunology in Brazil. Pediatr Allergy Immunol. 2013;24(4):402-9.

15. Scott H Sicherer, Hugh A Sampson. Food allergy: A review and update on epidemiology, pathogenesis, diagnosis, prevention, and management. J Allergy Clin Immunol. 2018 Jan;141(1):41-58.

16. Matricardi PM, Kleine-Tebbe J, Hoffmann HJ, Valenta R, Hilger C, Hofmaier S, et al. EAACI Molecular Allergology User's Guide. Pediatr Allergy Immunol. 2016;27(S23):1-250.

17. Feketea G, Tsabouri S.Common food colorants and allergic reactions in children: Myth or reality? Food Chem.2017;230:578-88.

18. Rajan JP, Simon RA, Bosso JV. Prevalence of sensitivity to food and drug additives in patients with chronic idiopathic urticaria. J Allergy Clin Immunol Pract. 2014;2(2):168-71.

19. Asero R.Multiple intolerance to food additives. J Allergy Clin Immunol. 2002;110:531.

20. Canonica GW, Ansotegui IJ, Pawankar R, Schmid-Grendelmeier P, van Hage M, Baena-Cagnani CE, et al. A WAO - ARIA - GALEN consensus document on molecular-based allergy diagnostics. World Allergy Organ J. 2013;6(1):17.

21. Tordesillas L, Berin MC, Sampson HA. Immunology of Food Allergy. Immunity. 2017;47(1):32-50.

22. Sampson HA, Aceves S, Bock SA, James J, Jones S, Lang D, et al. Food allergy: a practice parameter update-2014. J Allergy Clin Immunol. 2014;134(5):1016-25.

23. Burks AW, Tang M, Sicherer S, Muraro A, Eigenmann PA, Ebisawa M, et al. ICON: food allergy. J Allergy Clin Immunol. 2012;129(4):906-20.

24. Solé D, Silva LR, Rosário NA, Sarni ROS, Pastorino AC, Jacob CMA, et al. Consenso Brasileiro sobre Alergia Alimentar: 2007 - Documento conjunto da Associaçao Brasileira de Alergia e Imunopatologia e Sociedade Brasileira de Pediatria. Rev Bras Alerg Imunopatol. 2008;31:64-89.

25. Nowak-Węgrzyn A, Szajewska H, Lack G. Food allergy and the gut. Nat Rev Gastroenterol Hepatol.2017;14:241-57.

26. Sampson HA. Anaphylaxis and emergency treatment. Pediatrics. 2003;111:1601-8.
27. Ebisawa M, Ito K, Fujisawa T; Committee for Japanese Pediatric Guideline for Food Allergy, The Japanese Society of Pediatric Allergy and Clinical Immunology, et al. Japanese guidelines for food allergy 2017. Allergol Int. 2017;66:248-64.
28. Simons FE, Ebisawa M, Sanchez-Borges M, Thong BY, Worm M, Tanno LK, et al. 2015 update of the evidence base: World Allergy Organization anaphylaxis guidelines. World Allergy Organ J. 2015;8(1):32.
29. Kennard L, Thomas I, Rutkowski K, Azzu V, Yong PFK, Kasternow B, et al. A Multicenter Evaluation of Diagnosis and Management of Omega-5 Gliadin Allergy (Also Known as Wheat-Dependent Exercise-Induced Anaphylaxis) in 132 Adults. J Allergy Clin Immunol Pract. 2018 Nov-Dec;6(6):1892-1897.
30. Du Toit G, Sayre PH, Roberts G, Sever ML, Lawson K, Bahnson HT, et al. Effect of avoidance on peanut allergy after early peanut consumption. N Engl J Med. 2016;374:1435-43.
31. Muñoz-Cano R, Pascal M, Araujo G, et al. Mechanisms, cofactors, and augmenting factors involved in anaphylaxis. Front Immunol. 2017;8:1-7.
32. Nowak-Węgrzyn A, Szajewska H, Lack G. Food allergy and the gut. Nat Rev Gastroenterol Hepatol. 2017;14:241-57.
33. Gupta M, Cox A, Nowak-Węgrzyn A, Wang J. Diagnosis of Food Allergy. Immunol Allergy Clin North Am. 2018;38(1):39-52.
34. Sampson HA. Food Allergy. Part 2: Diagnostic and management. J Allergy Clin Immunol. 1999;103:981-9.
35. Valyasevi MA, Maddox DE, Li JT.Systemic reactions to allergy skin tests. Ann Allergy Asthma Immunol. 1999;83:132-6.
36. Beyer K, Teuber SS. Food Allergy Diagnostic: scientific and unproven procedures. Curr Opin Allergy Clin Immunol. 2005;5:261-6.
37. Keller Franco A, Oselka Sarni R, Carvalho Mallozi M, Solé D. Body Mass Index and skin reactivity to histamine and Dermatophagoides pteronyssinus in children and adolescents followed in a pediatric allergy service. Eur Ann Allergy Clin Immunol. 2017; 49(3):110-13.
38. Hill DJ, Heine RG, Hosking CS. The diagnostic value of skin prick testing in children with food allergy. Pediatr Allergy Immunol. 2004; 15:435-41.
39. Solé D, Silva LR, Cocco RR, Ferreira CT, Sarni RO, Oliveira LC, et al. Consenso Brasileiro sobre Alergia Alimentar: 2018 - Parte 2 - Diagnóstico, tratamento e prevenção. Documento conjunto elaborado pela Sociedade Brasileira de Pediatria e Associação Brasileira de Alergia e Imunologia. Arq Asma Alerg Imunol. 2018;2(1):39-82.

40. Nicolaou N, Poorafshar M, Murray C, et al. Allergy or tolerance in children sensitized to peanut: prevalence and differentiation using component-resolved diagnostics. J Allergy Clin Immunol. 2010; 125(1):191-197.

41. Movérare R, Ahlstedt S, Bengtsson U, et al. Evaluation of IgE antibodies to recombinant peanut allergens in patients with reported reactions to peanut. Int Arch Allergy Immunol. 2011;156(3):282-290.

42. Catherine Hammond C, Lieberman JA. Unproven diagnostic tests for food allergy. Immunol Allergy Clin N Am. 2018;38:153-63.

43. Santos AF, James LK, Bahnson HT, Shamji MH, Couto-Francisco NC, Islam S et al. IgG4 inhibits peanut-induced basophil and mast cell activation in peanut-tolerant children sensitized to peanut major allergens. J Allergy Clin Immunol. 2015;135(5):1249-56.

44. Nowak-Wegrzyn A, Assa'ad AH, Bahna SL, Bock SA, Sicherer SH, Teuber SS, et al. Work Group report: oral food challenge testing. J Allergy Clin Immunol 2009;123: S365-83.

45. Ballmer-Weber BK, Beyer K. Methods in Allergy/Immunology: Food Challenges. J Allergy Clin Immunol. 2017; Acessado em: https://www.jacionli-ne.org/article/S0091-6749(17)31196-X/fulltext em 01/03/2022.

46. Nowak-Węgrzyn A, Assa'ad AH, Bahna SL, Bock SA, Sicherer SH, Teuber SS. Adverse Reactions to food Committee of American Academy of Allergy, Asthma & Immunology. Work group report: oral food challenge testing. J Allergy Clin Immunol. 2009;123(Suppl): S365-83.

47. Bird JA, Leonard S, Groetch M, Assa'ad A, Cianferoni A, Clark A, et al. Conducting an Oral Food Challenge: An Update to the 2009 Adverse Reactions to Foods Committee Work Group Report. J Allergy Clin Immunol Pract. 2020. Jan;8(1): 75-90.

8.2 Anafilaxia por Medicamentos

Nathália Coelho Portilho Kelmann

Introdução

As reações de hipersensibilidade a medicamentos (RHM) são frequentes na prática clínica e consideradas problema de saúde pública. O diagnóstico inclui, após detalhada história clínica, a realização de testes *in vitro* (quando disponíveis) e de testes *in vivo*: cutâneos ou de provocação (etapa final da investigação diagnóstica).[1]

Etapas e testes diagnósticos na reação anafilática por medicamentos

Estabelecer que a reação adversa a droga é causal (e não coincidência) e está associada a risco aumentado de recorrência durante reexposição, é um aspecto crítico e crucial para o diagnóstico e manejo da reação anafilática por medicamento.[2]

▪ Testes *in vitro* nas reações de hipersensibilidade a medicamentos

Existe a necessidade de testes biológicos (*in vitro*), para se estabelecer o agente culpado pela reação e predizer a imunogenicidade desse desencadeante, assim como nos casos onde múltiplos medicamentos estão presentes simultaneamente e nas reações anafiláticas graves, com risco de morte, onde os testes cutâneos não são possíveis ou apropriados de ser realizados e o teste de provocação (TP) seria de grande risco ou contraindicado.[3]

Os testes *in vitro* podem ser usados para avaliar células e mediadores envolvidos na fase aguda da reação e identificar o culpado depois da resolução do quadro.[3]

A triptase é uma serinoprotease, importante mediador pró-inflamatório, pré armazenada no mastócito, sendo composta por uma isoforma imatura (contínua, mas fracamente liberada pela célula) e uma isoforma madura (liberada de maneira rápida e repentina pela desgranulação do mastócito).[4] A triptase elevada indica que houve uma reação anafilática, mas não identifica o mecanismo envolvido na mesma. Caso haja elevação deste mediador na fase aguda da reação (elevação $\geq 20\%$ da basal $+ 2\ \mu g/L$[3]), deve-se dosar a triptase basal, sendo que no caso de elevação $>11,4\ \mu g/l$ indica-se descartar mastocitose ou síndrome de ativação mastocitária.[5] Idealmente deve ser colhida entre 30-120 minutos após início dos sintomas e comparada com a basal, colhida pelo menos após 24 horas da resolução do quadro anafilático.[3] Tem sensibilidade variando entre 30-94,1% e especificidade de 92,3-94,4%, com valores mais altos nas reações anafiláticas mais graves.[6] Para mais detalhes, ver capítulo específico neste livro.

Histamina é um mediador derivado do processo enzimático da histidina após descarboxilação. Grandes quantidades são estocadas nos basófilos e nos grânulos de mastócitos. É provavelmente o mediador mais abundante na fase aguda da anafilaxia e a sensibilidade é mais alta que a dos testes de triptase nas reações não graves. Tem uma meia-vida curta, devendo ser colhida na primeira hora de reação, com sensibilidade de

61-92% e especificidade de 51-91%.[3] Entretanto, na prática clínica, a triptase é o exame que está mais disponível.

Na fase de resolução da reação um dos testes que pode ajudar a identificar o agente culpado é a IgE sérica droga-específica. Para ser determinada é usado o método de fase sólida através de *Immunoassay*, porém um número restrito de IgE para as drogas está disponível.[2] A sensibilidade varia dependendo da medicação envolvida, sendo baixa e variável nos betalactactâmicos (BL) e alta (91,6%) nos pacientes com teste cutâneo positivo e história de alergia a clorexidin (especificidade de 100%). Recomenda-se que sejam dosadas as IgE específicas para BL, bloqueador neuromuscular e clorexidina após a realização dos testes cutâneos na tentativa de evitar o teste de provocação com droga (TPD) ou antes da realização dos testes cutâneos quando o paciente teve reação anafilática grave ou é considerado de alto risco pela história clínica e estratificação.[3] Existe controvérsia de interpretação em relação aos resultados falso-positivos, que podem estar relacionados com altos títulos de IgE total, resultando em ligação não específica da IgE ao medicamento, mostrando a necessidade de mais estudos para se interpretar esses resultados.[2]

O teste de ativação de basófilos (TAB), tem sido aplicado nos diagnósticos de reação de hipersensibilidade imediata (RHI), porém não de maneira rotineira, pela falta de kits comercialmente disponíveis. Os basófilos são leucócitos que expressam em sua superfície o receptor de alta afinidade para IgE que leva à liberação de citocinas e mediadores inflamatórios quando estimulados via IgE. Essas células também podem ser ativadas por estímulos não dependentes de IgE. Após ativação do basófilo, há uma transdução de sinal com fosforilação da p32MAPK e influxo de cálcio, seguido pela liberação dos mediadores.[7] Dois marcadores de ativação do basófilo, CD203c e CD63, são expressos na superfície da membrana celular e podem ser quantificados por citometria de fluxo. A célula em repouso tem baixa expressão de CD203c, que aumenta após a desgranulação e CD63 é normalmente expresso na parte interna do grânulo e pode ser detectado após a fusão deste com a membrana do citoplasma da célula, durante a desgranulação e liberação dos mediadores.[8]

TAB está recomendado no auxílio diagnóstico de reação de hipersensibilidade aos BL, bloqueadores neuromusculares, reação IgE mediada às pirazolonas e fluoroquinolonas. Nas reações anafiláticas graves ou nos pacientes de alto risco, quando disponível (centros especializados), deveria ser realizado antes dos testes *in vivo*.[3] O tempo entre o teste e a reação pode impactar nos resultados desse teste diagnóstico. Atualmente o método é empregado em pesquisas, mas baseado nos resultados dos estudos, pode ser considerado uma ferramenta diagnóstica promissora na prática diária em pacientes selecionados.[8]

▪ Testes *in vivo* nas reações de hipersensibilidade a medicamentos

O diagnóstico etiológico das reações a medicamentos na prática clínica envolve quase exclusivamente história clínica e testes *in vivo*. Os testes *in vivo* podem ser divididos em cutâneos e os de provocação. Os testes cutâneos visam documentar a presença de uma sensibilização alérgica ao agente testado, de acordo com o mecanismo de hipersensibilidade envolvido no processo e os testes de provocação, considerados o padrão ouro no diagnóstico, visam confirmar ou excluir a hipersensibilidade àquele fármaco, independentemente do mecanismo fisiopatológico subjacente.[9] A realização dos testes cutâneos é reservada para médicos experientes e bem treinados nestes procedimentos, pois a técnica de preparo e diluição é complexa e alguns têm o potencial de levar a reações sistêmicas, uma vez que se expõe o paciente à substância suspeita de ter ocasionado a reação. Para os testes de leitura imediata, anti-histamínicos devem ser suspensos por mais de 96 horas antes do procedimento.[1,10]

Metodologia do teste de puntura ou *prick test*[10]

Geralmente prefere-se a região volar do antebraço, pela possibilidade de se apoiar o membro em uma superfície ou braçadeira para a colocação das substâncias e simultaneamente aplicar grande número delas, eventualmente até oito antígenos, a depender da extensão do membro. A área não deve ter pelos e deve estar limpa (sem hidratantes ou produtos oleosos no local da aplicação) utilizando-se mistura de éter e álcool etílico (solução de Hoffman), secando-se a seguir suavemente com gaze. Não deve ser usado álcool puro pois este pode causar irritação local. Algumas vezes, a parte superior dos braços também pode ser uma opção. São utilizadas, em geral, substâncias líquidas, colocadas em áreas demarcadas com caneta, e puntores de 1 mm (plástico ou metal), ou mesmo agulhas de aplicação subcutânea (6 mm), para fazer com que o líquido atravesse apenas a camada córnea. Os medicamentos usados são, em geral, na apresentação parenteral, tendo, ou não, que ser diluídos em solução salina para alcançar concentração não irritativa à pele. Após a puntura, aguarda-se de 15 a 20 minutos para a leitura, e procede-se à medida da pápula formada em mm. Como controles, utiliza-se solução salina (controle negativo) e histamina (controle positivo).[10]

Durante a aplicação do teste o paciente deve sentar-se ereto e com o membro superior apoiado sobre superfície plana.[10]

Este procedimento é indicado para diagnosticar alergia a drogas resultantes de hipersensibilidade do tipo I da classificação de Gell e Coombs. É um teste *in vivo* capaz de reproduzir reação pelo contato epicutâneo com a substância testada, formando uma pápula ou urtica. Quando esta apresenta diâmetro de pelo menos 3 mm acima da pápula induzida pelo controle negativo, o teste é considerado positivo.[10]

▪ Metodologia do teste intradérmico[10]

O teste intradérmico (ID) também é, preferencialmente, realizado na superfície volar do antebraço, assim como o de puntura. São utilizadas obrigatoriamente substâncias líquidas estéreis, que são injetadas na pele em volumes de 0,02 a 0,05 mL, de modo a formar uma pápula inicial descrita como em "casca de laranja" e cuja circunferência deverá ser prontamente demarcada com caneta. É recomendável a realização de controle negativo, com aplicação de solução salina para descartar a presença de dermografismo. No caso dos testes com medicamentos, só deverão ser usadas as apresentações parenterais, e devem ser diluídos em solução salina de modo a chegar-se a concentrações não irritativas para a pele. Essas concentrações variam de acordo com a droga testada e devem ser checadas na literatura.[10]

Para as reações do tipo I (anafilaxia, urticária imediata, angioedema), após a aplicação, aguarda-se tempo de 20 minutos para a leitura e mede-se a diferença formada entre a pápula inicial e a final, em milímetros. Quando a pápula dobra de diâmetro em relação à inicial, o teste é considerado positivo. Em casos de farmacodermias graves, o teste intradérmico só poderá ser realizado caso a medicação testada tenha concentração bem definida em acurácia e segurança, como penicilina e cefalosporinas. Caso não se conheça bem a diluição e seu perfil de segurança, a droga não deve ser testada nesta via, pelo potencial risco de absorção e reação à distância ou sistêmica.[10] Se uma concentração não irritativa não é descrita na literatura, os testes cutâneos podem ser realizados puros para o teste de puntura (TP) e 1/100 e 1/10 da concentração do medicamento para o ID, testando-se concomitantemente também em controles. Nos casos de reação anafilática grave uma diluição adicional de 1/1.000 deve ser considerada.[11]

Como há risco maior de reações sistêmicas em relação ao TP, inclusive reações anafiláticas, o ambiente deve ser equipado para se tratar tais reações e o profissional deve ter experiência na técnica do teste e no manejo da anafilaxia.[10]

Um período de 4 a 6 semanas após o quadro anafilático deve ser respeitado, pelo potencial de depleção dos mediadores mastocitários, levando a possíveis resultados falso-negativos.[11] Em pacientes com situações especiais em que haja necessidade de realização do teste com mais urgência, pode-se tentar a realização 2 a 3 semanas após a reação, levando-se em consideração a possibilidade de resultado falso-negativo.[11]

As diluições sugeridas para os testes cutâneos são em sua maioria baseadas em um artigo da academia europeia,[9] e em outros artigos já publicados na literatura, inclusive pela Sociedade Brasileira de Alergia e Imunologia (ASBAI),[10] e em sua maioria são não irritativas para população em geral. Essas concentrações em grande parte estão citadas no *Subcapítulo 9.1 – Anafilaxia no Perioperatório*, e aqui serão abordadas posteriormente as concentrações das classes de medicamentos mais importantes para os quadros de anafilaxia.

▪ Metodologia do Teste de Provocação com Drogas (TPD)

O TPD, também conhecido como desafio ou desencadeamento é considerado padrão ouro das RHM, quando tem indicação de realização.

O objetivo do teste é confirmar ou excluir um RH ao medicamento[12] ou até mesmo testar uma alternativa segura dependendo da história clínica e da gravidade da reação, levando-se em consideração o conceito de reatividade cruzada entre medicamentos da mesma classe.

O último consenso americano recomenda o TPD quando existe baixa probabilidade de hipersensibilidade, tendo como objetivo principal a confirmação de tolerância. Já os consensos europeus mais recentes, consideram-no como método padrão ouro no diagnóstico de RHI, no qual o quadro de anafilaxia está incluso.[5]

Os TPD devem ser realizados por médicos experientes, em ambiente preparado para o atendimento de emergência, sendo um dos procedimentos mais avançados na especialidade, uma vez que ocorre a administração do medicamento de preferência pela sua via suspeita, avaliando-se a indicação adequada para definir-se não só a melhor dose, como o número de etapas até se chegar à dose final, contando nesse caso com a experiência para distinguir-se sintomas subjetivos e monitorar e tratar os objetivos, tornando possível o reconhecimento e tratamento precoce das possíveis reações sistêmicas que possam acontecer.[12]

As indicações de TPD seguem a sugestão do grupo *European Network for Drug Allergy* (ENDA)[13] e estão resumidas na Quadro 8.2.1.

QUADRO 8.2.1. Indicações dos testes de provocação com medicamentos segundo a *European Network for Drug Allergy*[12,13]

Indicações de teste de provocação com medicamentos segundo ENDA
1. Excluir hipersensibilidade em pacientes cuja história não é sugestiva (confirmar tolerância)
2. Excluir hipersensibilidade em pacientes com história prévia compatível, mas por droga não quimicamente ou farmacologicamente relacionado com medicamento a ser usado (confirmar tolerância)
3. Excluir reatividade ou intolerância cruzada em pacientes com hipersensibilidade prévia a droga relacionada a ser testada (confirmar tolerância)
4. Confirmar hipersensibilidade em pacientes com história compatível, testes in vitro e in vivo negativos ou não disponíveis e ausência de alternativa terapêutica (confirmar ou excluir hipersensibilidade)

Para minimizar o risco de reação alérgica grave durante o TPD, é necessária uma investigação cuidadosa e em etapas de acordo com a estratificação de risco da reação para ajudar na identificação daqueles pacientes com alergia verdadeira ao medicamento.[14] A estratificação de risco baseia-se na história clínica do paciente, permitindo a investigação de acordo com seu perfil de risco.[14]

Pontos importantes na história clínica e outras informações ajudam na estratificação de risco. As informações a serem questionadas são:

1) Tempo de reação após a ingestão do medicamento.
2) Gravidade da reação.
3) Medida da triptase sérica quando possível.
4) Duração dos sintomas.
5) História de múltiplas reações com o medicamento ou semelhantes.
6) Tempo passado desde reação suspeita.
7) Comorbidades do paciente.[14]

Os sinais de gravidade que chamam atenção para maior risco, e devem ser reconhecidos para avaliação prévia com outras ferramentas disponíveis antes da realização do TPD, estão descritos no Quadro 8.2.2.

QUADRO 8.2.2. Relato do paciente, ou do registro do prontuário dos sinais abaixo que são considerados de "alto risco" e necessitam de avaliação detalhada pré TPD

Sinais que são considerados de "alto risco", exigindo avaliação detalhada prévia ao TDP
1. Admissão hospitalar relacionada a reação (sintomas < 1 hora após a dose ingerida ou administrada)
2. *Rash* urticariforme extenso
3. Angioedema ou edema de extremidades
4. Anafilaxia
5. Sibilos, voz rouca, respiração "curta", parada respiratória
6. Palpitação, náusea, hipotensão, colapso
7. Tratamento com adrenalina

Modificado e adaptado de Garvey LH et al.[14]

A estratificação de risco é uma ferramenta importante para identificar os pacientes de baixo risco para uma RH verdadeira, e permitir que sejam submetidos ao TPD sem a realização prévia dos testes cutâneos. Vários modelos de estratificação de risco para alergia a penicilina, baseados somente na história, mostraram-se bem sucedidos em reduzir o tempo e o custo de testar, mantendo-se a segurança.[14]

Recomenda-se que se aguarde pelo menos um mês entre a ocorrência da reação e o TPD, e que seja apresentado ao paciente o termo de consentimento livre e esclarecido, pois se trata de um procedimento de risco, e o paciente e/ou responsável devem estar cientes das intercorrências possíveis.[9]

O ideal é realizar-se o TPD na via na qual a droga desencadeou a reação, ou na qual o medicamento substituto será usado no futuro, embora a via oral seja teoricamente mais segura.[9] O paciente deve estar sem anti-histamínico ou outras medicações que possam influenciar na interpretação dos testes. Aqueles que usam medicamentos que possam levar a maior acometimento cardiorrespiratório e gravidade da reação, como beta-bloqueadores e inibidores da enzima conversora de angiotensina, devem estar bem compensados e ser monitorados com mais cautela.[12]

Em geral o método recomendado de provocação é o teste simples cego placebo controlado, no qual apenas o paciente ou familiar não sabe se está recebendo medicamento ativo ou placebo (mais utilizado em nosso meio para TPD por via oral 5 a 10 mL de água filtrada, com açúcar e cloreto de sódio). Caso o medicamento que causou a reação seja parenteral e a provocação aconteça na mesma via, uma dose inicial de NaCl 0,9% pela mesma via é recomendada.[12]

Os protocolos não estão bem definidos na literatura e variam bastante no que diz respeito ao tipo de medicamento, número de etapas, dose inicial, intervalo entre as doses e necessidade de se prolongar doses para casa. Antes de cada etapa é recomendado questionar o paciente sobre possíveis sintomas e avaliar seus sinais vitais.[12]

Hoje discute-se que muitas etapas durante TPD poderiam aumentar o risco de dessensibilização e levar a resultados falso-negativos. Atualmente em reações imediatas não anafiláticas, o esquema mais usado tem sido de três etapas, sendo a primeira a dose placebo, seguida por 10% da dose do medicamento e após os 90% restantes, todos com intervalo de 30 minutos.[15] Em situações especiais do TPD, como para confirmação diagnóstica nas reações mais graves, a tendência é aumentar a etapa inicial pós placebo (1%, 9% e 90%).[12]

Resumindo, na prática a utilidade dos exames laboratoriais e testes *in vitro* no diagnóstico etiológico das alergias a drogas é tão pequena que o Consenso Internacional de Alergia a Drogas nem inclui essa modalidade no algoritmo geral de diagnóstico, que está publicado nesse documento[9] e replicado em português pela Associação Brasileira de Alergia e Imunologia (ASBAI).[1] O referido consenso sugere que, na suspeita de hipersensibilidade a uma droga, avente-se a possibilidade de se realizar algum teste *in vivo* (Figura 8.2.1).

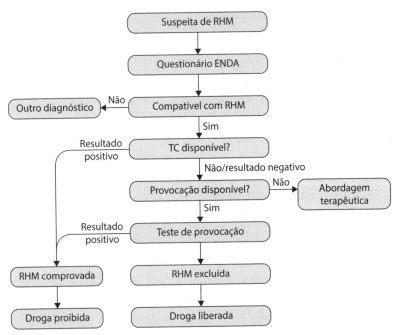

FIGURA 8.2.1. Algoritmo sugerido para investigação dos casos suspeitos de reação de hipersensibilidade a medicamento. RHM, reação de hipersensibilidade a medicamento; ENDA, European Network for Drug Allergy; TC, teste cutâneo.[1]

Concentrações e protocolos mais usados nas reações de hipersensibilidade a medicamentos mais comuns

▪ Reação de hipersensibilidade aos anti-inflamatórios não esteroidais (AINEs)

Esta classe é a primeira ou segunda causa mais comum de RH (atrás apenas dos antibióticos), dependendo da população estudada e tem amplo espectro de manifestações clínicas, incluindo a anafilaxia. Na América Latina, a maioria dos estudos tem implicado essa classe de medicações como os principais causadores de anafilaxia induzida por drogas, embora isso não seja visto em outras partes do mundo, onde os antibióticos beta-lactâmicos (BL) são os mais relacionados.[16,17]

Os AINEs constituem um grupo variado de medicações que podem ser classificadas de acordo com sua estrutura química (Tabela 8.2.1) e que têm em comum efeito analgésico, anti-inflamatório e antipirético através do bloqueio da enzima ciclooxigenase (COX). Menos frequente nessa classe de medicamentos, há as RH alérgicas (hipersensibilidade imunológica) que envolvem mecanismos imunológicos específicos, como as reações de hipersensibilidade tipo I (IgE-mediadas), as quais são o objeto de discussão neste capítulo. Os pacientes acometidos através desses mecanismos são considerados reatores se letivos, pois tendem a tolerar os AINEs quimicamente não relacionados àquele imputado na reação.[18-20] Nesse fenótipo, os acometidos desenvolvem urticária/angioedema ou anafilaxia induzida por um único anti-inflamatório não esteroidal, podendo progredir para anafilaxia e choque. Em alguns casos, a anafilaxia é a primeira manifestação do quadro. Esse tipo de manifestação acomete até 30% dos casos de hipersensibilidade aos AINEs.[21] A classificação da Tabela 8.2.1 ajuda na confecção do relatório final após avaliação diagnóstica e confirmação da reação.

TABELA 8.2.1. Classificação dos anti-inflamatórios não esteroidais por grupo ou classe farmacológica e exemplos de medicações disponíveis comercialmente

Classe farmacológica	Exemplo de medicação disponível
Derivados do ácido enólico • Pirazolonas • Oxicans	• Dipirona, fenilbutazona • Piroxicam, meloxicam, tenoxicam
Derivados do ácido carboxílico • Salicilatos • Ácidos acéticos • Fenamatos • Ácidos propiônicos	• Ácido salicílico, ácido acetilsalicílico, diflunisal • Diclofenaco, indometacina, aceclofenaco, etodolaco, cetorolaco • Ácido mefenâmico • Ibuprofeno, naproxeno, flurbiprofeno, cetoprofeno
Derivados do paraminofenol	• Paracetamol, acetaminofeno
Derivados sulfonanilídicos	• Nimesulida
Derivados coxibes	• Celecoxibe, etoricoxibe, valdecoxibe

Os testes cutâneos de punctura (*prick test*) e ID estão indicados na suspeita de reação alérgica imediata, mediada por IgE, apesar de haver poucos estudos sobre o valor preditivo destes testes no diagnóstico da reação.[20] Relatos de caso na literatura descrevem concentrações utilizadas nesses procedimentos para dipirona, diclofenaco, cetoprofeno e paracetamol,[20] porém se o valor destes testes e as concentrações são adequadas à nossa população não estão definidos. Na prática clínica, os testes cutâneos com as pirazolonas (*prick* e intradérmico) nas concentrações 0,1 a 2 mg/mL têm se mostrado uma boa opção, apesar da sensibilidade ser variável e haver risco de reação sistêmica na realização do teste ID.[1]

A Tabela 8.2.2 mostra as principais concentrações consideradas não irritativas descritas na literatura para teste cutâneo com AINEs.[1,22,23]

TABELA 8.2.2. Concentrações disponíveis na literatura para os principais anti-inflamatórios não esteroidais para teste cutâneo

Medicamentos	*Prick test*	Teste intradérmico
Pirazolonas	0,1 a 2 mg/mL	0,1 a 2 mg/mL
Diclofenaco	25 mg/mL	0,25 a 25 mg/mL
Paracetamol/ Acetaminofeno	100 mg/mL*	NA**
Outros AINES	0,1 mg/mL	0,1 mg/mL

*Diluído em solução salina 0,9%; **NA não se aplica.

Constatando-se reação seletiva a um único anti-inflamatório após a etapa de testes cutâneos, o TPD deve ser geralmente feito com aspirina 500 mg. Se ela está envolvida na reação, então a provocação se faz com outro inibidor potente da Cox-1, como ibuprofeno ou diclofenaco.[20] Uma provocação positiva para aspirina define o padrão de reator múltiplo aos AINEs, confirmando o diagnóstico em quase 92% dos pacientes com história duvidosa.[24]

▪ Reação de hipersensibilidade aos antibióticos

Os antibióticos (ATB) BL são a classe mais comum de causar RH imediata (IgE mediada). Nos pacientes com tendência à sensibilização, a resposta imune principal não é contra a molécula do BL na sua forma nativa e sim contra novos determinantes antigênicos, formados pelo processo de degradação, e que se ligam a proteínas do hospedeiro. A IgE pode se formar contra o anel BL, a cadeia lateral, a molécula em sua forma nativa ou contra outros epítopos semelhantes da molécula a serem descobertos. A porção da molécula para qual a IgE se liga determina o padrão de reatividade cruzada.[25] Avaliar a reatividade cruzada vai ajudar a definir um painel mais preciso de investigação através das realizações dos testes *in vivo* e *in vitro* em uma etapa inicial e, após, orientar na decisão do TPD com BL suspeito ou alternativo, dependendo da estratificação de risco do paciente.

A Tabela 8.2.3 mostra as concentrações recomendadas para os testes cutâneos (puntura e ID) com BL.[5]

TABELA 8.2.3. Concentrações máximas não irritativas para testes cutâneos (puntura e intradérmico) com beta-lactâmicos[5]

Hapteno	Puntura e intradérmico
Benzilpenicilina	10.000 UI/mL
Amoxicilina	20 mg/mL
Ampicilina	20 mg/mL
Cefepime	2 mg/mL
Outras cefalosporinas	20 mg/mL
Imipenem	0,5 mg/mL
Meropenem	1 mg/mL
Aztreonam	2 mg/mL

A amoxicilina é o BL preferido para realizar o TPD, devido à presença do anel BL e da cadeia lateral R1. Na suspeita de alergia à amoxicilina-clavulanato, utilizar essa medicação no TPD.[5]

O algoritmo de investigação diagnóstica dos BL, focando somente nas RHI, está descrito na Figura 8.2.2. A avaliação do especialista é mandatória, principalmente nos casos de alergia confirmada, para investigação de reatividade cruzada e liberação de opção dentro do grupo.[5] Para mais detalhes sobre alergia a betalactâmicos, vide revisão de Castell M et al.[26]

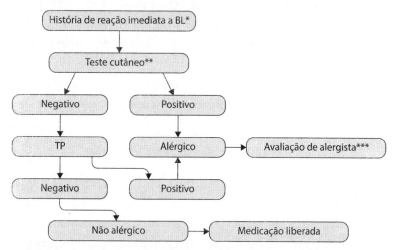

FIGURA 8.2.2. Algoritmo adaptado sugerido para investigação das reações de hipersensibilidade imediatas aos beta-lactâmicos. Adaptada e modificada Felix MMR et al.[5] *Nas reações imediatas graves (anafilaxia), fazer dosagem sérica de IgE específica antes do teste cutâneo; ** os testes cutâneos são geralmente realizados por especialistas em alergia/imunologia, treinados, em ambiente adequado; * a avaliação de especialista em alergia pode ser realizada em qualquer momento para correto diagnóstico, mas é mandatório nos casos de alergia já confirmada, em particular para investigação de reatividade cruzada entre diferentes beta-lactâmicos e liberação de opção da classe de segurança. BL: beta-lactâmicos; TP: teste de provocação.**

As reações de hipersensibilidade às quinolonas, têm aumentado na última década, com algumas reações graves, incluindo anafilaxia. As quinolonas são os ATB não BL mais frequentes de causar RH, sendo a maioria imediatas, e cerca de 70% dos casos envolvendo reações graves. Esse aumento das reações está relacionado com uso mais disseminado desse grupo de antibiótico e a introdução da moxifloxacina que parece ser mais reativa que os outros medicamentos dessa classe.[27]

Os testes cutâneos *in vivo* e os testes *in vitro* para quinolonas têm baixa sensibilidade e especificidade, além de os testes cutâneos apresentarem altas taxas de falso-positivo, pelas concentrações irritativas e liberação de histamina, através da ativação direta de mastócitos que algumas quinolonas são capazes de fazer. Vários autores têm investigado a concentração adequada para os testes cutâneos, porém os resultados ainda são controversos.[27-29]

A seguir na Tabela 8.2.4, alguns valores sugeridos pela literatura. Para o antibiótico ciprofloxacino, foi realizado um estudo no Ambulatório de Reação a medicamentos do Hospital das Clínicas de São Paulo (HC-FMUSP), em voluntários saudáveis, comparando diluições não irritativas e observou-se

TABELA 8.2.4. **Concentrações sugeridas na literatura para os testes cutâneos de algumas quinolonas[27-29]**

Fluoroquinolonas*	*Prick test*	Teste intradérmico
Moxifloxacino	1 a 20 mg/mL	0,004 a 0,05 mg/mL
Ciprofloxacino	0,02 a 5 mg/mL	0,02 mg/mL**
Levofloxacino	0,025 mg/mL	0,025 mg/mL

*Não existe de fato um consenso na literatura quanto aos testes prick e intradérmico para as fluoroquinolonas, sendo essas concentrações sugeridas em alguns poucos estudos da literatura. **Concentração sugerida com boa sensibilidade para alergia em um estudo realizado no Ambulatório de Reação e Medicamentos do HC-FMUSP.

que a diluição de 1/100 da concentração de 2 mg/mL, mostrou 0% de resultados falso-positivos com boa sensibilidade para o diagnóstico de reações alérgicas.[28]

O TPD, nesse caso, além da função de confirmar ou excluir o diagnóstico, principalmente nos casos de anafilaxia, poderia ajudar a avaliar uma alternativa segura dentro da classe, baseada na descrição de reatividade cruzada entre os medicamentos do grupo. O problema é que a reatividade cruzada, ainda permanece um assunto controverso na literatura, podendo ser devido à estrutura química 4-oxo-1,4-dihidroquinolona, comum entre elas, ou a estruturas de cadeia lateral nas posições: C1, C5, C7 ou C8. Nas RHI tem sido reportado alto grau de reatividade cruzada entre quinolonas de primeira geração (ácido nalidíxico) e segunda (norfloxacina e ciprofloxacina); já a reatividade cruzada entre as de segunda e terceira gerações (exemplo, levofloxacino) parece menor, porém apesar de os antibióticos levofloxacino e moxiflocino terem menor reatividade cruzada com quinolonas de outras gerações,[27] ainda faltam dados populacionais na literatura para se chegar a conclusões mais objetivas.

▪ Reação de hipersensibilidade aos anestésicos locais

As RHI são extremamente raras com os anestésicos locais. As pequenas evidências são de alguns relatos de caso com história clínica consistente e teste cutâneo positivo.[30]

Na história clínica é importante avaliar a preparação usada para o procedimento, bem como a presença de vasoconstritor ou preservativos na solução aplicada. Outros potenciais alérgenos que devem ser considerados nessas reações, principalmente durante os procedimentos dentários, são látex, clorexidina, analgésicos e ATB. As preparações também podem conter sulfito, parabenos, corticosteroides de depósito, entre outros.[31]

Com relação às etapas de investigação, a lidocaína é o anestésico de escolha para o teste se não foi o responsável pela reação ou se o paciente não sabe o medicamento utilizado, uma vez que é um dos anestésicos mais comuns em diversos procedimentos, além de possibilidade de tolerância após história prévia. Se a lidocaína estiver associada ao quadro suspeito, o tipo de reação e a indicação do uso irão ajudar na decisão de se testar a lidocaína ou outra alternativa.[31]

As preparações usadas nos testes não devem conter vasoconstritor, pela possibilidade da vasoconstrição no local do teste e não crescimento da pápula, levando a resultado falso-negativo. As concentrações utilizadas nas etapas de teste cutâneo, estão na Tabela 8.2.5,[1] porém com a ressalva que durante o ID apesar de 1/10 ser a concentração mais utilizada, alguns estudos sugerem iniciar-se com a concentração de 1/100 reduzindo assim a possibilidade de resultados equivocados no teste.[32]

Após *prick* teste negativo, o paciente deve ser submeti do a TPD. Nessa etapa, costuma-se administrar 2 mL da droga pura na concentração (1:1) em subcutâneo profundo e o paciente é monitorado e avaliado por uma hora. Ao final do teste, deve-se proceder a um relatório documentando o procedimento realizado, o resultado, e a orientação. Se teste negativo, orienta-se que o risco de reação com o medicamento testado é semelhante ao da população geral. Se a medicação suspeita é pertencente ao grupo dos ésteres, a orientação é trocar para um medicamento do grupo amida, pelo fato de não haver reatividade cruzada entre esses grupos. Os anestésicos do grupo amida não costumam ter reação cruzada entre si, então a indicação de realizar testes *in vivo* vai depender da história clínica, da estratificação de risco e das necessidades do paciente, seguindo as indicações de TPD.[33]

TABELA 8.2.5. Concentração de testes cutâneos para os anestésicos locais

Anestésicos locais	*Prick test*	Teste intradérmico
Todos os anestésicos	Puro	1/10

Adaptada Aun MV et al.[1]

▪ Reação de hipersensibilidade aos quimioterápicos e anticorpos monoclonais

Nesse grupo de medicamentos as reações anafiláticas (RHI) podem acontecer por três mecanismos principais: IgE mediada, síndrome de liberação de citocinas e reações IgG mediadas. Também são descritas reações mistas com os anticorpos monoclonais. As reações por liberação de citocinas, podem acontecer na primeira exposição e geralmente nas subsequentes são rápidas, havendo imediata destruição de células-alvo pelo anticorpo monoclonal, mediada por complemento e/ou citotoxicidade mediada por célula dependente de anticorpos (ADCC), com rápida destruição e liberação de citocinas pró-inflamatórias, como TNFa e IL-6.[34] A reação IgE mediada ocorre após sensibilização prévia, com exceção do cetuximabe que pode ocorrer na primeira exposição, ainda por mecanismos não completamente compreendidos, mas que podem ser explicados em alguns casos por sensibilização a alfa-gal.[34]

Nas reações IgE mediadas, as concentrações não irritativas descritas para a realização dos testes cutâneos estão descritas na Tabela 8.2.6. Testes positivos são fortemente sugestivos de reação alérgica IgE mediada.[34] No grupo dos quimioterápicos, os testes cutâneos são mais bem caracterizados para as platinas e taxanos.

As reações IgG mediadas ainda não foram claramente demonstradas, porém há indícios da presença de IgG anti-infliximabe. A IgG anti-mAb se liga na fração Fc-gamma dos receptores de macrófagos, basófilos e neutrófilos, ativando a liberação do fator ativador de plaqueta (FAP), seguindo-se possível ativação do sistema complemento pela formação de imunocomplexos gerados pelas anafilotoxinas (C3a, C5a), levando, assim, a sintomas semelhantes a reação IgE mediada, uma vez que ocorre igualmente a ativação do mastócito.[34]

Não existe um TPD padronizado no caso da avaliação a reação pelos anticorpos monoclonais,[34] sendo recomendado seguir-se o protocolo de TPD já citado anteriormente, avaliando-se o número de etapas (2 ou 3) de acordo com a estratificação de risco do paciente.

Indivíduos que recebem carboplatina, são considerados de alto risco para RHI, quando apresentam recidiva de doença de base, mutação no BRCA (*Breast Cancer gene*) e crianças com tumor cerebral.[35]

Existem algumas evidências que a exposição à oxaliplatina, pode tornar os pacientes sensibilizados a carboplatina e cisplatina e reatividade cruzada entre esses três agentes tem sido demonstrada na literatura, recomendando-se teste cutâneo com medicamentos do grupo antes da troca, quando indicada.[3]

TABELA 8.2.6. Concentrações não irritativas de alguns quimioterápicos e anticorpos monoclonais, usadas nos testes cutâneos

Quimioterápicos e monoclonais	Prick test	Teste intradérmico
Carboplatina	10 mg/mL	1 mg/mL
Oxaliplatina	1 mg/mL	0,1 mg/mL
Cisplatina	1 mg/mL	0,1 mg/mL
Adalimumabe	50 mg/mL	50 mg/mL
Etanercepte	25 mg/mL	5 mg/mL
Infliximabe	10 mg/mL	10 mg/mL
Omalizumabe	1,25 mcg/mL	1,25 mcg/mL

Adaptada Aun MV et al.[1]

Referências Bibliográficas

1. Aun MV, Malamam MF, Felix, MMR, Menezes UP, Queiroz G, Rodrigues AT, et al. Testes in vivo nas reações de hipersensibilidade a medicamentos: Parte I. Arq Asma Alerg Imunol. 2018;2(4):390-8. doi: 10.5935/2526-5393.20180052.
2. Mayorga C, Ebo DG, Lang DM, Pichler WJ, Sabato V, Park MA, et al. Controversies in drug allergy: In vitro testing. J Allergy Clin Immunol. 2019 Jan; 143(1):56-65. doi: 10.1016/j.jaci.2018.09.022.
3. Mayorga C, Celik G, Rouzaire P, Whitaker P, Bonadonna P, Cernadas-RodriguesJ, et al. In vitro tests for drug hypersensitivity reactions: an ENDA/ EAACI Drug Allergy Interest Group position paper. Allergy. 2016 Aug; 71(8):1103-34. doi: 10.1111/all.12886.Epub 2016 May 25.
4. Vitte J. Human mast cell tryptase in biology and medicine. Mol Immunol. 2015 Jan; 63(1):18-24. doi: 10.1016/j.molimm.2014.04.001. Epub 2014 May 3.
5. Felix MMR, Aum MV, Menezes UP, Queiroz GR, Rodrigues AT, D'Onofrio – Silva AC, et al. Alergia a penicilina e antibióticos beta-lactâmicos. Einstein (São Paulo).2021; 19: eMD5703. doi: 10.31744/eistein_journal/2021MD5703.
6. Berroa F, Lafuente A, Javaloyes G, Ferrer M, Moncada R, Goikoetxea MJ, et al. The usefulnesse of plasma histamine and different tryptase cutoff points in the diagnosis of peranesthesic hypersensitivity reactions. Clin Exp Allergy.2014 Feb; 44(2): 270-7. doi: 10.1111/cea.12237.

7. McNeil BD, Pundir P, Meeker S, Han L, Undem BJ, Kulka M, et.al. Identification of mast-cell-specific receptor crucial for pseudo-allergic drug reactions. Nature. 2015; 519(7542):237-41. doi:10.1038/nature14022.

8. Campos L, Galvão VR, Kalil J, Castells M, Giavina-Bianchi P. BAT in the Diagnosis of Drug Allergy: a Novel Tool in Clinical Daily Practice?. Curr Allergy Asthma Rep. 2019 Mar 11;19(4):20 doi: 10.1007/s11882-019-0852-8.

9. Demoly P, Adkinson NF, Brockow K, Castells M, Chiriac AM, Greeberger PA, et al. International Consensus on drug allergy. Allergy. 2014 Apr; 69(4):420-37. doi: 10.111/all.12350.

10. Mota AA, Kalil J, Barros MT. Testes cutâneos. Rev bras alerg imunopatol. 2005; 28(2):73-83.

11. Broyles AD, Banerji A, Castells M. Practical Guidance for the Evaluation anda Management of Drug Hypersensitivity: General Concepts J Allergy Clin Immunol Pract. 2020 Oct;8(9S):S3-S15. doi: 10.1016/j. jaip.2020.08.002.

12. Aun MV, Malaman MF, Felix MMR, Menezes UP, Queiroz GRS, Rodrigues AT, et al. Testes in vivo nas reações de hipersensibilidade a medicamentos - Parte II: testes de provocação. Arq Asma Alerg Imunol. 2019;3(1):7-12. doi: 10.5935/2526-5393.20190004.

13. Aberer W, Bichner A, Romano A, Blanca M, Campi P, Fernadez J, et al. Drug provocation testing in the diagnosis of drug hypersensitivity reactions: general considerations. Allergy. 2003;58(9):854-63. doi: 10.1034/j.1398-9995.2003.00279.x.

14. Garvey LH, Savic LC. Drug provocation testing: risk stratification is key. Curr Opin Allergy Clin Immunol2019 Aug;19(4):266-271. doi: 10.1097/ACI.0000000000000543.

15. Lammatteo M, Ferastraoaru D, Koransky R, Alvarez-Arango S, Thota N, Akenroye A, et al. Identifying allergic drug reactions through placebo-controlled graded challenges. J Allergy Clin Immunol Pract. May-Jun 2017;5(3):711-717.e2. doi: 10.1016/j.jaip.2016.09.041. Epub 2016 Nov 23.

16. Aun MV, Ribeiro MR, Kalil J, Giavina-Bianchi P. NSAIDs Induced Anaphilaxis. Curr Treat Options Allergy. 2017;4:320.

17. Conaghan PG. A turbulent decade for NSAIDs: update on current concepts of classification, epidemiology, comparative efficacy, and toxicity. Rheumatol Int. 2012 Jun;32(6):1491-502. doi: 10.1007/s00296-011-2263-6. Epub 2011 Dec 23.

18. Kowalski ML, Makowska JS, Blanca M, Bavbek S, Bochenek G, Bousquet J et al. Hypersensitivity to nonsteroidal anti-inflammatory drugs (NSAIDs): classification, diagnosis and management: review of the EAA-CI/ENDA and GA2LEN/HANNA. Allergy. 2011;66:818-29.

19. Kowalski ML, Asero R, Bavbek S, Blanca M, Blanca-Lopez N, Bochenek G et al. Classification and practical approach to the diagnosis and manage-

ment of hypersensitivity to nonsteroidal antiinflammatory drugs. Allergy. 2013;68:1219-32.

20. Giavina-Bianchi P, Aun MV, Jares EJ, Kalil J. Angioedema associated with nonsteroidal anti-inflammatory drugs. Curr Opin Allergy Clin Immunol. 2016;16:323-32.

21. Doña I, Blanca-Lopez N, Cornejo-García JA, Torres MJ, Laguna JJ, Fernández J et al. Characteristics of subjects experiencing hypersensitivity to nonsteroidal anti-inflammatory drugs: patterns of response. Clinical Exp Allergy. 2011;41:86-95.

22. Picaud J, Beaudouin E, Renaudin JM, Pirson F, Metz-Frave C, Dron-Gonzalez M, et al. Anaphylaxis to diclofenac: nine cases reported to the Allergy Vigilance Networ in France. Allergy. 2014;69(10):1420-1423. Doi: 10.111/all.12458.

23. Paramo BJ, Gancedo, SQ, Cuevas M, Camo IP, Martin JÁ, & Cosmes El. Paracetamol (acetaminophen) hypersensitivity. Ann Allergy Asthma Immunol. 2000 Dec;85(6): 508-11. doi: 10.1016/s1081-1206(10)62580-x.).

24. Aun MV, Ribeiro MR, Kalil J, Giavina-Bianchi P. NSAIDs Induced Anaphilaxis. Curr Treat Options Allergy 2017;4:320.

25. Romano A, Valluzzi RL, Caruso C, et al. Cross-reactivity and Tolerability of Cepahlosporins in Patients with IgE-mediated Hipersensitivity To Penicllins.J Allergy Clin Immunol Pract 2018; 6:1662-72.

26. Castells M, Khan DA, Phillips EJ. Penicillin Allergy. N Engl J Med. 2019 Dec 12;381(24):2338-2351.

27. Portilho NC, Aun MV, Kalil J, Giavina-Bianchi P. Quinolone-Induced Anaphylaxis. Curr Treat Options Allergy. 2020; 7:370-380. https://doi.org/10.1007/s40521-020-00260-0

28. Giavina-Bianchi P, Gonçalves DG, Borges de Castro R, Zanandréa A, Weiler CR. Reply. J Allergy Clin Immunol Pract. 2020 Jan;8(1):426-427.

29. Empedrad R, Darter AL, Earl HS, Gruchalla RS. Nonirritanting intradermal skin test for commonly prescribed antibiotics. J Allergy Cin Immunol. 2003 Sep;112(3): 629-30. doi: 10.1016/s0091-6749(03)01783-4.

30. Cuesta-Herranz J, de las Heras M, Fernández M, Lluch M, Figueiredo E, Umpierrez A, et al. Allergic reaction caused by local anesthesic agentes belonging to the amide group. J Allergy Clin Immunol. 1997;99(3):427.

31. Kvisselgaard AD, Mosbech HF, Fransson S, Garvey LH. Risk of Immediate-Type Allergy to Local Anesthetics is Overestimated-Results from 5 Years of Provocation Testing in a Danish Allergy Clinic. J Allergy Clin Immunol Pract.2018; 6(4): 1217.Epub 2017 Oct 4.

32. Sindel LJ, deShazo RD. Accidents resulting from local anesthetics: true or false allergy?. Clin Rev Allergy. 1991;9(3-4):379.

33. Tanno LK, Ensina LF, Kalil J, Motta AA. Teste de provocação em indivíduos com suspeita de hipersensibilidade a anestésicos locais Proposta de uma abordagem prática. Rev. Bras. Alerg. Imunopatol. 2008;31(3): 113-118.

34. Picard M, Galvão VR. Current Knowledge and Management of Hypersensitivity Reactions to Monoclonal Antibodies. J Allergy Clin Immunol Pract. 2017 May-Jun;5(3):600-609. doi: 10.1016/j.jaip.2016.12.001.Epub 2017 Jan 18

35. Galvão VR, Phillips E, Giavina-Biachi P, Castells MC. Carboplatinallergic patients undergoing desensitization: prevalence and impact of the BRCA1/2 mutation. J Allergy Clin Immunol Pract. 2017. May-Jun;5 (3): 816-818. doi: 10.1016/j.jaip.2016.08.012.Epub 2016 Oct 17.

36. Caiado J, Venemalm L, Pereira-Santos MC, Costa L, Barbosa MP, Castells M. Carboplatin-, oxaliplatin-, and cisplatin-specific IgE: cross-reactivity anda value in the diagnosis of carboplatin and oxaliplatin allergy. J Allergy Clin Immunol Pract. 2013 Sep;1(5):494-500.).

8.3 Anafilaxia por Venenos de Himenópteros

Alexandra Sayuri Watanabe

Os insetos da ordem *Hymenoptera* são um dos maiores grupos dentre os insetos e dela fazem parte as abelhas, as vespas e as formigas.

Os himenópteros (do grego *hymen* = membrana e *pteron* = asa) recebem o nome devido às asas membranosas. Apresentam diferentes denominações regionais que distinguem cada grupo, gênero ou espécie. Os insetos dessa ordem vivem em colônias ou de forma solitária. Constroem ninhos utilizando vários substratos como cera, terra, resinas, celulose e outros materiais. Além dos ninhos construídos pelas abelhas sociais, são também bastante conhecidos pela população os "forninhos" de barro construídos pelas vespas solitárias. A relação do homem com os himenópteros é antiga e extensa. Sua importância econômica pode ser positiva, atuando na polinização, controle biológico, produção de cera e mel, ou negativa, na forma de pragas agrícolas, especialmente as formigas. Estima-se entre 110 e 130 mil o número de espécies desse grupo no mundo. No Brasil, são conhecidas aproximadamente 10 mil espécies, mas existem estimativas que indicam uma riqueza muito maior, com cerca de 70 mil espécies.

Segundo o Registro Europeu de Anafilaxia,[2] a anafilaxia por venenos de himenópteros é a principal causa de reação sistêmica em adultos (48,2%), e 20,2% dos casos de anafilaxia em pacientes pediátricos.

Diagnóstico

O diagnóstico de alergia a veneno de *Hymenoptera* baseia-se em 2 critérios: uma história clínica associando temporalmente a reação alérgica com a ferroada desses insetos, e a detecção de anticorpos IgE veneno-específicos seja por meio do teste cutâneo (teste epicutâneo e teste intradérmico) e/ou pela comprovação da IgE sérica (método *in vitro*), após pelo menos 3 a 4 semanas depois do evento agudo, para reduzir a probabilidade de resultado falso-negativo.[3]

▪ História clínica

1) Reconhecer sinais e sintomas de uma anafilaxia.
2) Identificação do inseto responsável pela reação.

A história clínica deve ser bastante valorizada e detalhada quanto a fatores como:[3]

1) Se souber o inseto responsável, solicitar ao paciente para descrever o inseto: tamanho, cor, formato.
2) Número e localização das ferroadas.
3) Descrição minuciosa dos sintomas apresentados (sintomas cutâneos, respiratórios, gastrointestinais ou cardiológicos).
4) Qual tratamento medicamentoso administrado.
5) Se há história anterior de ferroadas e tipo da reação.

A identificação do inseto responsável pela reação é fundamental tanto para fins diagnósticos, quanto terapêuticos. No entanto, as informações fornecidas pelos pacientes nem sempre são confiáveis e, portanto, apresentam valor limitado.

Aproximadamente um terço das pessoas não sabem identificar com precisão as vespas e cerca de 10% não conseguem identificar as abelhas.[3]

Pesquisa de IgE sérica específica

Para a determinação de anticorpos IgE veneno-específicos (testes *in vitro*) podem ser utilizados radioimunoensaios, métodos enzimáticos e quimioluminescência. Aproximadamente 10% a 15% dos pacientes com testes cutâneos positivos podem apresentar pesquisa de IgE específica negativa ou baixa. Assim como os testes cutâneos, essas dosagens séricas também devem ser solicitadas após 4-6 semanas após a ferroada.

A sensibilização a ambos venenos: abelha e vespa é achado frequente e pode estar presente em 59% dos pacientes. O termo "dupla positividade" refere-se a resultados de testes diagnósticos ao invés de mostrar relevância clínica, podendo significar reação a 2 venenos ou reatividade cruzada entre componentes semelhantes.[4]

Testes cutâneos

O padrão ouro para o diagnóstico é o teste cutâneo com extratos de venenos, que devem ser realizados pelo menos duas semanas após a última ferroada para evitar testes falsos negativos devido ao período refratário.[5-7]

Os testes cutâneos devem ser realizados com extratos padronizados e provenientes do próprio inseto (venenos) de abelha e vespa; e extratos de corpo total para formiga *Solenopsis*.

Realiza-se primeiro um *prick teste* com diluições crescentes e, caso este seja negativo, faz-se o teste intradérmico. O teste positivo indica apenas sensibilização prévia, sendo incapaz de predizer se haverá reação na próxima exposição e a gravidade da reação.

Um intervalo de uma a seis semanas após a ferroada é recomendado como a melhor janela de tempo para realizar o teste cutâneo. Outros resultados falso-negativos também podem ocorrer se o paciente utiliza esses tipos de medicamentos: anti-histamínicos e psicotrópicos.[8]

Não há correlação absoluta entre o grau de reatividade cutânea ou os níveis séricos de anticorpos IgE específicos e a gravidade dos sintomas clínicos. Há pacientes que apresentam reações sistêmicas graves após ferroada de um inseto cuja dosagem de IgE veneno específica é quase indetectável, seja sérica ou pelo teste cutâneo. Por outro lado, há pacientes que apresentam resposta negativa no teste cutâneo, mas com níveis séricos elevados.[9]

▪ Outros métodos diagnósticos

Teste de ativação de basófilos

Recentemente têm sido aplicadas ao estudo da alergia a venenos as provas de provocação *in vitro*, envolvendo a ativação dos basófilos, com posterior detecção de marcadores de ativação na superfície celular por citometria de fluxo.

Na citometria de fluxo verifica-se a quantificação de alterações na expressão de marcadores na superfície da membrana dos basófilos. Essas células, quando encontram um alérgeno específico reconhecido pela IgE ligada ao receptor de superfície FcεRI, não só segregam e geram mediadores bioativos quantificáveis, mas também aumentam a expressão de diferentes marcadores de superfície (p. ex., CD45, CD63, CD69, CD203c) que podem ser detectados pela citometria de fluxo usando anticorpos monoclonais específicos.[10]

Em casos onde a quantificação da IgE específica e os testes cutâneos permanecem negativos ou mesmo contraditórios, sendo difícil a decisão sobre qual extrato relevante para a imunoterapia, os testes celulares podem ser utilizados para demonstrar sensibilização.

A sensibilidade destes testes varia entre 85% e 100% e a especificidade entre 83% e 100%.[11]

Western blot

Essa técnica constitui outra aplicação dos ensaios imunoenzimáticos utilizada para o diagnóstico. Associa técnicas de separação por eletroforese em gel para separar as proteínas desnaturadas por massa e método de detecção de anticorpos.

Além da confirmação da presença de bandas alergénicas específicas, pode ser utilizada no controle de qualidade de alérgenos, na análise de determinantes, na estimativa de pesos moleculares, em estudos de inibição e de reatividade cruzada e na monitorização de imunoterapia. Desse modo, permite obter uma informação mais detalhada do que a pura detecção de anticorpos específicos.[12]

▪ Dosagem de IgE sérica específica contra alérgenos recombinantes e CCD

Os venenos de *Hymenoptera* são compostos[13] de proteínas secretadas (algumas com atividade enzimáticas já conhecidas), peptídeos farmacologicamente ativos, histamina, acetilcolina, catecolaminas e várias outras substâncias, como demonstrado no Quadro 8.3.1.

QUADRO 8.3.1. Comparação dos principais componentes dos venenos de *Hymenoptera*

Abelhas	Vespas	Formigas
Fosfolipase A2	Fosfolipase A1	Fosfolipase
Hialuronidase	Hialuronidase	Hialuronidase
Fosfatase ácida	Fosfatase ácida	Fosfatase ácida
Melitina	Peptídeos desgranuladores de mastócitos	Alcaloides
Apamina	Cininas	Antígeno-5 *like*
Peptídeos desgranuladores de mastócitos	Antígeno-5	Aminas biogênicas
Aminas biogênicas	Aminas biogênicas	

Fonte: Palma MS, 1992.[14]

Estudos posteriores[15] descreveram 12 alérgenos no veneno de abelha e 6 no veneno de vespa.

Alguns deles estão disponíveis comercialmente: Api m1 (fosfolipase A2), Api m3 (fosfatase ácida), Api m4 (melitina) e Api m10 (icarapina): alérgenos de abelha e Ves v1 (fosfolipase A1) e Ves v5 (antígeno 5): alérgenos de veneno de vespa.

Além dos alérgenos específicos de cada veneno, há também alérgenos homólogos, que são componentes potenciais de reação cruzada pela presença de sequências peptídicas altamente similares. Esses alérgenos são: hialuronidases (Api m2 e Ves v2), dipeptidil peptidases IV (Api m5 e Ves v3) e vitelogeninas (Api m12 e Ves v6).[15]

A maioria dos alérgenos de abelhas e vespas tem cadeias laterais de oligossacarídeos ligadas a uma estrutura proteica, sendo chamados de determinantes de carboidratos de reação cruzada (CCD). Na hipersensibilidade a veneno de himenópteros, essa ligação a esses determinantes de carboidratos ocasionando em exames positivos séricos, desempenha um papel clinicamente insignificante. Podem ser medidos por ensaios ImmunoCAP dirigidos contra a peroxidase de raiz forte (HRP) ou bromelaína de caule de abacaxi (MUXF3).

Os alérgenos específicos de abelhas e de vespas são particularmente úteis em pacientes que são sensibilizados para ambos os venenos e para aqueles que não podem identificar o inseto responsável, mas o diagnóstico de alergia molecular nas reações por venenos de himenópteros ainda está em evolução e atualmente de uso limitado.[16,17]

A imunoterapia alergenoespecífica é o único tratamento específico e modificador da doença, da evolução natural da doença. A eficácia relatada para os pacientes tratados com veneno de abelha é de 77-84% e de 91-96% nos pacientes que recebem veneno de vespa.[18,19]

A dose de início da imunoterapia veneno específica depende do resultado do teste cutâneo. Retorna-se três diluições anteriores a concentração que foi positiva no *prick* teste e duas concentrações anteriores caso a positividade tenha sido no teste intradérmico.

Considerações finais

A anafilaxia por veneno de himenópteros faz parte das principais causas de reações sistêmicas graves, mas ainda é pouco difundida e sub diagnosticada. E é corroborada pela falta de extratos para insetos regionais para auxiliar no diagnóstico, principalmente no caso das vespas.

A imunoterapia veneno específica é um tratamento altamente eficaz quando a indicação é específica para o inseto responsável pela reação e quando realizada por médico especialista.

Referências Bibliográficas

1. Melo GAR, Aguiar AP, Garcet-Barrett B. Hymenoptera Linnaeus, 1758. In: Rafael JA, Melo GAR, Carvalho CJB, De Casari SA, Constantino R (Ed.). Insetos do Brasil: diversidade e taxonomia. Ribeirão Preto: Holos Editora, 2012. p. 553-612.
2. Worm M, Moneret-Vautrin A, Scherer K, Lang R, Fernandez-Rivas M, Cardona V, et al. First European data from the network of severe allergic reaction (NORA). Allergy 2014; (69):1397-404. doi:10.1111/all.12475.
3. Bilo BM, Rueff F, Mosbech H, Bonifazi F, Oude-Elberink JN. Diagnosis of Hymenoptera venom allergy. Allergy. 2005 Nov;60(11):1339-49.
4. Stoevesandt J, Hofmann B, Hain J, Kerstan A. Single venom-based immunotherapy effectively protects patients with double positive tests to honey bee and Vespula venom. Allergy Asthma Clin Immunol 2013 Sep 2;9(1):33.
5. Bilò BM, Rueff F, Mosbech H, Bonifazi F, Oude Elberink JNG, the EAACI Interest Group on Insect Venom Hypersensitivity. Diagnosis of hymenoptera venom allergy. Allergy 2005; (60):1339-1349. doi:10.1111/ j.1398-9995.2005.00963.x.
6. Krishna MT, Ewan PW, Diwakar L, Durham SR, Frew AJ, Leech SC, et al. Diagnosis and management of hymenoptera venom allergy: British Society for Allergy and Clinical Immunology (BSACI) guidelines. Clin Exp Allergy 2011; (41):1201-1220. doi:10.1111/j.1365-2222.2011.03788.x.

7. Golden DB, Moffitt J, Nicklas R, Freeman T, Graft DF, Reisman RE, et al. Stinging insect hypersensitivity: a practice parameter update 2011. J Allergy Clin Immunol 2011; (127):852-4. doi:10.1016/j.jaci.2011.01.025.

8. Adib-Tezer H, Bayerl C. Honeybee and wasp venom allergy: Sensitization and immunotherapy. J Dtsch Dermatol Ges. 2018 Oct 16(10):1228-47.

9. Reisman RE. Insect Sting allergy: the dilemma of the negative skin test reactor. J Allergy Clin Immunol 2001;107:781-2.

10. Ebo DG, Hagendorens MM, Bridts CH, Schuerwegh AJ, de Clerk LS, Stevens WJ. In vitro allergy diagnosis: should we follow the flow? Clin Exp Allergy 2004; 34:332-9.

11. Eberlein-Konig B, Schmidt-Leidescher C, Rakoski J, Behrendt H, Ring J. In vitro basophil activation using CD63 expression in patients with bee and wasp venom allergy. J Investig Allergol Clin Immunol 2006,16(1):5-10.

12. Zollner TM, Spengler K, Podda M, Ergezinger K, Kaufmann R, Boehncke WH. The western blot is a highly sensitive and efficient technique in diagnosing allergy to wasp venom. Clin Exp Allergy 2001;31:1756-61.

13. Nakajima T. Venoms of the Hymenoptera. London, UK: Academic Press, 1986:309-327.

14. Palma MS. Venenos de Hymenoptera sociais: coleta, composição, bioquímica e farmacologia. Ver Bras Alergia Imunopatol 1992;15(4):126-8.

15. Antolín-Amérigo D, Ruiz-León B, Boni E, Alfaya-Arias T, Álvarez-Mon M, Barbarroja-Escudero J, et al. Component-resolved diagnosis in hymenoptera allergy. Allergol Immunopathol (Madr). 2018 May-Jun;46(3):253-262. doi: 10.1016/j.aller.2017.05.003. Epub 2017 Jul 22. PMID: 28739022.

16. Blank S, Bilò MB, Ollert M. Component-resolved diagnostics to direct in venom immunotherapy: important steps towards precision medicine. Clin Exp Allergy. 2018 Apr; 48(4):354-64.

17. Sturm GJ, Arzt-Gradwohl L, Varga EM. Medical Algorithms: Diagnosis and treatment of Hymenoptera venom allergy. Allergy. 2019 Oct;74(10):2016-2018. doi: 10.1111/all.13817. Epub 2019 Jun 2. PMID: 30972798.

18. Muller U, Helbling A, Berchtold E. Immunotherapy with honeybee venom and yellow jacket venom is different regarding efficacy and safety. J Allergy Clin Immunol 1992; 89:529-35.

19. Rueff F, Vos B, Oude Elberink J, Bender A, Chatelain R, Dugas-Breit S, et al. Predictors of clinical effectiveness of Hymenoptera venom immunotherapy. Clin Exp Allergy. 2014;44(5):736-46. doi: 10.1111/cea.12275. PMID: 24447114.

8.4 Diagnóstico na Anafilaxia ao Látex

Alex Eustáquio de Lacerda

Introdução

A alergia ao látex da borracha natural é causada pela sensibilização a proteínas presentes em produtos derivados da substância semelhante a seiva da seringueira *Hevea brasiliensis* (Hev b). Representa um problema de saúde pública e na maioria dos pacientes a sensibilização ocorre pela exposição a luvas de borracha ou outros produtos derivados do látex presentes principalmente no ambiente da área da saúde ou ocupacional.[1]

A principal causa para sensibilização ao látex parece ser a exposição frequente e prolongada a produtos que contenham suas proteínas.[2] Por isso, o tratamento mais eficaz e menos oneroso da alergia ao látex, principalmente nos grupos de risco, é a eliminação do contato com a substância.[3,4]

A alergia ao látex pode envolver tanto sintomas relacionados a resposta imunológica IgE mediada ou Tipo I (urticária, angioedema, anafilaxia) quanto mediada por linfócitos ou Tipo IV (dermatite de contato) e o tratamento medicamentoso é guiado pelo mecanismo no quadro clínico.[5,6]

Além de medidas preventivas, o manejo do paciente com alergia ao látex envolve o tratamento dos sintomas e ou reações, imunoterapia e uso de anti-IgE.[1,6]

Neste capítulo, abordaremos as principais medidas de manejo do paciente com história de alergia ao látex com enfoque nas reações com mecanismo IgE mediado, que é o relacionado à anafilaxia. O tratamento medicamentoso do episódio de anafilaxia por látex na emergência é o tratamento padrão recomendado, que independe do agente etiológico e já foi abordado no *Capítulo 11 – Tratamento na Urgência.*

Prevenção

O principal tratamento da alergia ao látex é evitar a exposição aos produtos que contenham suas substâncias, tanto para pacientes que já possuam o diagnóstico quanto para os grupos de risco.

A prevenção primária significa a redução da exposição ao látex para prevenir a sensibilização e alergia em trabalhadores suscetíveis e populações em risco. A principal medida nesse sentido é a adoção de luvas que reduzam ou eliminem a exposição as proteínas do látex, com luvas sem a presença de pó e com baixo teor de proteínas ou de material sintético (vinil, silicone, neoprene, nitrila ou poliuretano), além da evicção de qualquer dispositivo que contenha látex.[2,6] Essas medidas, adotadas em centro cirúrgico e serviços médicos, já demonstraram capacidade de reduzir drasticamente o número de casos de sensibilização[7,8] e de sintomas no contato com o látex[9] e, apesar do maior custo inicial com material, podem reduzir os custos com saúde a longo prazo.[10] Nos EUA todos os centros de atendimento médico, ambulatoriais e hospitalares, proíbem o uso de luvas de látex.

A eliminação completa das luvas de látex com a adoção de luvas sintéticas, como visto em algumas localidades,[11] apesar de parecer ideal para prevenção primária ainda é objeto de controvérsia já que as luvas de látex oferecem melhores características de impermeabilidade biológica, elasticidade, qualidade tátil e sustentabilidade.[12] O avanço na identificação de alérgenos do látex e na tecnologia de fabricação de luvas permitiram o desenvolvimento de luvas de borracha sem pó (< 2 mg de pó por luva) e com baixo teor de proteínas, que podem ser alternativas para prevenção e que mantém as características do látex.[13]

A utilização de fontes alternativas (não *Hevea*) de borracha natural podem ser medidas potenciais de prevenção de sensibilização e alergia ao látex. O guaiúle, um arbusto mexicano da família *Asteraceae*, tem um baixo teor proteico (< 1%) e não apresenta reatividade cruzada, *in vivo* ou *in vitro*, com alérgenos de látex da *Hevea brasiliensis*.[14,15] Nos EUA, a *Food and Drug Administration* (FDA), aprovou luvas com este material com rótulo de livres de látex *Hevea* e, portanto, potencialmente seguras para pacientes com alergia ao látex.[1,6]

O cuidado no uso de luvas de látex também pode ser uma medida de prevenção, já que o uso de creme ou loções nas mãos podem provocar deterioração da luva, além de facilitar a sensibilização por via cutânea.[2]

Em paciente com mielomeningocele, espinha bífida e alterações urológicas, é indicado desde o nascimento, como medida de prevenção primária, que procedimentos cirúrgicos sejam realizados em ambiente com ausência de látex (*látex-safe*), além das demais medidas já descritas.[16,17]

A prevenção secundária significa a eliminação da exposição ao látex nos pacientes que já foram diagnosticados com alergia ao látex, em que o mínimo contato com suas proteínas é capaz de desencadear reações graves, como a anafilaxia.[18,19]

Além das luvas, o látex pode estar presente em mais de 40.000 produtos presentes no ambiente doméstico e médico/odontológico[20,21] e também devem ser evitados, exemplos estão presentes no Quadro 8.4.1. Uma das necessidades mais importantes para pacientes alérgicos é a correta rotulagem de todos os produtos de látex, a fim de facilitar imediatamente a identificação e, assim, permitir que o indivíduo evite o contato.[22] No Brasil, a RDC 37/2015 emitida pela Agência Nacional de Vigilância Sanitária (ANVISA) trata sobre informações de conteúdo e látex em produtos médicos.[23] Da mesma forma, é necessário que o paciente tenha conhecimento sobre uma lista de produtos seguros, sem a presença de látex, que sejam substitutos em ambiente hospitalar e doméstico.[24]

QUADRO 8.4.1. Fontes potenciais de látex[1]

Ambiente domiciliar	Luvas de látex para lava-louças, balões, preservativos, diafragmas, bandagens (adesivos) chupetas/bicos de mamadeira/argolas de dentição, borrachas, elásticos (fonte secundária), cimento de borracha, travesseiros e colchões de espuma
Ambiente médico	Luvas, manguitos de pressão arterial, torniquetes cateteres, equipamento previamente manuseado com luvas de látex, bolsas de ostomia
Ambiente de emergência	Máscaras de oxigênio e cânulas nasais, saco autoinflável, monitor de pressão sanguínea, medicamentos de emergência (lacres de látex?), biomembrana de látex
Ambiente odontológico	Gutta Balota (usado para selar canais radiculares), barragens dentais, algumas cunhas, cartuchos de anestésico local, copos de polimento para profilaxia, elásticos ortodônticos, equipamento de anestesia geral/sedação (tubos, máscaras faciais, adereços), paradas endodônticas, ponteiras de amálgama, adesivos e curativos e suas embalagens

Medidas individuais de prevenção devem ser orientadas aos pacientes com alergia a látex. Nesse sentido, devem portar identificação ou alerta médico sobre sua alergia, como pulseira, bracelete ou cartão, além de carregar luvas sintéticas, que podem não estar disponíveis em serviços de emergência. Quadros prévios de reação sistêmica ao látex indicam a prescrição de adrenalina autoinjetável.[1,2,6,25]

Medidas institucionais envolvem o reconhecimento da importância de controlar a exposição ao látex em pacientes e funcionários com diagnóstico de alergia, na tentativa de criar um ambiente seguro. É indicado formação de um comitê hospitalar multidisciplinar de látex, composto por especialistas com conhecimento em questões jurídicas, compras e segurança ocupacional para que se possa estabelecer um programa institucional rígido, associado a educação continuada, para eliminação de exposições a alérgenos do látex.[26,27]

Um ambiente completamente desprovido de látex ou "látex-free" não é facilmente alcançável, porém, a prevenção institucional eficaz dos alérgenos do látex pode ser alcançada estabelecendo um ambiente seguro ou "látex-safe".[1]

Apesar da redução de casos nos últimos anos, o látex se mantém como importante causa de anafilaxia perioperatória, sendo que em algumas populações, como em pacientes com espinha bífida, ele é a principal causa.[28] Medidas de preparo do ambiente cirúrgico isento de látex são fundamentais (Quadro 8.4.2), além de estabelecer que a cirurgia seja a primeira do dia, para reduzir a exposição de partículas dispersas do látex por via inalatória.[29,30]

QUADRO 8.4.2. Cuidados para um ambiente isento de látex[2]

Uso de luvas sintéticas por toda a equipe (cirurgiões, anestesistas,enfermeiros). Mesmo luvas de látex sem pó são proibidas para prevenção secundária
Materiais e equipamentos contendo látex não devem ter contato com o paciente
Máscaras, tubos endotraqueais, circuitos para ventilação mecânica, sondas uretrais e nasogástricas e demais materiais que tenham contato com o paciente devem ser isentos de látex
Cateteres, equipos e seringas para infusão intravenosa não devem conter látex
Tampas de látex de frascos de medicações não devem ser perfuradas e sim retiradas

Pacientes com alergia ao látex devem ser orientados quanto a alta probabilidade de reação cruzada com alimentos, destacando-se que a síndrome látex-fruta, que pode acometer 30 a 50% dos indivíduos sensibilizados ao látex.[31] Em alimentos manuseados com luvas, pode ocorrer a transferência de proteínas do látex e sua ingestão pode provocar anafilaxia.[22]

O uso de pré-medicação em pacientes com alergia a látex não é indicado, pois além de não efetivo para impedir reações de anafilaxia, pode mascarar sintomas iniciais de uma reação.[2,25]

Mesmo com medidas de exclusão do látex, já foi demonstrado que após 5 anos, profissionais alérgicos se mantém com sensibilidade cutânea.[32]

Imunoterapia

Desde os primeiros estudos com imunoterapia alérgeno--específica (IT) com extratos de pólen, há mais de 100 anos,[33,34] esta modalidade de tratamento se mostrou eficaz e segura no tratamento de diversas doenças alérgicas. A exposição ao alérgeno de forma contínua e em regime de aumento de doses é capaz de inibir a resposta imunológica por IgE (tipo 1) pela mudança no balanço de Th1/Th2, a favor de Th1, mediada por células T reguladores com o aumento dos níveis de IgG4 e na produção de interleucina[10] (IL-10) e interferon γ (IFN-γ) e indução de células T e B reguladoras.[35-37]

A única terapia etiológica capaz de influenciar a história natural da alergia ao látex é a dessensibilização ou IT específica.[38] O primeiro relato de caso com o uso de imunoterapia subcutânea (ITSC) para látex, ocorreu em 1999 em que uma profissional da área da saúde tolerou a dose máxima administrada, porém, apesar de efetivo, o tratamento foi relacionado com reações sistêmicas.[39] Outros estudos com ITSC para látex mostraram o mesmo perfil, que apesar de potencialmente eficaz, é relacionada a alta frequência de eventos adversos[40-42] e, por isso, a via subcutânea foi amplamente abandonada.[6]

A via percutânea já foi sugerida como meio para dessensibilização. Patriarca e colaboradores elaboraram um protocolo de aumento progressivo de exposição ao látex. Inicialmente, os pacientes faziam uso diário de luvas por período crescentes, após a dessensibilização, cinco pacientes mantiveram o uso de luvas por 60 minutos três vezes por semana. Um ano depois, todos conseguiam utilizar as luvas diariamente por mais de 1 hora sem eventos adversos. Três dos pacientes voltaram a ingerir alimentos que apresentavam reação cruzada prévia sem sintomas clínicos.[43]

A imunoterapia sublingual (ITSL) é a modalidade de IT mais utilizada atualmente, porém, não está presente em todas as localidades. Na Europa, há a disponibilidade de extrato comercial sublingual padronizado (ALK-Abelló) com a presença de alguns dos alérgenos mais importantes, Hev b 6.01, Hev b 6.02 e quantidades residuais de Hev b 2 e Hev b 3, porém, no Brasil a aquisição desses produtos é limitada por restrições de importação.[2] A partir dos primeiros estudos com ITSL para látex no início dos anos 2000, houve um aumento do uso desta via, principalmente pela menor associação com eventos adversos.[6] O esquema mais utilizado é o de indução rápida (*rush*), com protocolos de dois, três e quatro dias já descritos. A fase de indução deve ser realizada sob supervisão médica e os efeitos adversos parecem estar relacionados com o tipo de protocolo e não com parâmetros individuais, sendo o de dois dias pouco tolerado. A dose de manutenção é a máxima concentração tolerada administrada três vezes na semana (Tabela 8.4.1).[38,44-46]

TABELA 8.4.1. Protocolo de dessensibilização sublingual rápida no tratamento de alergia ao látex[38]

Dia	Concentração	Dose administrada	Dose total
1	De 10^{-18} a 10^{-10}	1 gota/administração	28 por 10^{-10} μg
2	De 10^{-9} a 10^{-1}	1 gota/administração	2,8 μg
3	Não diluído (500 μg/ml)	1, 2, 3, 4, 5, 10 gotas	500 μg

Dose de manutenção: 10 gotas três vezes por semana.[38]

Eventos adversos a longo prazo não são frequentes,[6] porém, assim como em outros quadros alérgicos tratados com imunoterapia sublingual e oral,[47,48] há relato de caso de esofagite eosinofílica relacionada com a ITSL para látex.[49]

A indicação de realização de imunoterapia deve ser criteriosa, baseada no risco/benefício, relacionado com a gravidade clínica e possibilidade de eventos adversos durante o tratamento. Pacientes sem o mecanismo IgE mediado comprovado ou com sensibilização sem quadro de alergia não têm indicação de realização de imunoterapia.[2] Nos EUA, a imunoterapia para alergia IgE mediada ao látex é contraindicada.

Anti-IgE

O omalizumabe, de forma *off-label*, já foi utilizado na tentativa de tratamento de pacientes com alergia ao látex e pode ser uma possível opção de redução de efeitos adversos da imunoterapia,[6] como já demonstrando em outras imunoterapias associadas a um maior número de reações, como venenos de insetos e alergias alimentares.[50]

No maior estudo randomizado, duplo cego e placebo controlado, Leynadier e colaboradores demonstraram redução estatisticamente significativa nas repostas conjuntivais e cutâneas com uso de omalizumabe em 18 profissionais da área da saúde com sintomas de alergia ocupacional ao látex (conjuntivite, rinite e asma leve-moderada) há mais de um ano e com SPT positivo com duas preparações de alérgenos do látex associado a níveis relevantes de IgE sérica específica.[51]

Há relato sobre redução de sensibilização e maior tempo para surgimento de sintomas com provocação com luva de látex, após 24 semanas, em paciente com urticaria de contato em tratamento da urticária crônica espontânea (UCE) com omalizumabe.[52]

O omalizumabe é uma possibilidade de tratamento que ainda carece de estudos em alergia ao látex. O alto custo e a dificuldade de acesso ao medica mento podem limitar a melhor avaliação de sua eficácia.

Considerações finais

Comprovadamente, a principal medida para se evitar a alergia ao látex é a exclusão do contato com esta substância, principalmente em grupos de risco. Indivíduos sensibilizados ou com diagnóstico de alergia ao látex devem ter conhecimento do potencial de gravidade do quadro, informar sua condição no caso de procedimentos médicos e se atentar para a presença da substância em itens de uso diário. Pacientes com histórico prévio de anafilaxia devem portar adrenalina autoinjetável e luvas sintéticas para uso individual. Instituições de saúde devem ter programas e/ou protocolos específicos com medidas de redução de exposição e educação continuada.

A dessensibilização pela imunoterapia pode ser uma opção em casos selecionados para redução dos sintomas, porém, não há estudos com a população brasileira e envolve riscos de reação adversa, mesmo na forma sublingual.

A prevenção, primária e secundária, continua sendo o melhor tratamento na alergia ao látex e neste sentido é fundamental a identificação precoce dos indivíduos que tem maior risco de sensibilização.

Referências Bibliográficas

1. Hamilton RG. Latex allergy: Management - UpToDate [Internet]. 2020. Acessado em abirl de 2021. Disponível em: https://www.uptodate.com/contents/latex-allergy-management?search=latexallergy&source=search_result&selectedTitle=2~111&usage_type=default&display_rank=2.
2. Garro LS, Sá AB de. Alergia ao Látex. In: Ensina LF, Camelo-Nunes IC, Solé D, editors. Alergia a Fármacos: Do Diagnóstico ao Tratamento. 1st ed. Rio de Janeiro: Atheneu, 2018. p. 177-86.

3. Blumchen K, Bayer P, Buck D, Michael T, Cremer R, Fricke C, et al. Effects of latex avoidance on latex sensitization, atopy and allergic diseases in patients with spina bifida. Allergy Eur J Allergy Clin Immunol. 2010;65(12):1585-93.

4. Kelly KJ, Wang ML, Klancnik M, Petsonk EL. Prevention of IgE sensitization to latex in health care workers after reduction of antigen exposures. J Occup Environ Med. 2011;53(8):934-40.

5. Bueno de Sá A, Mallozi M, Solé D. Alergia ao látex: atualização. Rev Bras Alerg e Imunopatol – ASBAI. 2010;33(5):174-83.

6. Nucera E, Aruanno A, Rizzi A, Centrone M. Latex allergy: Current status and future perspectives. J Asthma Allergy. 2020;13:385-98.

7. Korniewicz DM, Chookaew N, El-Masri M, Mudd K, Bollinger ME. Conversion to low-protein, powder-free surgical gloves: is it worth the cost? AAOHN J [Internet]. 2005 Sep;53(9):388-93.

8. Tarlo SM, Easty A, Eubanks K, Parsons CR, Min F, Juvet S, et al. Outcomes of a natural rubber latex control program in an Ontario teaching hospital. J Allergy Clin Immunol [Internet]. 2001 Oct;108(4):628-33.

9. Korniewicz DM, Chookaew N, Brown J, Bookhamer N, Mudd K, Bollinger ME lizabet. Impact of converting to powder-free gloves. Decreasing the symptoms of latex exposure in operating room personnel. AAOHN J. 2005 Mar 1;53(3):111-6.

10. Malerich PG, Wilson ML, Mowad CM. The effect of a transition to powder-free latex gloves on workers' compensation claims for latex-related illness. Dermat contact, atopic, Occup drug. 19(6):316-8.

11. Critchley E, Pemberton MN. Latex and synthetic rubber glove usage in UK general dental practice: changing trends. Heliyon. 2020 May;6(5):e03889.

12. Palosuo T, Antoniadou I, Gottrup F, Phillips P. Latex Medical Gloves: Time for a Reappraisal. Int Arch Allergy Immunol. 2011;156(3):234-46.

13. Vandenplas O, Raulf M. Occupational Latex Allergy: the Current State of Affairs. Curr Allergy Asthma Rep. 2017 Mar 1;17(3):14.

14. Crepy M-N. Rubber: new allergens and preventive measures. Eur J Dermatology. 2016 Nov;26(6):523-30.

15. Siler DJ, Cornish K, Hamilton RG. Absence of cross-reactivity of IgE antibodies from subjects allergic to Hevea brasiliensis latex with a new source of natural rubber latex from guayule (Parthenium argentatum). J Allergy Clin Immunol. 1996 Nov;98(5):895-902.

16. Michavila Gomez AV, Belver Gonzalez MT, Alvarez NC, Giner Muñoz MT, Hernando Sastre V, Porto Arceo JA, et al. Perioperative anaphylactic reactions: Review and procedure protocol in paediatrics. Allergol Immunopathol (Madr). 2015 Mar;43(2):203-14.

17. Dewachter P, Kopac P, Laguna JJ, Mertes PM, Sabato V, Volcheck GW, et al. Anaesthetic management of patients with pre-existing allergic conditions: a narrative review. Br J Anaesth. 2019 Jul;123(1):e65-81.

18. Cardona V, Ansotegui IJ, Ebisawa M, El-Gamal Y, Fernandez Rivas M, Fineman S, et al. World allergy organization anaphylaxis guidance 2020. World Allergy Organ J. 2020;13(10):100472.

19. Raulf M. Current state of occupational latex allergy. Curr Opin Allergy Clin Immunol. 2020;20(2):112-6.

20. Condemi JJ. Allergic reactions to natural rubber latex at home, to rubber products, and to cross-reacting foods. J Allergy Clin Immunol. 2002 Aug;110(2):S107-10.

21. Kostyal D, Horton K, Beezhold D, Lockwood S, Hamilton RG. Latex as a significant source of hevea brasiiliensis allergen exposure. Ann Allergy, Asthma Immunol. 2009 Oct;103(4):354-5.

22. Higuero NC, Igea JM, de la Hoz B. Latex allergy: Position paper. J Investig Allergol Clin Immunol. 2012;22(5):313-30.

23. Resolução RDC N° 37, de 26 de agosto de 2015 – Imprensa Nacional [Internet]. Acessado em abril de 2021. Disponível em: https://www.in.gov.br/materia/-/asset_publisher/Kujrw0TZC2Mb/content/id/32421486/do1-2015-08-27-resolucao-rdc-n-37-de-26-de-agosto-de-2015-32421406.

24. Crippa M, Belleri L, Mistrello G, Tedoldi C, Alessio L. Prevention of latex allergy among health care workers and in the general population: latex protein content in devices commonly used in hospitals and general practice. Int Arch Occup Environ Health. 2006 Aug 9;79(7):550-7.

25. Gawchik SM. Latex Allergy. Mt Sinai J Med A J Transl Pers Med. 2011 Sep;78(5):759-72.

26. Caballero ML, Quirce S. Identification and practical management of latex allergy in occupational settings. Expert Rev Clin Immunol. 2015;11(9):977-92.

27. Cusick C. A latex-safe environment is in everyone's best interest. Mater Manag Health Care. 2007 Nov;16(11):24-6.

28. Solé D, Spindola MAC, Aun MV, Araújo Azi LMT, Bernd LAG, Garcia DB, et al. Update on perioperative hypersensitivity reactions: joint document from the Brazilian Society of Anesthesiology (SBA) and Brazilian Association of Allergy and Immunology (ASBAI) – Part II: etiology and diagnosis. Brazilian J Anesthesiol. 2020;70(6):642-61.

29. Mertes PM, Malinovsky JM, Jouffroy L, Working Group of the SFAR and SFA, Aberer W, Terreehorst I, et al. Reducing the risk of anaphylaxis during anesthesia: 2011 updated guidelines for clinical practice. J Investig Allergol Clin Immunol. 2011;21(6):442-53.

30. Laguna J, Archilla J, Doña I, Cerominas M, Gastaminza G, Mayorga C, et al. Practical Guidelines for Perioperative Hypersensitivity Reactions. J Investig Allergol Clin Immunol. 2018 Aug 1;28(4):216-32.

31. Raulf M. The latex story. Chem Immunol Allergy. 2014;100:248-55.

32. Smith AM, Amin HS, Biagini RE, Hamilton RG, Arif SAM, Yeang HY, et al. Percutaneous reactivity to natural rubber latex proteins persists in health-care workers following avoidance of natural rubber latex. Clin Exp Allergy. 2007 Sep;37(9):1349-56.

33. Noon L. ROPHY. Prophylactic Inoculation Against hay Fever. Lancet. 1911 Jun;177(4580):1572-3.

34. Freeman J. Further Observetions on the Treatment of Hay FEver by Hypodermic Inoculations of Pollen Vaccine. Lancet. 1911 Sep;178(4594):814-7.

35. Till SJ, Francis JN, Nouri-Aria K, Durham SR. Mechanisms of immunotherapy. J Allergy Clin Immunol. 2004 Jun;113(6):1025-34.

36. Ring J, Gutermuth J. 100 years of hyposensitization: history of allergen-specific immunotherapy (ASIT). Allergy. 2011 Jun;66(6):713-24.

37. James LK, Till SJ. Potential Mechanisms for IgG4 Inhibition of Immediate Hypersensitivity Reactions. Curr Allergy Asthma Rep. 2016;16(3):1-7.

38. Nucera E, Mezzacappa S, Buonomo A, Centrone M, Rizzi A, Manicone PF, et al. Latex immunotherapy: Evidence of effectiveness. Postep Dermatologii i Alergol. 2018;35(2):145-50.

39. Pereira C, Rico P, Lourenço M, Lombardero M, Pinto-Mendes J CC. Specific immunotherapy for occupational latex allergy. Allergy. 1999;54(1):291-3.

40. Leynadier F, Herman D, Vervloet D, Andre C. Specific immunotherapy with a standardized latex extract versus placebo in allergic healthcare workers. J Allergy Clin Immunol. 2000 Sep;106(3):585-90.

41. Sastre J, Fernández-Nieto M, Rico P, Martín S, Barber D, Cuesta J, et al. Specific immunotherapy with a standardized latex extract in allergic workers: A double-blind, placebo-controlled study. J Allergy Clin Immunol. 2003 May;111(5):985-94.

42. Tabar AI, Anda M, Bonifazi F, Bilò MB, Leynadier F, Fuchs T, et al. Specific Immunotherapy with Standardized Latex Extract versus Placebo in Latex-Allergic Patients. Int Arch Allergy Immunol. 2006;141(4):369-76.

43. Patriarca G, Nucera E, Buonomo A, Del Ninno M, Roncallo C, Pollastrini E, et al. Latex allergy desensitization by exposure protocol: Five case reports. Anesth Analg. 2002;94(3):754-8.

44. Antico A, Pagani M, Crema A. Anaphylaxis by latex sublingual immunotherapy. Allergy. 2006 Oct;61(10):1236-7.

45. Nettis E, Colanardi MC, Soccio AL, Marcandrea M, Pinto L, Ferrannini A, et al. Double-blind, placebo-controlled study of sublingual immunotherapy in

patients with latex-induced urticaria: a 12-month study. Br J Dermatol. 2007 Apr;156(4):674-81.

46. Nucera E, Schiavino D, Sabato V, Colagiovanni A, Pecora V, Rizzi A, et al. Sublingual immunotherapy for latex allergy: Tolerability and safety profile of rush build-up phase. Curr Med Res Opin. 2008;24(4):1147–54.

47. Lucendo AJ, Arias Á, Tenias JM. Relation between eosinophilic esophagitis and oral immunotherapy for food allergy: a systematic review with meta-analysis. Ann Allergy, Asthma Immunol. 2014 Dec;113(6):624-9.

48. Cafone J, Capucilli P, Hill DA, Spergel JM. Eosinophilic esophagitis during sublingual and oral allergen immunotherapy. Curr Opin Allergy Clin Immunol. 2019 Aug;19(4):350–7.

49. Nucera E, Urbani S, Buonomo A, Andriollo G, Aruanno A. Eosinophilic Esophagitis During Latex Desensitization. J Investig Allergol Clin Immunol. 2020 Feb 20;30(1):61-3.

50. Dantzer JA, Wood RA. The use of omalizumab in allergen immunotherapy. Clin Exp Allergy. 2018 Mar;48(3):232-40.

51. Leynadier F, Doudou O, Gaouar H, Le Gros V, Bourdeix I, Guyomarch-Cocco L, et al. Effect of omalizumab in health care workers with occupational latex allergy [5]. J Allergy Clin Immunol. 2004;113(2):360-1.

52. Di Leo E, Calogiuri G, Macchia L, Nettis E. Use of omalizumab in uncontrolled chronic spontaneous urticaria also improved latex-induced contact urticaria. J Allergy Clin Immunol Pract. 2019;7(1):300-2.

8.5 Diagnóstico na Anafilaxia por Agentes Físicos

Priscila Geller Wolff

Investigação e diagnóstico nas urticárias induzidas por estímulos físicos

Neste capítulo, abordaremos as apresentações mais comuns de urticárias físicas.

Urticária ao frio

Pode ser classificada para fins didáticos em (Figura 8.5.1):

- Adquiridas:
  - Primária (Idiopática).
  - Secundárias (por crioproteínas).
  - Atípicas.

- Familiar:
  - Síndrome familiar autoinflamatória pelo frio – autossômica dominante.

A investigação inicia-se pela história clínica, correlacionando-se o evento de urticária e anafilaxia com o estímulo físico:[1]

- Contato com líquidos frios ou alimentos gelados.
- Exposição ao meio ambiente (ar e vento frios, exemplo: estações de esqui, temperaturas baixas no inverno).
- Contato com água e superfícies frias.

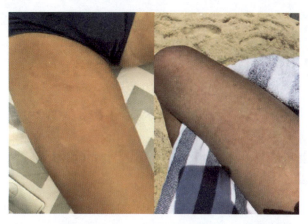

FIGURA 8.5.1. Urticária induzida pelo frio em paciente pediátrico após mergulho em água gelada. Fonte: Foto do arquivo pessoal da autora.

▪ Diagnóstico

1) Teste do cubo de gelo: coloca-se um cubo de gelo na região volar do antebraço por 5 minutos; retira-se e aguardam-se 10 minutos para o reaquecimento da pele naquela região e, então, o aparecimento de urticas e/ou edema e vermelhidão (podendo haver prurido associado), concretiza o teste positivo (Figura 8.5.2).

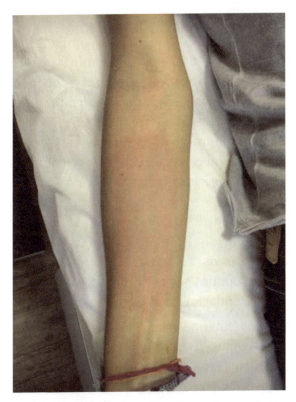

FIGURA 8.5.2. Teste do cubo de gelo positivo (*ice pack*) em paciente com anafilaxia ao frio. Fonte: Foto do arquivo pessoal da autora.

2) Alternativamente, pode-se mergulhar por 5 minutos as mãos do paciente em água contendo gelo (temperatura de 0 graus) e aguarda-se o reaquecimento cutâneo para verificar o aparecimento de urticas. Esse teste está atualmente abandonado, pelo risco de provocar anafilaxia.

3) Temp-Test®: aparelho que utiliza o efeito termoelétrico Peltier, cuja aferição precisa o limiar de provocação positiva pelo frio (capaz de determinar o limiar de temperatura para desenvolver sintomas, podendo ser utilizado também para o acompanhamento clínico da evolução de tolerância ao frio no seguimento do paciente. O aparelho fornece temperaturas de 4 °C a 44 °C, que são transferidas para a pele do paciente colocando o antebraço interno em contato com o dispositivo por 5 minutos.

4) Nas modalidades secundárias ao frio, deve ser solicitada investigação laboratorial com ênfase em etiologias infecciosas virais ou bacterianas, autoimunidade, neoplasia (com presença de crioproteínas séricas: crioglobulinas, crioaglutininas e criofibrinogenio).[2]

Nas formas atípicas e familiar, os testes acima são negativos:

1) Síndrome familiar autoinflamatória pelo frio (mutação no gene C1AS1, responsável pela síntese de criopirina, que inibe a síntese de IL-1): nesse caso, há um tipo de medicação antagonista do receptor de IL-1 (Anakinra) e, também, medicação imunobiológica (anticorpo monoclonal anti-IL-1beta (Canakinumabe).

Urticária pelo calor

- Localizada: adquirida ou familiar.
- Generalizada: colinérgica.

■ Diagnóstico

Localizada

- **História clínica:** lesões urticariformes que surgem em minutos nas áreas estimuladas pelo calor.
- **Diagnóstico confirmatório:** ao aplicar um tubo de ensaio contendo água a 44 °C na região volar do antebraço do paciente e aguardar 5 minutos.
- **Temp test®:**[3] como o aparelho fornece temperatura de 4 °C a 4 °C, também pode ser utilizado no diagnóstico de urticária pelo calor.

Generalizada: urticária colinérgica

- **História médica:** geralmente acomete adultos jovens, constituindo cerca de 5% das urticárias crônicas e 30% das urticárias crônicas induzidas. Caracteriza-se por lesões urticariformes pequenas, de 1-3 mm de diâmetro, puntiformes, com halo eritematoso circunscrito, que surgem quando há elevação da temperatura corporal (menos de 1 °C) desencadeada por estímulos ativos como exercícios físicos ou passivamente por contato com água quente como com chuveiros, banhos, uso de agasalho, ingestão de alimentos condimen tados e por estresse. Em geral, febre não ocasiona a urticária.
- **Diagnóstico:** Teste intradérmico com 0,01 mg de cloreto de metacolina diluído em 0,1 mL de soro fisiológico: 1/3 dos casos de positividade com surgimento de urticária central circundada por urticas menores periféricas.

- Exercícios em ambientes aquecidos por 10-15 minutos com bicicleta ergométrica para provocação.
- Imersão em banheira contendo água a 40 °C.
- A urticária colinérgica raramente desencadeia anafilaxia.

Anafilaxia induzida por exercício

■ História clínica

- Rubor facial, elevação da temperatura corporal, astenia, prurido difuso, urticária e/ou angioedema, sintomas gastrointestinais (diarreia, náusea, vômitos, cólica abdominal), hipotensão e até síncope, edema laríngeo, asma. Essas manifestações clínicas podem estar associadas ou não, mas a presença de pelo menos dois sistemas acometidos induz ao diagnóstico clínico de anafilaxia ao exercício quando ocorrem na vigência da atividade física aeróbica, independente da temperatura do ambiente.
- As urticas são, geralmente, de dimensões maiores, coalescentes, distintas das características das urticas puntiformes na urticária colinérgica.[4]

■ Diagnóstico

Teste de provocação com bicicleta ou esteira ergométrica por 30 minutos aproximadamente.

Durante o exercício físico pode ocorrer anafilaxia e então há necessidade de orientação ao paciente para estar sempre acompanhado durante a realização do mesmo, deve ter adrenalina autoinjetável disponível. Importante haver um bracelete ou cartão de alerta junto ao paciente.

Como pode haver dependência alimentar e/ou associação ao uso de anti-inflamatórios como fatores desencadeadores, há recomendação de não se exercitar no período de 4-6 horas após a refeição e ao uso de anti-inflamatórios não esteroidais.

Alertar ao paciente a interromper o exercício imediatamente ao iniciar algum sintoma acima descrito.

O uso de Omalizumabe pode ser benéfico em casos refratários.

Urticária e angioedema tardios por pressão

▪ História clínica

- Urticária e/ou angioedema pouco pruriginoso, associado à dor ou queimação, localizados em áreas em que houve pressão física anterior, podendo ocorrer de 4 a 6 horas após o estímulo, com possibilidade de perdurar por até 24-48 horas. Tipicamente ocorrem em região de palma das mãos, dos pés, em cintura pélvica (Figura 8.5.3) e escapular de acordo com o estimulo, como cintos apertados, alças de bolsas, bater palmas, uso prolongado de sapatos apertados e relações sexuais. As manifestações podem estar acompanhadas por febre, fadiga, cefaleia, mialgia e artralgia. Como há liberação de cininas e citocinas, há um processo inflamatório, por isso exames laboratoriais geralmente identificam aumento da VHS (velocidade de hemossedimentação) e da PCR (Proteína C Reativa).[5]

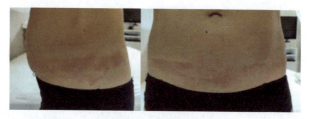

FIGURA 8.5.3. Urticária por pressão tardia em área de pressão do elástico da calça. Fonte: Foto do arquivo pessoal da autora.

▪ Diagnóstico

- Teste do dermatografômetro: teste diagnóstico que utiliza pressão padronizada para provocação (100 g/mm² – 081 kPa por 70 segundos).
- Teste ao exercer pressão de 7 kg no antebraço, braço, ombro ou membro inferior por 20-30 minutos e posterior avaliação de 4-8 horas após o estímulo.

Não há relatos de anafilaxia.

Urticária e angioedema vibratórios

▪ História médica

- Hereditária ou adquirida. Estímulo vibratório: uso de britadeiras, furadeiras, hipismo, pilotar motocicletas, entre outros.
- Geralmente ocorre início rápido após o estímulo e podem ser acompanha dos de manifestações sistêmicas.[6]

▪ Diagnóstico

- Uso do teste do Vortex vibratório no antebraço do paciente por 5 minutos. Há relatos de anafilaxia.

Urticária aquagênica

▪ História clínica

- Rara, ocasionada por contato cutâneo com água a qualquer temperatura.

▪ Diagnóstico

- Por provocação cutânea com água. Muito rara associação com anafilaxia.[7]

Urticária solar

▪ História clínica

- O fator indutor desta urticária é a exposição à luz com diferentes espectros de radiação solar (6 subtipos). Ocorre em minutos, associada a prurido, eritema, urticária (Figura 8.5.4) e/ou angioedema. Pode ocorrer anafilaxia.

▪ Diagnóstico

- Teste simulador UVA e UVB para provocação: são testes fotoestimulatórios com os diferentes espectros da luz solar.

- Paciente deve ter orientação quanto ao uso de proteção solar com filtros e roupas específicas com fotoproteção, uso de anti-histamínicos, corticoides e pode ser utilizada a dessensibilização física através de fototerapia específica.[8]

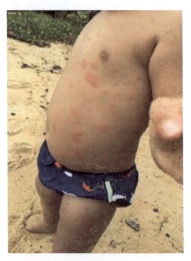

FIGURA 8.5.4. Urticária em criança após exposição solar. Fonte: Foto do arquivo pessoal da autora.

Dermografismo

História clínica

- A mais frequente dentre as urticárias crônicas induzidas, correspondendo a 2-5% da população. O estresse é um desencadeante comum. Pode ocorrer após doenças virais, tendo duração variável (dias, meses ou anos).[9-11]

▪ Diagnóstico

- Dermografômetro e *frick-test* – estímulo mecânico com objeto obtuso que ocasiona fricção cutânea e logo após, há a grafia correspondente.[12] Pode-se, também, facilmente reproduzi-lo com a fricção cutânea por abaixador de língua.
- Não ocasiona anafilaxia.
- Pode ser tardio, podendo associar-se à urticária/angioedema por pressão tardios (Figura 8.5.5).

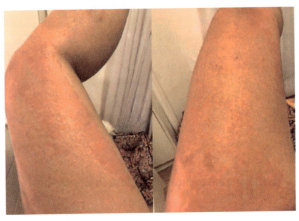

FIGURA 8.5.5. Dermografismo tardio por estímulo depilatório. Fonte: Foto do arquivo pessoal da autora.

Referências Bibliográficas

1. Brevik C, et al. Cold Anaphylaxis: A Case Report. J Emerg Med 2021; 60(2):226-8.
2. Mari DC, Banks TA, et al. Pearls and pitfalls: Cold-induced urticaria. Allergy Asthma Proc. 2020;41(4):301-4.

3. Maurer M, Fluhr JW, Khan DA. How to approach chronic inducible urticaria. J Allergy Clin Immunol Pract 2018;6:1119-30.
4. Geller M. Clinical management of exercise-induced anaphylaxis and cholinergic urticaria. J Allergy Clin Immunol Pract 2020;8:2209-14.
5. Dressler C, Werner RN, Eisert L, Zuberbier T, et al. Chronic inducible urticaria: A systematic review of treatment options. J Allergy Clin Immunol 2018;141:1726-34.
6. Kaplan A, Greenberger PA, Geller M. Vibratory urticária and ADGRE2. N Engl J Med 2016;375:94-95.
7. Rothbaum R, McGee JS. Aquagenic urticaria: diagnosis and management challenges. J Asthma Allergy 2016;9:209-13.
8. Harris BW, Badri T, Schlessinger J. Solar Urticaria. In StatPearls. Treasure Island (FL): StatPearls Publishing 2021.
9. Geller M. Urticárias físicas: dermatoses com disfunção mastocitária – classificação. An Bras. Dermatol. 2001; 76(1): 105-13.
10. Geller M. Physical urticarias: mast cell dysfunction. Preventive, diagnostic and therapeutical approach. Einstein. 2007;5(3):273-80.
11. Geller M, Geller P. Physical Urticarias: Dermatosis with Mast Cell dysfunction. An Bras Dermatol, 2001; 76 (1):105-13.
12. Dortas Jr SD, Azizi GG, Sousa ACM, Lupi O, et al. Urticárias crônicas induzidas: atualização do tema. Arq Asma Alerg Imunol, 2020;4(3):305-16.

8.6 Anafilaxia ao Sêmen

Cynthia Mafra Fonseca de Lima

Introdução

A hipersensibilidade ao líquido seminal (HLS) é um fenômeno bem documentado, descrito pela primeira vez em 1958.[1-2] A prevalência é desconhecida, pois, provavelmente, os eventos são subdiagnosticados e subnotificados. No entanto, dados provenientes de questionários sugerem que pode não ser tão rara.[3] As manifestações clínicas ocorrem em mulheres sexualmente ativas, mais prevalentemente durante a terceira década de vida (61%), e reações podem ocorrer em mulheres com parceiro único ou múltiplos, e até mesmo na primeira relação sexual. Além disso, a reação pode ocorrer com o líquido seminal de um parceiro ou recorrer com outros parceiros.[4] O principal fator de risco conhecido é a história pessoal e familiar de atopia (rinite alérgica, rinoconjuntivite, asma e dermatite atópica), presentes em cerca de 84% das pacientes.[2,5]

Manifestações clínicas e fisiopatologia

Os sintomas da HLS podem ser locais em cerca de 30% dos casos e sistêmicos em cerca de 70%.[4] As manifestações clínicas locais incluem prurido vulvar e vaginal, queimação, dor, hiperemia, edema e vesículas e as manifestações sistêmicas compreendem sintomas cutâneos (prurido, urticária, angioedema), broncoespasmo, sintomas gastrointestinais e hipotensão. Reações anafiláticas com risco de vida, apresentando sintomas sistêmicos e colapso circulatório que necessitaram de intervenção de emergência são registradas.

Acredita-se que as reações sistêmicas geralmente são mediadas por IgE específica. No entanto, um mecanismo não IgE mediado pode estar envolvido e a composição do fluido seminal, assim como a via de exposição, desempenham papéis relevantes.[6]

Para as reações locais, os mecanismos imunológicos ainda não foram bem elucidados, além de possíveis mecanismos de hipersensibilidade imediata (tipo I) mediados por IgE e tardia (tipo IV), também se considera que a inflamação causada pelas prostaglandinas e o rompimento da barreira epitelial pelas proteases do fluido seminal, podem explicar essas reações.[2]

Frequentemente, os sintomas de hipersensibilidade são subdiagnosticados e tratados como vulvovaginites. Podem se agravar ao longo do tempo e das exposições, e manifestações locais podem evoluir para sistêmicas graves.[5] Os mecanismos fisiopatológicos podem ser responsáveis pelos diferentes tempos de início dos sintomas nas formas locais e sistêmicas. Estas últimas, ocorrem poucos minutos após o contato com o sêmen e tem resolução dentro de 24h, enquanto as formas locais podem ocorrer após algumas horas e durar vários dias.[2,7]

É observado que aproximadamente metade dos pacientes desenvolve sintomas após sua primeira relação sexual desprotegida. Recentemente, foi descrito a formação de anticorpos antiespermatozoides, possivelmente produzidos naturalmente por reação cruzada a patógenos. Também foi proposto que uma reação cruzada por sensibilização prévia a um alérgeno possa ser responsável por essas reações.[2] O antígeno específico da próstata (PSA), já identificado como alérgeno no liquido seminal, apresenta alta homologia com a calicreína prostática canina, que foi identificada como Can f 5. A relevância clínica desta reatividade cruzada foi confirmada em alguns casos, e os investigadores levantaram a hipótese de que pacientes que experimentaram anafilaxia após sua primeira relação sexual, poderiam ter sido sensibilizados por exposição anterior a cães.[7]

Recentemente, foi descrito um caso de anafilaxia quando o contato com o sêmen do parceiro ocorria na região anal, no entanto, a paciente não apresentava reações quando tinha relações sexuais exclusivamente pela via vaginal. Acredita-se que este fato pode ser explicado pelo pH ácido da vagina, o qual pode ser capaz de influenciar os efeitos biológicos do fluido seminal, além de a região anal ser altamente irrigada pelo plexo hemorroidário, o que facilitaria a absorção dos alérgenos.[6]

Diagnóstico

Uma anamnese cuidadosa deve ser realizada, para descartar outras etiologias mais comuns e deve ser demonstrada a relação temporal entre o início dos sintomas e o ato sexual.[8,9] A principal pista é o desaparecimento das manifestações clínicas com o uso de preservativo, ao contrário da alergia ao látex, que deve ser descartada durante a investigação.

Após a exclusão da potencial transferência de alérgenos através do fluido seminal, especialmente alérgenos alimentares e de medicamentos, o diagnóstico pode ser confirmado por testes *in vivo* e *in vitro*. O teste cutâneo de puntura deve ser realizado, por médico capacitado e em locais que cumpram as determinações da Resolução CFM Nº 2.215/2018, com proteínas do fluido seminal, após preparação adequada.[8] Uma resposta positiva é obtida quando há formação de pápula com diâmetro médio de 3 mm maior que o do controle negativo, com concomitante ausência de reação no doador masculino, que também deve ser testado para excluir uma resposta irritativa. Recomenda-se que o doador seja testado quanto à presença de HIV e outras doenças transmissíveis por fluidos corporais.

O teste de puntura com o plasma seminal humano é recomendado como método de rastreamento inicial, porém, um resultado negativo inicial não exclui a HLS. Isso pode ser explicado pela possibilidade de que as proteínas no plasma bruto podem não estar presentes em quantidades suficientes. Recomenda-se a filtração em gel para isolar frações ricas em alérgenos.[5]

O teste intradérmico não é recomendado, devido a uma alta incidência de falsos positivos, provavelmente causados pelas prostaglandinas do fluido seminal.

Nos testes *in vitro*, a IgE total tende a estar elevada e a demonstração da sensibilização é realizada através da detecção de IgE específica sérica a proteínas do plasma seminal, porém tem baixa sensibilidade e não é útil na prática clínica. Desta maneira, um resultado negativo não afasta a hipótese de HLS.[2,4] O uso do diagnóstico resolvido por componentes ainda é experimental e a relevância da positividade da IgE específica para Can f 5 ainda é desconhecida.[2,8]

Importante não esquecer que o diagnóstico clínico de anafilaxia ao líquido seminal em paciente suspeita deve ser corroborado pelo teste cutâneo positivo.[1]

Diagnóstico diferencial

A HLS deve ser diferenciada de outros distúrbios relacionados ao coito. Outras reações de hipersensibilidade após a relação sexual incluem sensibilização ao esperma (muito rara), a alérgenos exógenos, como alimentos ou drogas ingeridas pelo parceiro (p. ex., nozes, vimblastina, penicilina), a agentes espermicidas, anestésicos locais e/ou lubrificantes presentes no preservativo e alergia ao látex.[5]

Sintomas exclusivamente locais geralmente são subdiagnosticados, logo, requerem maior índice de suspeição. Devem ser diferenciados de vulvovaginites infecciosas, síndrome de vestibulite vulvar, dispareunia e doenças sexualmente transmissíveis.[4,10]

Tratamento e orientações

O casal deve receber orientações quanto ao uso de adrenalina injetável no tratamento agudo da anafilaxia (para mais detalhes, ver *Capítulos 11 – Tratamento na Urgência e 12 – Adrenalina Autoinjetável*).

O pré-tratamento com anti-histamínicos via oral, antileucotrienos, cromoglicato dissódico tópico e/ou anti-inflamatórios não esteroides pode ser eficaz nas reações leves e locais, mas não previnem a anafilaxia grave.[5,10]A conduta padrão ouro é evitar o fluido seminal, seja por abstinência ou uso de preservativo. Mas, nos casos em que o casal deseja a concepção sem recorrer a métodos artificiais, o tratamento com imunoterapia para promover dessensibilização é uma alternativa.[11] O coito interrompido não é seguro e deve ser evitado.[4] O aspecto psicolológico deve ser abordado com o casal e esclarecido a resposta ao tratamento e a possibilidade de gravidez, pois a anafilaxia ao sêmen não provoca infertilidade.[12,13]

O procedimento imunoterápico é realizado com frações do plasma seminal e só deve ser feito em centros especializados (seguindo as determinações da Resolução CFM Nº 2.215/2018) e após a assinatura do termo de consentimento livre e esclarecido. A dessensibilização pode ser convencional, com intervalos de dias entre as doses, ou tipo *rush*, e pode ser realizada por via subcutânea ou intravaginal. Vários protocolos diferentes já foram realizados com sucesso.[2,5]

Após constatação de boa resposta a dessensibilização, a paciente é capaz de ter relações sexuais desprotegidas e independentemente do método, o coito deve ser mantido em uma frequência regular (duas a três vezes por semana). Períodos maiores de abstinência podem quebrar a tolerância e os sintomas retornarem. Nesses casos, havendo como prever um período de abstinência, deve-se aplicar injeções com o antígeno.

Gestações espontâneas bem-sucedidas foram relatadas após a dessensibilização local. Geralmente é recomendado como a abordagem de primeira linha, por ser mais seguro e barato que a imunoterapia subcutânea.[2,12,13]

Referências Bibliográficas

1. Ebo DG, Stevens WJ, Bridts CH, De Clerck LS. Human seminal plasma anaphylaxis (HSPA): case report and literature review. Allergy. 1995 Sep;50(9):747-50.
2. Liccardi G, Caminati M, Senna G, Calzetta L, Rogliani P. Anaphylaxis and intimate behaviour. Curr Opin Allergy Clin Immunol. 2017 Oct;17(5):350-355.
3. Bernstein JA, Sugumaran R, Bernstein DI, Bernstein IL. Prevalence of human seminal plasma hypersensitivity among symptomatic women. Ann Allergy Asthma Immunol 1997; 78:54-58.

4. Shah A, Panjabi C. Human seminal plasma allergy: a review of a rare phenomenon. Clin Exp Allergy 2004;34:827-8384.

5. Andréia Garcês, Carlos Loja, Elisabete Blanc, Marieta Granuzzo Hipersensibilidade ao plasma seminal: relato de caso e revisão Rev. bras. alerg. imunopatol. 2007; 30(3):107-110.

6. Anaphylaxis after anal intercourse with tolerance by vaginal route. Ann Allergy Asthma Immunol. 2019 Mar;122(3):346-347

7. Basagaña M, Bartolome B, Pastor-Vargas C, Mattsson L, Lidholm J, Lab rador-Horrillo M. Involvement of Can f 5 in a case of human seminal plasma allergy. Int Arch Allergy Immunol. 2012;159(2):143-6.

8. Caminati M, Giorgis V, Palterer B, Racca F, Salvottini C, Rossi O. Allergy and Sexual Behaviours: an Update. Clin Rev Allergy Immunol. 2019 Jun;56(3):269-277.

9. Caamaño Trians N, Alonso Otero JM, Mayán Conesa P, Ferreiro Gómez M. Anaphylactic reaction to human seminal fluid. Emergencias. 2019 Ago;31(4):293-294.

10. Joint Task Force on Practice Parameters; American Academy of Allergy, Asthma and Immunology; American College of Allergy, Asthma and Immunology; Joint Council of Allergy, Asthma and Immunology. The diagnosis and management of anaphylaxis: an updated practice parameter. J Allergy Clin Immunol 2005; 115:S483-523.

11. Burguete-Cabanas MT, Fajardo-Ramirez OR, Yesaki R, Estrada-Maganas R, Salazar-Meza S, Rios-Chavez O, Meester I, Salas-Alanis JC. Omalizumab for hypersensitive reaction to seminal plasma: A case report. Allergol Int. 2018 Apr;67(2):278-279.

12. Resnick DJ, Hatzis DC, Kanganis P, Liccardi FL, Lee-Wong M, Bernstein JA. The approach to conception for women with seminal plasma protein hypersensitivity. Am J Reprod Immunol. 2004 Jul;52(1):42-4.

13. Jover Cerdá V, Rodríguez Pacheco R, Doménech Witek J, Durán García R, García Teruel MJ, Santes García J, Bartolomé Zavala B. Seminal plasma hypersensitivity: Clinical and histopathologic features in a multipara woman. J Allergy Clin Immunol Pract. 2017 Nov-Dec;5(6):1768-1770.

8.7 Anafilaxia por Vacinas

Nathália Coelho Portilho Kelmann

Introdução

Reconhecida no século passado por seu grande impacto na Saúde Pública, reduzindo a morbimortalidade associada a um grande número de doenças infecciosas, as vacinas podem causar eventos adversos (EAPV) durante sua aplicação.[1] Dentre eles, as reações de hipersensibilidade (RH) são raras[2] e o correto raciocínio clínico e etapas de investigação permitem muitas vezes que o paciente receba a vacina suspeita de maneira segura, garantindo a sua imunização e proteção contra a doença infecciosa e seus quadros graves.

Agentes avaliados nos testes diagnósticos das anafilaxias por vacinas

O correto diagnóstico das reações de hipersensibilidade (RH) a vacinas deve compreender a investigação dos possíveis componentes vacinais, bem como o entendimento dos mecanismos fisiopatológicos que podem estar envolvidos em tais eventos.

As RH imediatas podem ser desencadeadas por antígenos microbianos, os quais são os agentes ativos das vacinas (p. ex., toxoide tetânico) os quais raramente causam anafilaxia. Podem também ser ocasionadas por outros compostos adquiridos na produção e envase dos imunobiológicos, como: constituintes de meios de cultivo biológicos ou das células utilizados na produção das vacinas (p. ex., proteínas do ovo e do leite), estabilizadores (p. ex., gelatina, lactose, glutamato monossódico), antimicrobianos (p. ex., neomicina, gentamicina), excipientes (p. ex., polietilenoglicol) e proteínas do látex da borracha natural (presentes no frasco da vacina).[1] Para conservantes como o timerosal e adjuvantes como sais de alumínio não existem registros de anafilaxia, porém são relatadas reações do tipo IV com estes excipientes.

A maioria das reações imediatas que cursam com anfilaxia é causada por mecanismos IgE mediados, tipo I de Gell e Coombs. Além dos exemplos acima, destaca-se também a gelatina, produto parcialmente hidrolisado derivado de mamíferos ou de colágenos de peixe, presente em uma variedade de alimentos, produtos farmacêuticos e vacinas, sendo usado como estabilizante. Importante considerar uma história prévia de alergia a carne, sendo também fundamental o questionamento sobre alergia à gelatina não somente contida em medicamentos, mas em outras vacinas. Galactose-alfa1,-3-galactose, também conhecido como alfa-gal (alérgeno excipiente em várias medicações), está contido em diversas gelatinas bovinas que podem estar presentes em algumas vacinas. A presença de sensibilização para alfa-gal pode ser avaliada também através da dosagem de IgE sérica específica para o componente.[3]

Polietilenoglicol (PEG) é outro possível causador de reações anafiláticas por vacinas. A família dos PEG é extensa, composta por polímeros derivados do óxido de etileno, sendo amplamente utilizado em excipientes e conjugados farmacêuticos. Como ingredientes ativos, PEG 3350 e 4000, também conhecido como macrogol, podem ser usados como laxantes e preparados intestinais, além de excipientes de medicamentos como acetato de metilprednisolona (em algumas formulações) e acetato de medroxiprogesterona. O mecanismo IgE tem sido demonstrado por métodos laboratoriais que confirmam a presença de IgE sérica específica em pacientes com teste cutâneo positivo. Amostra de plasma de alguns pacientes mostram a presença de anticorpos IgG específico ligados na mesma porção molecular de peso semelhante ao PEG testado. A tolerância oral tem sido demostrada em pacientes para os PEG de baixo peso molecular que costumam ser mais fisiológicos, quando comparados aos de alto peso molecular.[3]

Lipossomo "PEGilado" (ver a seguir) são nanopartículas (1-100 nm) conjugadas com micelas ou lipossomos usado como um veículo farmacêutico para diferentes tipos de drogas e mais recentemente para as vacinas de RNA mensageiro da COVID-19. Casos de reatividade cruzada com outros pesos moleculares de PEG e com os polissorbatos já foram descritos.[3]

Polissorbatos (PS): são estruturalmente semelhantes aos PEG, com cadeias repetidas derivadas do óxido de etileno. Os mais envolvidos nas RH de medicamentos são os PS 20 e 80. Estão presentes em algumas vacinas, inclusive contra COVID-19, em vários imunobiológicos e anticorpos monoclonais como o omalizumabe (descrição de casos raros de reação após 1 ano de tratamento com a medicação sem intercorrências e casos de descrição de reação com a primeira dose). Pelo menos 70% dos imunobiológicos e anticorpos monoclonais contém polissorbato na sua composição. Tanto o PS, quanto seus produtos de degradação são potencialmente anafilatogênicos.[6]

Reatividade cruzada entre os PEG e PS tem sido descritas no mesmo paciente. Vários pacientes alérgicos a PS parecem ter se sensibilizado via PEG, através de mecanismo IgE mediado. Existe a possibilidade de reatividade cruzada entre PEG 3350 e PS80. Os achados sugerem que pelo menos em alguns casos a IgE é direcionada para a estrutura que se repete do óxido de etileno, presente em ambos. Há relatos de reatividade cruzada do PEG com outras estruturas como o cremophor e os poloxâmeros.[3]

Existe ainda a possibilidade de reações anafiláticas por mecanismos não imunológicos, não IgE mediados e por ativação do sistema complemento (C), também conhecida como pseudoalergia, relacionada à ativação do sistema C (CARPA). Com relação às RH aos excipientes cremophor (Polietilenoglicol de óleo de rícino) e polissorbato 80 (PS80), parece haver mais de um tipo de mecanismo envolvido. Ambos têm a capacidade de interagir com proteínas ativando o sistema complemento e causando reações agudas que mimetizam anafilaxia. Apresentam reatividade cruzada entre eles que parece ser proveniente do ácido oleico, presente nos mesmos e ausente em outros polissorbatos.[3]

A "peguilação" é um processo que conjuga PEG de vários pesos moleculares a medicamentos, para evitar a rápida depuração da medicação prolongando sua meia-vida ou para melhorar a solubilidade na água. Essas medicações "peguiladas" costumam ativar o sistema complemento, sendo uma das principais causas de RH aos quimioterápicos como a doxirubicina lipossomal pegilada e o fator VIII recombinante.[4,5] Evidências recentes mostram a presença de anticorpos IgG anti-PEG ativando o sistema C. É importante reconhecer que as reações IgG mediadas podem ser responsáveis pela falha no processo de dessensibilização e acelerar o clearance de um medicamento "peguilado".[3] Alguns estudos já mostraram que mais de 70% dos pacientes que fazem tratamento com medicamentos "peguilados" desenvolvem anticorpos IgG anti-PEG; um estudo mais recente, apontou que de 1721 amostras de soro da população 5% a 9% tinham IgG anti-PEG, 3% a 6% de 948 amostras foram positivas para IgM anti-PEG e 2 de 2.091 amostras (0,1%) foram positivas para IgE anti-PEG, podendo explicar o fato de alguns pacientes apresentarem reação com PEG na primeira exposição sem uma aparente sensibilização prévia.[6]

Mais recentemente, com as vacinas de mRNA Pfizer-BioNTech e Moderna SARS-CoV-2 emitidas autorização de uso emergencial, houve preocupações em relação a casos de anafilaxia e a possibilidade de que o construto lipídico PEG-2000 compartilhado na nanopartícula lipídica que atua como um sistema transportador para o mRNA da proteína *spike* SARS-CoV-2 possa ser um alérgeno, embora isso ainda não tenha sido cabalmente comprovado. Se esses alérgenos forem, em última análise, implicados como um mecanismo para reações à vacina, a verdadeira alergia mediada por IgE que leva à anafilaxia provavelmente é extremamente rara em comparação com outros mecanismos menos específicos que causam sintomas leves a moderados (urticária, rubor, erupção cutânea). As implicações de administrar tais vacinas contendo PEG2000, PS80 e PS20 a pacientes com anafilaxia com PEG pré-existente e documentada são atualmente desconhecidas e, no momento da redação desta revisão, a recomendação atual seria evitar vacinas contendo PEG, acautelando-se também com vacinas contendo polissorbato e baseando-se no teste cutâneo desse paciente.

Investigação diagnóstica nas anafilaxias por vacinas

Testes alérgicos pré-imunização como *screening* não são confiáveis em predizer ou excluir reações alérgicas futuras, por isso não são recomendados. Faltam estudos sobre a sensibilidade e especificidade dos testes cutâneos de diferentes concentrações de vacina, dificultando predizer reações alérgicas futuras e qual o real significado da sensibilização na prática clínica dessas reações.[7]

Na suspeita de reação vacinal, identificar o agente suspeito é importante por permitir o uso de doses subsequentes de uma vacina que não contenha esse agente na sua formulação, além de evitar outros produtos da nossa rotina diária que possam conter esses agentes.[7] Um princípio prático que pode ser utilizado nas RH vacinais é "para as vacinas os excipientes devem ser considerados potencialmente culpados até que se prove o contrário."[3]

Apesar de não ter seu valor preditivo estabelecido na anafilaxia por vacinas, recomenda-se dosar a triptase sérica até 2 horas após a reação vacinal e uma dosagem da triptase basal pelo menos 24-48 horas após a reação.[7]

A dosagem de IgE sérica específica para muitos componentes antimicrobianos das vacinas não estão disponíveis comercialmente, mas para vários excipientes (p. ex., ovo, gelatina, látex e leveduras), o que pode ajudar na investigação.[7]

Nos pacientes que sofreram reação prévia suspeita de anafilaxia a algum componente vacinal, recomenda-se realizar o protocolo de investigação em ambiente hospitalar, com acompanhamento médico de um alergista treinado para realização dos testes e reconhecimento da reação.[1]

Os testes cutâneos devem começar com a realização do teste cutâneo de puntura (*prick test*) com a vacina suspeita da reação, na concentração pura ou até mais diluída na concentração de 1:10 inicialmente se o quadro de anafilaxia foi grave. Não esquecer de usar os controles positivos (histamina) e negativo (salina) nessa etapa de teste. Se o teste for positivo é importante avaliar a possibilidade de falso-positivo por irritação inespecífica, fazendo o teste em indivíduos sãos presentes no local (controles do teste). Caso negativo progride-se para a etapa do teste intradérmico, que nesse caso consiste na injeção de 0,02 mL de volume na vacina na diluição de 1:100.[1] Em alguns casos pode se considerar a progressão do teste intradérmico (ID) para diluição de 1:10, porém com chance maior de ocorrer teste falso-positivos como descrito na vacina contra gripe, SCR e varicela.[7] A descrição exata das etapas para a realização dos testes de leitura imediata e ID já foram citadas no *Subcapítulo 8.2 – Anafilaxia por Medicamentos* (parte de diagnóstico). Há descrição de testes falso-positivos na diluição de 1:100 em 5% dos controles das vacinas DT (vacina difteria-tétano) e DTaP (vacina difteria-tétano e componente acelular pertussis) e em 15% dos controles da vacina contra gripe.[8] A Figura 8.7.1 mostra um algoritmo diagnóstico para pacientes com reação alérgica suspeita a vacina ou ao seu componente.

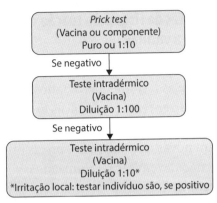

FIGURA 8.7.1. Algoritmo diagnóstico para investigação caso suspeito de reação de hipersensibilidade a vacina ou componente vacinal.[7]

Em caso de suspeita de reação grave à vacina é preciso avaliar a necessidade de novas doses e verificar se há componentes suspeitos que possam estar presentes em outras vacinas. No caso de IgE específica e/ou testes cutâneos negativos para vacina e seus componentes a realização do teste de provocação com a vacina suspeita faz-se necessário.[1] O teste deve ser realizado em ambiente hospitalar com equipe treinada, e os pacientes com testes negativos, porém história de anafilaxia, devem ser imunizados com doses graduais da vacina. Inicialmente, 10% da dose total da vacina, seguido de 30 minutos de observação dos sinais vitais e após, 90% da dose total caso nenhuma reação tenha ocorrido nas fases iniciais.[7]

Manejo dos pacientes de risco para reação de hipersensibilidade a vacinas

Estratificar o risco do paciente é de fundamental importância, uma vez que as ferramentas diagnósticas presentes não são capazes de predizer reações alérgicas graves. Pacientes que já reagiram anteriormente a algum componente vacinal, são de alto risco para novas imunizações e precisam ser avaliados.[7] Esses pacientes não devem ser reimunizados com a mesma vacina até completa investigação e, na ausência de vacinas que não tenham os constituintes suspeitos, deve-se cogitar a dessensibilização com fracionamento de doses, sempre considerando o risco versus o benefício.[1]

Atopia ou asma, desde que compensadas, não são contraindicação para imunização, nem reação local por pomadas antibióticas.[7]

Pacientes com mastocitose, particularmente crianças, são de risco aumentado para reação mediada por mastócitos durante imunização (pode ser um gatilho), por isso recomenda-se administrar doses únicas, evitando múltiplas vacinas no mesmo dia, sob supervisão médica, com equipe treinada e observação posterior de pelo menos 30 minutos.[7]

Na Figura 8.7.2, algoritmo para conduzir casos suspeitos de RH a vacinas.

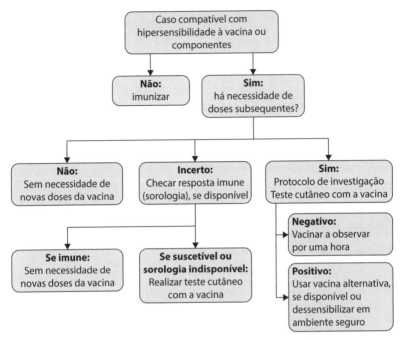

FIGURA 8.7.2. Algoritmo para condução dos casos suspeitos de reação de hipersensibilidade a vacinas.[1]

Situação especial: indivíduos alérgicos a ovo

As vacinas que contém ovo podem ser cultivadas de diversas maneiras:
- Em fibroblastos de galinha: a quantidade de proteína do ovo contida é desprezível, como a SCR.
- Em fluido alantoide de ovos embrionados: pode conter alguma quantidade de proteína do ovo, em torno de 1,2 μg/mL, como a vacina da influenza.

- cultivadas em ovos embrionados de galinha: podem estar presentes, níveis variáveis de ovoalbumina, entre 0,067 μg/0,5 mL e 2,21 μg/0,5 mL, como a vacina contra febre amarela.[9]

Se o indivíduo tem diagnóstico ou suspeita clínica de alergia ao ovo, deve ser encaminhado ao alergista para investigação, que se fará através de testes cutâneos de hipersensibilidade imediata e/ou quantificação de IgE sérica específica e frações, principalmente a ovoalbumina. A Figura 8.7.3 mostra os possíveis cenários clínicos diante do questionamento sobre ingestão de ovo.

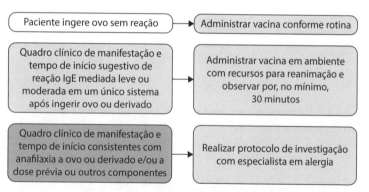

FIGURA 8.7.3. Algoritmo para condução de casos suspeitos de alergia a ovo e aplicação de vacina que contenham proteínas do ovo na sua composição.[9]

Com relação à conduta nos pacientes alérgicos a ovo para as vacinas de SCR, vários estudos demostram a segurança para uso deste imunobiológico.[1] Do mesmo modo, os estudos sugerem que a vacina influenza pode ser administrada sem a necessidade de realização de teste cutâneo ou fracionamento de dose, desde que o conteúdo de ovoalbumina seja menor que 0,7 mcg/0,5 mL. Nesse caso, o paciente deve contar com assistência médica adequada e especializada e receber o imunizante em ambiente equipado para tratar anafilaxia, ficando em observação por 30 minutos após aplicação da dose.[1] A Figura 8.7.4 descreve os cuidados que se deve ter na administração de vacina para influenza nos alérgicos ao ovo.

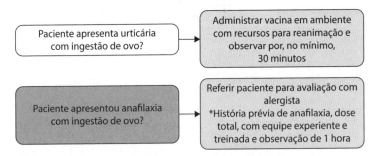

FIGURA 8.7.4. Precauções na administração da vacina para influenza em indivíduos alérgicos ao ovo (versão adaptada Portilho NC).[1,7]

Um estudo realizado entre 2000 e 2006 com 1.534.170 pacientes mostrou que os sintomas ocorreram na primeira hora após administração, principalmente em pacientes jovens.[9]

O protocolo da Figura 8.7.5 ajuda na tomada de decisão nos casos anafilaxia a ovo ou derivados que precisam receber a vacina contra febre amarela. Se em algum momento da etapa de investigação os testes apresentarem um resultado positivo o paciente terá indicação de dessensibilização com a vacina. Tal procedimento consiste em se administrar doses progressivamente mais altas, de forma a se alcançar tolerância imunológica.[1]

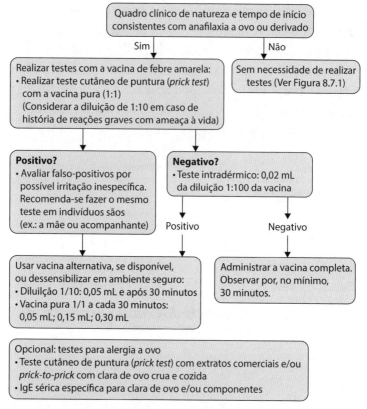

FIGURA 8.7.5. Protocolo para avaliação de risco em pacientes alérgicos graves ao ovo e com indicação de vacina contra febre amarela.[1]

O departamento de Alergia e Imunologia Clínica da Universidade Federal de São Paulo (Unifesp) publicou, em 2019, um estudo com 132 pacientes suspeitos de alergia a ovo, sendo que 70% tiveram teste cutâneo negativo e receberam dose padrão da vacina contra febre amarela; os 30% restantes, que apresentaram resultados de teste positivos, foram submetidos à dessensibilização baseada no protocolo de Munóz-Cano, de quatro aplicações com intervalo de 30 minutos, sem nenhuma reação adversa durante o processo.[10]

Diagnóstico nas reações de hipersensibilidade às vacinas contra COVID-19

Desde o início da pandemia pelo vírus SaRS-Cov2 (causador da COVID-19), a busca por uma vacina eficiente e segura tem mobilizado inúmeros centros de pesquisa no mundo todo. Atualmente, temos seis principais tipos de vacina em pesquisa para COVID-19, que são: as de vírus vivo atenuado, vetor viral recombinante, vírus inativado, subunidade de proteína, partículas semelhantes ao vírus e as de ácido nucléico (DNA ou RNA).[11]

Uma das vacinas com tecnologia inovadora de mRNA, mundialmente aprovada para uso, que é a vacina da Pfizer/BioNtech, apresentou 2 casos de reações adversas imediatas logo no primeiro dia da aplicação da vacina no Reino Unido. Como medida inicial, foi optado pela não vacinação naquele momento de pacientes alérgicos a medicamentos ou alimentos e pacientes que precisavam portar adrenalina autoinjetável.[11]

Nos Estados Unidos da América (EUA), os dois órgãos reguladores, o FDA (*The US Food and Drug Administration*) e o CDC (*US Centers for Disease Control and Prevention*) recomendaram que todos os que recebessem vacinas contra Covid-19 fossem observados por 15 minutos; quando há histórico de reações alérgicas moderadas ou graves a medicamentos ou vacinas prévias, deveria se pesar risco/benefício e, caso optado pela vacinação, deve-se manter o paciente em observação por 30 minutos após receber o imunizante em local onde seja possível o tratamento de possíveis reações alérgicas; e aqueles que apresentaram reações imediatas (até 4 horas) ou mesmo tardias graves na primeira dose não deveriam receber a segunda do mesmo tipo de vacina ou que contenha excipientes semelhantes.[12]

Como já dito anteriormente no capítulo, reações alérgicas a vacinas são preferencialmente mais causadas por adjuvantes e outros excipientes e componentes, do que pelo ingrediente ativo propriamente dito.[13]

As duas vacinas de RNAm aprovadas para uso em vários países, Pfizer-BioN-Tech e Moderna, utilizam nanopartículas de lipídeos diferentes e PEG2000, que também está presente em medicamentos, cosméticos e diversos produtos de limpeza. Alergia ao PEG é bem incomum, apesar de ser amplamente utilizado. Outras vacinas da COVID-19 contêm polissorbato 80, que também é um excipiente comum a outras vacinas e medicamentos. Uma das vacinas aprovadas e já em uso no Brasil, a AstraZeneca ChAdOx1, contém molécula de polissorbato 80 na sua composição.[13]

Vários algoritmos já foram propostos para investigação de associação de alergia a vacinas e PEG nas anafilaxias. A realização dos testes cutâneos para PEG são complicados, pois envolvem risco de reação sistêmica e anafilaxia, devendo ser realizado por profissionais especialistas treinados.[13]

Assim como na maioria das outras vacinas, o *prick test* com a vacina da Pfizer-BioNTech pode ser realizado na sua forma pura, sem risco de causar irritação imediata.[14] Um estudo recente com 55 profissionais de saúde testados com *prick test* e ID para a vacina da Pfizer-BioNTech mostrou segurança, possibilidade de realização e ausência de reação irritativa tanto no *prick* quanto no ID na sua forma pura, não diluída, ressaltando que esses achados não podem ser generalizados para outras preparações de vacinas da COVID-19.[14] O valor preditivo positivo e negativo dos testes cutâneos para PEG na avaliação das alergias as vacinas da COVID-19 ainda não estão bem elucidados.[15]

Após o FDA aprovar algumas vacinas para COVID-10 um programa maciço de vacinação teve início. Levando-se em consideração a informação que 81% dos pacientes que apresentaram anafilaxia com a vacina da Pfizer-BioNtech tinham uma história prévia de alergia e 33% um quadro anterior de anafilaxia, alguns especialistas do Massachussets General Hospital, do Brigham Women Hospital, e da Vanderbilt University Medical Center, desenvolveram uma estratificação de risco (Figura 8.7.6) para guiar e dar segurança na aplicação das vacinas da COVID-19, resultando na rápida identificação dos casos de alto risco que precisam da avaliação do especialista (alergista e imunologista), mas não retarda a vacinação de indivíduos com baixo risco de reação.[8]

Caso o paciente, responda "sim" para todas as questões, deve ser considerado de risco alto e encaminhado ao especialista para a determinação do fenótipo clínico e realização dos testes cutâneos utilizando para os medicamentos eleitos concentrações não irritantes na literatura. A Figura 8.7.7 descreve as etapas de investigação diagnóstica e as principais substâncias e alternativas que podem ser utilizadas para os testes, chegando até a etapa final do teste de provocação, dependendo dos resultados e a Tabela 8.7.1 mostra uma tabela com as concentrações descritas na literatura que são consideradas não irritantes.[6]

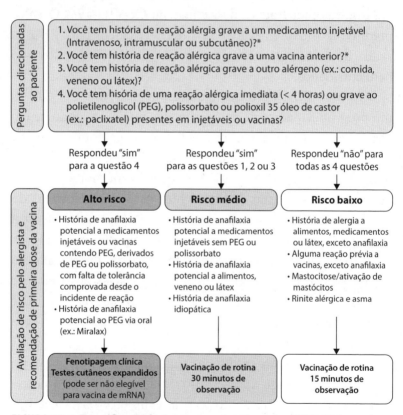

FIGURA 8.7.6. Estratificação de risco para vacinação contra COVID-19, baseado em consenso americano.[8] *Se a resposta for "sim" para as perguntas 1 e 2, investigação para produtos injetáveis e vacinas que contenham PEG de alto peso molecular e polissorbatos deve ser realizada. Modificada por Marinho AKBB.[6]

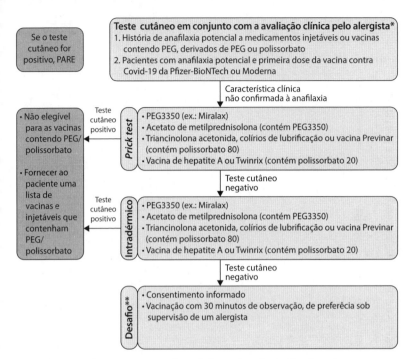

FIGURA 8.7.7. Fluxograma completo da investigação realizada pelo especialista nos pacientes que apresentam indicação de acordo com estratificação de risco. Modificada por Marinho AKBB.[6]

Diante dessa pandemia, a atuação do(a) especialista em alergia e imunologia clínica se destacou, cabendo a ele(ela) educar sobre o diagnóstico de anafilaxia, bem como participar ativamente dessas etapas de investigação diagnóstica das reações, permitindo o correto manejo da situação e conduta segura para a vacinação contra COVID-19 e demais doenças infecciosas para as quais temos vacina disponível.

TABELA 8.7.1. Concentrações não irritantes para teste cutâneo com PEG 3350 e polissorbatos

	PEG 3350		Controle	Polissorbato 20	Polissorbato 80		
	Miralax	Acetato de metilprednisolona (depo-medrol)*	Succinato sódico de metilprednisolona (solu-medrol)**	Vacina hepatite A	Acetato de triancinolona	Gotas oftálmicas estéreis	Prevenar 13v
Etapa 1 PT	1:100 (1,7 mg/mL)	40 mg/mL	40 mg/mL	1:1	40 mg/mL	1:1	1:10
Etapa 2 PT	1:10 (17 mg/mL)	–	–	–	–	–	–
Etapa 3 PT	1:1*** (170 mg/mL)	–	–	–	–	–	–
Etapa 4 ID	–	0,4 mg/mL	0,4 mg/mL	1:100	0,4 mg/mL	1:10	1:100
Etapa 5 ID	–	4 mg/mL	4 mg/mL	1:10	4 mg/mL	–	–
Etapa 6 ID	–	–	–	–	40 mg/mL	–	–

*Algumas marcas de acetato de metilprednisolona contém PEG 3350 e polissorbato, enquanto outras contém apenas PEG 3350. **Concentrações não irritantes de succinato sódico de metilprednisolona e acetato de triancinolona variam de 10 a 40 mg/mL para concentração inicial do *prick test* (PT) seguido de 10× diluição para o mesmo e após as diluições para intradérmico (ID). *** Dissolve 17 g de miralax em 100 mL de água destilada estéril para solução 1:1 (170 mg/mL).[6]

Referências Bibliográficas

1. Marinho AKBB, Fernandes FR, Kfouri R, et al. Guia de imunização Sbim/ ASBAI – Asma, alergia e imunodeficiências 2020-2021. 2 ed. São Paulo: Magic; 2020-2021.
2. McNeil MM, DeStefano F. Vaccine-associated hypersensitivity. J Allergy Clin Immunol. 2018 Feb; 141(2): 463-72. doi:10.1016/j.jaci.2017.12.971.
3. Caballero ML, Krantz MS, Quirce S, Phillips E, Stone CA Jr. Hidden Dangers: Reconizing Exicipients as Potencial Causes of Drug and Vaccine Hypersensitivity Reactions. J Allergy Clin Immunol Pract. 2021 Mar 15; S2213-2198(21)00302-0. Doi: 10.1016/j.jaip.2021.03.002.
4. Ingen-Housz-Oro S, Pham-Ledard A, Brice P, Lebrun-Vignes B, Zehou O, Reitter D, et al. Immediate hypersensitivity reaction to pegylated liposomal doxorubicin: management and outcome in four patients. Eur J Dermatol 2017; 27: 271-4.
5. Oh Y, Niijima H, Kawahara Y,Hayase T, Shimizu T, Ishida T, et al. An immediate hypersensitivity reaction induced by PEGylated recombinant fator VIII. Haemophilia 2020; 26:e236-e9.
6. Banerji A, Wickner PG, Saff R, Stone Jr CA, Robinson LB, Long AA, et al. mRNA Vaccines to Prevent COVID-19 Disease and Reported Allergic Reactions: Current Evidence and Suggested Approach. J Allergy Clin Immunol Pract .2021 Apr;994: 14323-1437.doi: 10.1016/j.jaip.2020.12.047. Epub 2020 Dec 31.
7. Nilsson L, Brockow K, Alm J, Cardona V, Caubet JC, Gomes E, et al. Vaccination and Allergy: EAACI position paper, practical aspects. Pediatr Allergy Immunol. 2017 Nov;28 (7):628-640. Doi: 10.111/pai.12762. Epub 2017 Oct 10.
8. Wood RA, Setse R, Halsey N.Clinical Immunization Safety Assessment (CISA) Network Hypersensitivity Working Group. Irritant skin test reactions to commmon vacines.J Allergy Clin Immunol.2007;120:478-81.
9. Marinho AKBB, Ouricuri AL, Valente CFC, Fernandes FR, Saciloto G, Diniz LC, et al. Vacina contra febre amarela: reações adversas e populações de risco. Arq Asma Alerg Imunol.2017;1(3):245-56. doi: 10.5935/2526-5393.20170035.
10. Cancado B, Aranda C, Mallozi M, Weckx L, Solé D. Yellow fever vaccine and egg allergy. Lancet Infect Dis. 2019 Aug;19(8):812. Doi: 10.1016/ S1473-3099(19)30355-x.
11. Vacina COVID-19 e reações imunoalérgicas – Posicionamento da ASBAI. Edição: 11/12/2020.
12. Centers for Disease Control and Prevention COVID-19 Response Team. Allergic Reactions Including Anaphylaxis After Receipt of the First Dose of

Pfizer-BioNTech COVID-19 Vaccine – United States, December 14 e 23, 2020. MMWR 2021;70 (2):46-51.

13. Turner PJ, Ansotegui IJ, Campbell DE, Cardona V, Ebisawa M, El-Gamal Y, et al. COVID-19 vaccine-associated anaphlaxis: A statement of the World Allergy Organization Anaphylaxis Committee. World Allergy Organ J. 2021 Feb;14(2):100517. doi:10.1016/ j.waojou. 2021.100517. Epub 2021 Feb 3.

14. Marcelino J, Farinha S, Silva R, Didenko I, Proença M,Tomás E. Non-irritant concentrations for skin testing with SARS-CovV-2 mRNA Vaccine. J Allergy Clin Immunol Pract. 2021 Mar 22; S2213-2198(21) 00329-9. doi: 10.1016/j. jaip.2021.03.022.

15. Sellaturay P, Nasser S, Ewan P. Polyethylene glycol-induced systemic allergic reactions (anaphylaxis). J Allergy Clin Immunol Pract. 2021 Feb;9(2):670-675. doi: 10.1016/j.jaip.2020.09.029. Epub 2020 Oct 1.

8.8 Síndrome *Pancake*

Maria Cecília Figueira

Introdução

A anafilaxia por ingestão de ácaros (AIA), ou Síndrome *Pancake*, foi descrita pela primeira vez em 1993.[1] Também é chamada de anafilaxia oral acarina. É definida como a presença de sintomas graves sugestivos de reação alérgica imediata após consumo de alimentos contaminados com ácaros.[2] A prevalência da AIA é desconhecida, acomete principalmente adultos jovens, apesar de já ter sido descrita em crianças, e não há predileção por sexo.[2]

O que sabemos sobre a anafilaxia por ingestão de ácaros?

Alguns alimentos estão susceptíveis à colonização por ácaros, como os grãos, oleaginosas, ração de animais, cereais, queijos, leite em pó e embutidos. Os alimentos mais envolvidos na anafilaxia por ingestão de ácaros (AIA) são os preparados com farinha de trigo, em especial panquecas, por isso o nome da síndrome (*Pancake Anaphylaxis*). Exemplos de outros alimentos são bolos, massa de pizza, alimentos empanados (parmegiana), molho branco, entre outros. Alimentos preparados com outras farinhas, como de milho (polenta, bolo de milho) e de aveia, também foram descritos como causa de AIA.[2,3]

Farinhas armazenadas em temperatura ambiente por longos períodos são mais propensas a causar AIA.[3] Estudo que avaliou método e tempo de conservação de farinhas encontrou que a proliferação de ácaros foi maior nas que continham trigo e que foram conservadas em temperatura ambiente, principalmente por mais de 8 semanas.[4] Os relatos de AIA são mais frequentes em países intertropicais, talvez por temperatura e umidade mais elevadas nesses locais, apesar de já terem sido relatados em países de clima temperado.[5] Como o aspecto macroscópico da farinha pode não sugerir contaminação, é recomendo que seja armazenada em local refrigerado e por tempo inferior a 20 semanas.[2,4]

Os ácaros envolvidos na AIA são os domésticos (*Dermatophagoides pteronyssinus, D. farinae, Blomia tropicalis*) e os de estocagem (*Tyrophagus spp., Aleuroglyphus ovatus, Tyrophagus putrescentiae, Suidasia pontifica, Tyrophagus entomophagus* e *Blomia freemani*).[6] A reatividade cruzada entre esses dois tipos de ácaros poderia justificar o porquê dos pacientes sensibilizados previamente aos ácaros domiciliares apresentarem reações sistêmicas quando expostos aos ácaros de estocagem por via oral.[2]

Como na maior parte dos casos de AIA o alimento é consumido após o cozimento, acredita-se que os antígenos dos ácaros implicados neste tipo de anafilaxia sejam termo resistentes. De uma forma geral, os alérgenos termo resistentes estão associados a reações mais graves nas alergias alimentares mediadas por IgE quando comparados aos termolábeis, o que poderia justificar a maior gravidade das reações por ingestão de ácaros descritas na literatura.[6]

Patogênese

A patogênese da AIA ainda não é bem conhecida. É provável que a absorção do alérgeno pela mucosa oral previamente sensibilizada provoque degranulação de mastócitos e basófilos por mecanismo IgE mediado.[2]

Manifestações clínicas

A suspeita clínica ocorre na presença de sintomas sugestivos de reação alérgica imediata após o consumo de alimentos, na maioria das vezes, com farinha de trigo. Em geral, os sintomas se iniciam entre 10 e 45 minutos após a ingestão e ocorrem em pacientes com antecedente de atopia (asma e ou rinite) e sensibilização aos ácaros. Os sintomas mais encontrados nos casos publicados de AIA foram dispneia, angioedema de face ou laringe, sibilância, rinorreia, tosse, disfagia e placas eritematosas. Cerca de 75% desses casos foram classificados como anafilaxia grave.[6]

Os fatores relacionados a reações graves foram a presença de atopia, de sensibilização aos ácaros domésticos, de hipersensibilidade a múltiplos AINEs ou aspirina (AAS), ao consumo de panquecas ou outros alimentos com farinha de trigo, milho ou aveia, a ingestão de mais de 1 mg de ácaros ou de mais de 500 ácaros por grama de farinha.[3]

Investigação diagnóstica

Diante de um paciente com história compatível com AIA e antecedente de atopia devemos proceder a investigação com exames complementares. Devemos avaliar sensibilização prévia aos ácaros com teste de puntura ou IgE específica e ao trigo com teste de puntura (com extrato comercial), realizar *prick to prick* com a farinha suspeita e com uma farinha de trigo não contaminada, avaliar a tolerância oral a uma farinha de trigo não contaminada e realizar análise microscópica da farinha suspeita. Os testes cutâneos deverão ser realizados por médico especialista e em locais que cumpram as determinações da Resolução CFM Nº 2.215/2018.

Se o paciente apresentar sensibilização aos ácaros, teste de puntura negativo para extrato comercial de trigo, *prick to prick* positivo para a farinha suspeita e negativo para a farinha não contaminada, tolerância a alimentos com a farinha não contaminada e a presença de ácaros na farinha suspeita, o diagnóstico é sugestivo de AIA.[2]

Alguns estudos reportam alta prevalência de hipersensibilidade a pelo menos um anti-inflamatório em pacientes com AIA, com relato na literatura de uma "nova tríade da aspirina": rinite, anafilaxia por ingestão de ácaros e hipersensibilidade a AAS.[3,7] O mecanismo fisiopatológico para explicar essa associação ainda não é conhecido, porém pode ser um achado favorável ao diagnóstico de AIA.[2,8]

Existem três relatos de caso na literatura de anafilaxia induzida por exercício associada a ingestão de ácaros.[9,11] Talvez a atividade física aeróbica também funcione como cofator neste tipo de anafilaxia.[11]

Tratamento e orientações

O tratamento de escolha na fase aguda da anafilaxia por ingestão de ácaros é a administração de adrenalina por via intramuscular, seguindo as diretrizes estabelecidas para tratamento da anafilaxia que são abordadas neste livro, no *Capítulo 11 – Tratamento na Urgência*.

Medidas para evitar a ingestão de alimentos contaminados e higiene ambiental devem ser adotadas, como diminuir o tempo de validade das farinhas disponíveis nos supermercados, armazenar a farinha refrigerada e em recipientes de vidro ou garrafas plásticas fechados por no máximo 8 semanas, melhorar a qualidade do ar domiciliar incluindo o uso de purificadores, diminuir a umidade intradomiciliar, realizar limpeza e desinfecção de mobília e piso e utilizar acaricidas.[2,4]

Referências Bibliográficas

1. Erben AM, Rodriguez JL, McCullough J, Ownby DR. Anaphylaxis after ingestion of beignets contaminated with Dermatophagoides farinae. J Allergy Clin Immunol. 1993;92(6):846-9.

2. Sánchez-Borges M, Capriles-Hulett A, Fernandez-Caldas E. Oral mite anaphylaxis: who, when, and how? Curr Opin Allergy Clin Immunol. 2020;20(3):242-7.

3. Sanchez-Borges M, Capriles-hulett A. Mite-contaminated foods as a cause of anaphylaxis. J Allergy Clin Immunol. 1997;99(6):739-43.

4. Suesirisawad S, Malainua N, Tungtrongchitr A, Chatchatee P, Suratannon N, Ngamphaiboon J. Dust mite infestation in cooking flour: Experimen tal observations and practical recommendations. Asian Pac J Allergy Immunol. 2015;33(2):123-8.

5. Sánchez-Borges M, Suárez Chacón R, Capriles-Hulett A, Caballero-Fonseca F, Fernández-Caldas E. Anaphylaxis from ingestion of mites: Pancake anaphylaxis. J Allergy Clin Immunol. 2013;131(1):31-5.

6. Sánchez-Borges M, Fernandez-Caldas E. Hidden allergens and oral mite anaphylaxis: The pancake syndrome revisited. Curr Opin Allergy Clin Immunol. 2015;15(4):337-43.

7. Sánchez-Borges M, Capriles-Hulett M, Capriles-Behrens EF. A new triad: sensitivity to aspirin, allergic rhinitis, and severe allergic reaction to ingested aeroallergens. Cutis. 1997;59(6):311-4.

8. Sánchez-Borges M, Fernández-Caldas E, Capriles-Hulett A, Caballero-Fonseca F. Mite-induced Inflammation: More than Allergy. Allergy Rhinol. 2012;3(1).

9. Adachi YS, Itazawa T, Okabe Y, Higuchi O, Ito Y, Adachi Y. A case of mite-ingestion-associated exercise-Induced anaphylaxis mimicking wheat-dependent exercise-induced anaphylaxis. Int Arch Allergy Immunol. 2013;162(2):181-3.

10. Sanchez-Borges M, Iraola V, Fernandez-Caldas E, Capriles-Hulett A, Caballero-Fonseca F. Dust mite ingestion–associated, exercise-induced anaphylaxis. J Allergy Clin Immunol. 2007;120(3):714-5.

11. Sompornrattanaphan M, Jitvanitchakul Y, Malainual N, Wongsa C, Jameekornrak A, Theankeaw O, et al. Dust mite ingestion-associated, exercise-induced anaphylaxis: A case report and literature review. Allergy AsthmaAsthma [Internet]. 2020;16(2):4-8. Available from: https://doi.org/10.1186/s13223-019-0399-1.

8.9 Síndrome Alfa-Gal

Ana Carolina Alves Feliciano de Sousa Santos

Introdução

Reações IgE mediadas são, em sua maioria, desencadeadas por componentes alergênicos do tipo proteicos. A Síndrome Alfa-Gal é um exemplo de reação IgE mediada desencadeada por um carboidrato, o oligossacarídeo galactose-alfa-1,3-galactose (alfa-gal). Dentre os carboidratos que reconhecidamente desencadeiam resposta IgE, os carboidratos determinantes de reatividade cruzada (CCDs) estão relacionados com reatividade clínica irrelevante, sendo responsáveis por sensibilização cruzada entre frutas e plantas. Ao contrário, a sensibilização pelo alfa-gal pode ser responsável por reações anafiláticas.[1,2]

Humanos e primatas perderam a capacidade de produzir alfa-gal ao longo de sua evolução. Já os mamíferos não primatas expressam alfa-gal como componente de glicoproteínas ou glicolipídeos. Sendo assim, os humanos não reconhecem esse carboidrato e produzem imunoglobulinas direcionadas para alfa-gal. A presença de IgG e IgM específica para alfa-gal no soro humano já era descrita, porém o reconhecimento de reações IgE mediadas por alfa-gal iniciou em 2006, nos Estados Unidos, após 2 casos de anafilaxia ao anticorpo monoclonal cetuximabe, um imunobiológico usado no tratamento do câncer colorretal e de cabeça e pescoço. Outros casos de anafilaxia foram seguidamente sendo identificados e no Tennessee e Carolina do Norte foram observados casos de anafilaxia em 15% dos pacientes tratados com cetuximabe. Além disso, um paciente teve 4 anafilaxias desencadeadas pela ingestão de hambúrguer. Foi observado também sensibilização a alfa-gal de gato em população escolar, sem sintomas relacionados, e sem aumento do risco para asma. O gato, como a maioria dos mamíferos não primatas, apresenta alfa-gal em grande quantidade nas suas proteínas e lipídeos.[3]

A partir da investigação das reações ao cetuximabe, foi identificado IgE contra o carboidrato alfa-gal presente na cadeia pesada da porção Fab do cetuximabe, alérgeno implicado nestas reações. O cetuximabe é um anticorpo monoclonal IgG1 quimérico (murino-humano), que se liga com alta afinidade ao domínio extracelular do receptor do fator de crescimento epidérmico (EGFR-*epidermal growth fator receptor*) impedindo sua ativação.[4]

A síndrome alfa-gal foi descrita pela primeira vez em 2008, em pacientes com anafilaxia após infusão da primeira dose de cetuximabe, sugerindo se tratar de reação por sensibilização cruzada. Também foi observada correlação de anticorpos IgE para alfa-gal com a presença de urticária e anafilaxia algumas horas após ingesta de carne de mamíferos não primatas (boi, porco e carneiro). Com o aumento dos casos com essas apresentações clínicas nos anos que se seguiram,[5] foi possível associar picadas pelo carrapato ou larva de carrapato com resposta IgE para alfa-gal em vários países[6] e foi demostrando que a alfa-gal está presente no intestino e na glândula salivar de carrapatos dos gêneros *Amblyomma*, *Ixodes* e

Haemaphysalis.[7] Foi sugerido então, que a principal causa da sensibilização por anticorpos IgE para alfa-gal com anafilaxia imediata a exposição ao cetuximabe intravenoso é a picada do carrapato *Amblyomma americanum* e suas larvas.[6] De forma semelhante, a perda da tolerância a alfa-gal, manifestando-se com urticária e anafilaxia tardia após ingestão de carnes de mamíferos não primatas (carne vermelha), está relacionada a sensibilização pela picada do carrapato.[5]

Carrapatos são artrópodes da ordem dos ácaros, classificados nas famílias *Ixodidae* ou *Argasidae* e apresentam distribuição mundial. São hematófagos e vivem na superfície do corpo de um hospedeiro, incluindo o homem. O gênero *Amblyomma* (família *Ixodidae*) é o mais numeroso no Brasil, com 33 espécies e com maior importância médica, uma vez que está relacionado a outras doenças em humanos.[8]

Estudo realizado na Alemanha, em caçadores e indivíduos que trabalhavam em floresta, mostrou que a prevalência de IgE positiva para alfa-gal foi de 19,3% e desses 8,3% apresentavam a síndrome alfa-gal. Foi visto também que houve correlação entre a sensibilização para alfa-gal e os níveis de IgE e picada de carrapato recente.[9]

Manifestações clínicas

Anticorpos IgE para alfa-gal é a causa de reações do tipo urticária e anafilaxia, 3 a 6 horas, ou mais, após a ingesta de carnes vermelhas.[10] A presença de cofatores como o exercício e álcool, podem diminuir o tempo de início dos sintomas.[11] Embora a maioria dos casos descritos sejam em adultos, casos de urticária e anafilaxia tardia, após ingesta de carne vermelha, também foram descritos em crianças de regiões com maior exposição a carrapatos. Em uma série de casos, 51 crianças de 4 a 17 anos, com quadro de urticária crônica, urticária aguda recorrente ou anafilaxia e diagnosticadas com síndrome alfa-gal, por apresentar IgE específica positiva para alfa-gal e carnes, 44% apresentaram anafilaxia e 46% necessitaram de atendimento em emergência.[12] O prurido cutâneo intenso e prolongado, de até 3 semanas, após as picadas de carrapato pode estar associado, mas sintomas gastrointestinais, habitualmente presentes nas outras formas de alergia alimentar, são raros.[13] Os sintomas iniciam tardiamente após a ingestão de carne vermelha, crua ou em qualquer tipo de preparo, uma vez que a alergenicidade das proteínas da carne vermelha é preservada, mesmo após cozimento em diferentes temperaturas.[14] O paciente fica assintomático nas primeiras horas após a ingesta, e esse fenômeno pode ser explicado pela demora dos antígenos relevantes chegarem na circulação, após digestão da sua forma de glicoproteína ou glicolipídeo. Alguns indivíduos não apresentam os sintomas todas as vezes que ingerem carne vermelha, ou apresentam apenas com a ingesta de grandes quantidades de carne. Por outro lado, algumas pessoas, parecem evoluir para uma forma mais grave, apresentando sintomas não apenas com a ingesta de carnes vermelhas, mas também com outras fontes contendo alfa-gal, como gelatinas.[15] Anafilaxia após infusão de gelatina bovina (soluções coloides) é uma causa de alergia a alfa-gal com anafilaxia perioperatória.[16]

Algumas vacinas, como a vacina tríplice viral (sarampo, caxumba e rubéola), vacina varicela e vacina de vírus vivo atenuado herpes zoster, contêm gelatina derivada de mamíferos e são capazes de induzir in vitro ativação de basófilos de pacientes com síndrome alfa-gal. Casos de anafilaxia após aplicação da vacina zoster, a qual contém alta concentração de gelatina de porco, foram relatados em indivíduos com alergia a alfa-gal. Assim, devido a esses achados de risco de anafilaxia, as vacinas contendo gelatina devem ser administradas com cautela ou evitadas em pacientes com alergia a alfa-gal.[17]

Foi descrito que soro de cavalo antiofídico contém epítopos alfa-gal e que pacientes com anticorpos IgE anti-alfa-gal podem apresentar teste cutâneo positivo para soro antiofídico derivado de cavalo. Esses dados sugerem que a sensibilização a alfa-gal pode ser a causa de reações imediatas após a primeira infusão de soro antiofídico.[18]

Reação de hipersensibilidade grave após infusão de cetuximabe ocorre em 3% dos pacientes tratados com esse medicamento. Diferente das reações tardias após ingesta de carnes vermelhas, as reações pela infusão de cetuximabe são imediatas, em geral dentro dos primeiros 20 minutos após início da infusão.[19]

A sensibilização à alfa-gal não se mostrou como possível causa oculta em indivíduos com urticária crônica espontânea.[20] Por outro lado, em pacientes com anafilaxia idiopática, a medida de IgE para alfa-gal foi positiva em 25% a 50% dos pacientes de áreas endêmicas nos EUA.[21] A identificação da síndrome alfa-gal como causa de anafilaxia recorrente, com ou sem mastocitose sistêmica, demostrou a importância da pesquisa de síndrome alfa-gal como diagnóstico diferencial de anafilaxia idiopática.[22]

Exames diagnósticos

A determinação de IgE específica para alfa-gal (ImmunoCAP-tiroglobulina bovina conjugada) positiva é preditivo de anafilaxia por cetuximabe.[23]

A IgE específica para alfa-gal positiva tem valor preditivo elevado para diagnóstico de alergia a carne vermelha em região com alta prevalência de alergia a carne. Pacientes com IgE especifica para alfa-gal > 5,5 KU/L apresentam 95% de probabilidade de alergia a carne vermelha.[24] A IgE específica para carnes apresenta uma baixa sensibilidade, muitos alérgenos de carne representam uma menor porção do alérgeno, por isso a IgE sérica para componentes é mais útil no diagnóstico. Os componentes de carnes de mamíferos úteis para testes são: alfa-gal, Bos d 6, Sus s 1 fel d 2 e gelatina.[25]

Testes cutâneos de puntura para carnes de mamíferos com extratos padronizados comerciais não são adequados para o diagnóstico de alergia a carnes, uma vez que a concentração de alfa-gal nesses extratos é baixa, e muitos pacientes apresentam reações pequenas (2 a 5 mm). Uma alternativa é realizar o prick-to-prick com carne fresca ou o teste intradérmico, em adultos, com solução de infusão contendo gelatina.[26] Devido à baixa sensibilidade do teste cutâneo de hipersensibilidade imediata com carnes, foi estudada a possibilidade de realizá-lo com cetuximabe, que carrega o epítopo alfa-gal. Prick test, teste ID e teste de ativação de basófilos com cetuximabe foram positivos em 2 de 2 pacientes. Esses testes podem ser uma alternativa mais sensível em pacientes com alergia à carne vermelha.[27] Os testes cutâneos devem ser realizados por médico capacitado e

Anafilaxia: da Definição à Prática

em locais que cumpram as determinações da Resolução CFM Nº 2.215/2018.

Orientações e tratamento

Evitar picadas de carrapato e fazer dieta isenta de carnes vermelhas são suficientes para controle das crises na maioria dos indivíduos, mas a exclusão de carnes e outros produtos que contêm alfa-gal, como gelatinas derivadas de animais, presentes em doces e outros alimentos, está indicada para os pacientes que ainda apresentam crises após dieta sem carnes vermelhas.[10]

A maioria das crianças e adultos são capazes de continuar a ingerir produtos lácteos, embora alguns pacientes possam ter sintomas com a ingestão de laticínios. Não é recomendada a remoção de leite ou produtos lácteos da dieta de adultos e crianças com alergia alfa-gal se tiverem anteriormente tolerado esses produtos, a menos que os episódios alérgicos persistam, momento em que se pode considerar a realização de teste de provocação oral com leite.[26]

A dessensibilização está indicada em pacientes com IgE específica para alfa-gal positiva e que necessitam do tratamento oncológico com cetuximabe.[28]

A dessensibilização com carne de vaca foi descrita com sucesso em casos de anafilaxia na síndrome alfa-gal, tanto em adultos[29] como em crianças.[30]

É importante considerar que, na história natural da alergia à alfa-gal, a resposta de anticorpos IgE parece diminuir ao longo do tempo, levando à menor frequência de reações, ou reações inconsistentes. De fato, alguns pacientes adultos com esta forma de alergia têm sido capazes de tolerar a carne de mamíferos novamente depois de evitar picadas adicionais dos carrapatos durante 1 a 2 anos.[12]

No caso do paciente apresentar anafilaxia o tratamento na crise deverá ser realizado com a administração intramuscular de epinefrina, recomendada de acordo com as diretrizes estabelecidas (para mais detalhes, ver os *Capítulos 11 – Tratamento na Urgência* e *12 – Adrenalina Autoinjetável*).

Referências Bibliográficas

1. Hils M, et al. The history of carbohydrates in type I allergy. Frontiers in Immunology. 2020;11. doi: 10.3389/fimmu.2020.586924.

2. Commins SP. Carbohydrates as allergens. Curr Allergy Asthma Rep. 2015;15:492. doi: 10.1007/s11882-014-0492-y.

3. Commins SP, Platts-Mills TAE. Anaphylaxis syndromes related to a new mammalian cross-reactive carbohydrate determinant. J Allergy Clin Immunol 2009;124(4):652–57. doi: 10.1016/j.jaci.2009.08.026.

4. Chung CH, et al. Cetuximab-induced anaphylaxis and IgE specific for galactose-alpha-1,3-galactose. N Engl J Med. 2008;358:1109-17.

5. Wen L, et al. Delayed Anaphylaxis to red meat associated with specific IgE antibodies to galactose. Allergy Asthma Immunol Res. 2015;7(1):92-94. doi: 10.4168/aaair.2015.7.1.92.

6. Platts-Mills TAE, et al. Anaphylaxis to the carbohydrate side chain alpha-gal. Immunol Allergy Clin N Am. 2015;35:247-260. doi: 10.1016/j. iac.2015.01.009.

7. Hamsten C, et al. Identification of galactose-α-1,3-galactose in the gastrointestinal tract of the tick Ixodes Ricinus; possible relationship with red meat allergy. Allergy. 2013;68:549-52.

8. Controle de Endemias. Secretaria de Estado da Saúde (SUCEN, São Paulo); Dez-2002.

9. Fisher J, et al. Prevalence of type I sensitization to alpha-gal in forest service employees and hunters. Allergy; 2017;72(10):1540-1547. doi: 10.1111/all.13156.

10. Commins SP, et al. Delayed anaphylaxis to alpha-gal, an oligosaccharide in mammalian meat. Allergology International. 2016;65(1):16-20. doi: 10.1016/j. alit.2015.10.001.

11. Fischer J, et al. Galactose-alpha-1,3-galactose sensitization is a prerequisite for pork-kidney allergy and cofactor-related mammalian meat anaphylaxis. Journal of Allergy and Clinical Immunology. 2014;134(3):755-759. doi:10.1016/j.jaci.2014.05.051.

12. Kennedy J, et al. Galactose-alpha-1,3-galactose and delayed anaphylaxis, angioedema, and urticaria in children. Pediatrics. 2013;131:1-8. doi: 10.1542/peds.2012-2585

13. Commins SP, Platts-Mills TAE. Tick bites and red meat allergy. Curr Opin Allergy Clin Immunol. 2013;13:354-359. doi: 10.1097/ ACI.0b013e3283624560

14. Apostolovic D, et al. Immunoproteomics of processed beef proteins reveal novel galactose-α-1,3-galactose-containing allergens. Allergy. 2014;69(10):1308-15 doi: 10.1111/all.12462.

15. Mullins RJ, et al. Relationship between red meat allergy and sensitization to gelatin and galactose-α-1,3-galactose. J Allergy Clin Immunol. 2012;129:1334-42. doi: 10.1016/j.jaci.2012.02.038.

16. Uyttebroek A, et al. Anaphylaxis to succinylated gelatin in a patient with a meat allergy: galactose-α(1, 3)-galactose (α-gal) as antigenic determinant. Journal of Clinical Anesthesia. 2014;26:574-576. doi: 0.1016/j. jclinane.2014.04.014.

17. Schmidle P, et al. Gelatin-Containing Vaccines for Varicella, Zoster, Measles, Mumps, and Rubella Induce Basophil Activation in Patients with Alpha-Gal Syndrome. Int Arch Allergy Immunol 2021;182:716-22. doi:10.1159/000514263.

18. Fisher J, et al. Alpha-gal is a possible target of IgE-mediated reactivity to antivenom. Allergy. 2017;72(5):764-771. doi: 10.1111/all.13073.

19. Chinuki Y, Morita E. Alpha-gal-containing biologics and anaphylaxis. Allergology international. 2019;68(3):296-300. doi: 10.1016/j. alit.2019.04.001.

20. Maurer M, et al. Galactose-α-1,3-galactose allergy is not a hitherto unrecognized cause of chronic spontaneous urticaria. Int Arch Allergy Immunol. 2015;167:250-252. doi: 10.1159/000440653.

21. Commins SP, et al. Testing for IgE Antibody to the Carbohydrate galactose-α--1,3-galactose (alpha-gal) in Patients with Recurrent, Idiopathic Anaphylaxis: How Many Cases Are We Missing? Journal of allergy and clinical immunology. 2010;125(2):AB119-AB119. doi: 10.1016/j. jaci.2009.12.47.

22. Carter MC, et al. Identification of alpha-gal sensitivity in patients with a diagnosis of idiopathic anaphylaxis. Allergy. 2018;73(5):1131-1134. doi: 10.1111/all.13366.

23. Morita E, et al. Galactose-α-1,3-galactose (α-gal)-specific IgE test is highly useful for predicting cetuximab-induced anaphylaxis. Clinical and Translational Allergy. 2014;4(Suppl 3):52. doi:10.1186/2045-7022-4-S3-P52.

24. Mabelane T, et al. Predictive values of alpha-gal IgE levels and alpha-gal IgE: total IgE ratio and oral food challenge proven meat allergy in a population

with a high prevalence of reported red meat allergy. Pediatric Allergy and Immunology. 2018;29(8):841-849 doi: 10.1111/pai.12969.

25. Wilson JM, Platts-Mills TAE. Meat allergy and allergens. Molecular immunology. 2018;100:107-112 doi: 10.1016/j.molimm.2018.03.018.

26. Ferreira MD, et al. Alergia a alfa-gal: uma revisão sistemática. Braz J Allergy Immunol. 2015;3(6):241-50.

27. Michel S, et al. Skin prick test and basophil reactivity to cetuximab in patients with IgE to alpha-gal and allergy to red meat. Allergy. 2014;69(3):403-405 doi: 10.1111/all.12344.

28. Jerath MR, et al. A desensitization protocol for the mAb cetuximab. J Allergy Clin Immunol. 2009;123(1):260-262. doi: 10.1016/j.jaci.2008.09.023.

29. Unal D, et al. Successful beef desensitization in 2 adult patients with a delayed-type reaction to red meat. J Allergy Clin Immunol Pract. 2017;5(2):502-503.

30. Yucel E, et al. Red-meat desensitization in a child with delayed anaphylaxis due to alpha-Gal allergy. Pediatric Allergy and Immunology. 2019;30(7):771-773. doi: 10.1111/pai.13092.

Capítulo 9

Situações Especiais

9.1 Anafilaxia no Perioperatório

Jane da Silva

Introdução

No período perioperatório, o paciente é exposto, em curto espaço de tempo, a múltiplas substâncias que, aliadas ao quadro clínico que originou o atendimento, podem desencadear uma gama de reações adversas, previsíveis e imprevisíveis.

Um quadro multissistêmico (respiratório, cardiovascular e cutâneo), de início súbito, resultante da liberação de mediadores por mastócitos e basófilos induzido por medicamentos e substâncias usadas em anestesia e cirurgia é o que caracteriza a reação anafilática perioperatória.[1] Embora rara, essa reação de elevada morbimortalidade exige investigação minuciosa para evitar riscos futuros. E nesse contexto, é necessário conhecer os principais agentes causais e métodos de investigação para sua identificação.

Agentes causais de anafilaxia perioperatória

Diversos agentes podem ser considerados como suspeitos em reações de hipersensibilidade perioperatória. Em investigações realizadas a *posteriori*, a comprovação do agente causal e sua frequência varia muito entre os diferentes centros habilitados. A seguir, são destacados os agentes mais frequentemente implicados nestas reações.

▪ Bloqueadores neuromusculares

Bloqueadores neuromusculares (BNM) são a principal causa de reações de hipersensibilidade perioperatória em muitos países europeus e da Ásia.[2,3] No Brasil, anestesiologistas também reportaram serem os BNM os primeiros suspeitos como agentes causais de hipersensibilidade intraoperatórias.[3]

Os BNM incluem succinilcolina, benzilisoquinolínicos (atracúrio, cisatracúrio, doxacúrio, mivacúrio) e aminosteroides (pancurônio, rapacurônio, rocurônio, vecurônio) e na patogênese da hipersensibilidade induzida por esses agentes encontram-se reações mediadas ou não por IgE. A resposta mediada por IgE é devida principalmente às estruturas de amônio terciário e quaternário que representam o principal epítopo antigênico dos BNM benzilisoquinolínicos, enquanto a resposta não IgE mediada é provocada geralmente por BNM do tipo aminosteroides.[5] Os determinantes antigênicos de amônio terciário e quaternário podem estar presentes em cosméticos, desinfetantes e alimentos. O contato e a sensibilização com esses produtos poderiam explicar o aparecimento de reações em primeira exposição aos BNM.[6] Uma outra explicação é a "hipótese da folcodina". Usado como antitussígeno, esse opioide contém epítopos antigênicos que apresentam reatividade cruzada com BNM. Desde que essa hipótese foi admitida, a Noruega, país que possuía elevada frequência de anafilaxia por BNM, com a retirada do mercado do antitussígeno, aumentou significativamente a tolerância a esse agente, devido a sua menor sensibilização.[7] Por outro lado, reações cruzadas ocorrem mais frequentemente entre os aminoesteroides e podem ser explicadas pela ativação mastocitária, decorrente da ligação direta entre esse BNMs e receptores MRGPRX234 presentes na membrana do mastócito.[8]

Foi sugerido que, em caso de anafilaxia induzida por rocurônio, poderia ser usado como tratamento da anafilaxia o sugamadex, devido a sua ligação seletiva ao bloqueador neuromuscular. Porém, um estudo experimental mostrou que, uma vez iniciada, a reação não poderia ser bloqueada por sugamadex.[9] E, embora surjam relatos episódicos com indicação de seu uso, até o momento é temerária a inclusão de sugamadex no tratamento de anafilaxia a rocurônio.[10]

▪ Látex

Nos últimos anos vem sendo observada mudança notável no perfil de sensibilização ao látex de borracha natural da *Hevea brasiliensis*, com uma diminuição marcante da sensibilização e alergia clinicamente manifesta.[11,12] Isso possivelmente se deve a várias ações, como identificação dos grupos de risco e uso de medidas preventivas, rotulação correta dos dispositivos médicos quanto a presença de látex e uso de luvas sem pó.[13] Porém, o risco de desenvolver alergia ao látex permanece maior em profissionais de saúde, crianças que requerem procedimentos cirúrgicos e médicos, múltiplos ou repetitivos (p. ex., espinha bífida, trauma da medula espinhal e malformações urogenitais), pacientes que precisam de cuidados crônicos por inserção repetida de cateteres vesicais de látex de borracha ou uso de cateteres internos crônicos. E, ainda, cabeleireiros, jardineiros, trabalhadores da indústria da borracha e população obstétrica (devido ao contato repetido de luvas de látex com membranas mucosas durante os exames vaginais ou parto).[5]

Particularmente com relação aos que necessitam múltiplas cirurgias e/ou múltiplos procedimentos, cujo risco de anafilaxia perioperatória pode ocupar o primeiro lugar,[14] deve-se proporcionar a prevenção primária, ou seja, evitar a sensibilização, através do uso de materiais/dispositivos médicos sem látex e realização de cirurgias em ambientes seguros quanto à presença de látex, sendo essas realizadas como as primeiras do dia.[15]

Tendo em vista que produtos de látex são ubíquos e não estão restritos ao ambiente hospitalar, a identificação e adequada rotulação dos produtos derivados do látex são abordagens práticas e importantes no controle de riscos.[16] Uma contribuição nesse sentido foi a nota emitida pela Agência Nacional de Vigilância Sanitária (Anvisa), com a Resolução da Diretoria Colegiada. A RDC 37/2015 traz a padronização de frases de declaração de conteúdo de látex de borracha natural em rótulos de dispositivos médicos.[17]

Ainda como medidas preventivas, antes de cirurgias, está indicada avaliação de sensibilização ao látex, se o paciente tiver história de reação de hipersensibilidade em anestesia anterior e esta não foi previamente investigada. Além disso, pacientes com manifestações de hipersensibilidade ao látex, independentemente das circunstâncias, devem também ser investigados. Pacientes com história de manifestações clínicas à ingestão de abacate, banana, kiwi e outros alimentos (pela elevada frequência de reações cruzadas com látex) e pacientes pediátricos submetidos a várias cirurgias, descritos anteriormente como de maior risco, são todos candidatos a investigação prévia a cirurgias.[15]

Quanto à investigação, o teste cutâneo positivo, associado à detecção de IgE específica e uma história clara ainda são considerados o padrão ouro. No entanto, a análise sorológica é dificultada por uma alta porcentagem de pacientes sensíveis a aeroalérgenos que produzem resultados falso-positivos para IgE ao látex.[18]

▪ Opioides

Opioides são extensamente utilizados em anestesia e estão frequentemente implicados em registros de anafilaxia com prevalência de 9,8 por 10.000 casos registrados.[19] A maioria das reações é devido à indução não imunológica de liberação de histamina, possivelmente através da ligação dos mesmos com receptores MRGPRX29 na membrana de mastócitos. Os mais comuns causadores de reações não imunológicas são os opioides de baixa potência (meperidina, codeína e morfina), enquanto os de alta potência, como como fentanil e hidromorfona são menos propensos.[20]

Manifestações cutâneas, como prurido, *rash* e urticária, são bastante frequentes e estão relacionadas à histaminoliberação direta, atribuída em muito às concentrações séricas de opioides (infusões contínuas geram menor liberação de histamina do que aplicações em bólus).[21] Por outro lado, ao se buscar identificar mecanismo IgE-mediado, observou-se em investigação por testes de provocação, que quando há reação com angioedema ou hipotensão, aumenta a probabilidade de haver verdadeira alergia a opioides.[22]

Os opioides são divididos em cinco classes diferentes: fenantrenos, benzomorfanos, fenilpiperidinas, difenil-heptanos e fenilpropilaminas. Embora haja poucos dados disponíveis, foram relatados alguns casos de reatividade cruzada entre opioides de diferentes grupos estruturais. Entre derivados de fenilpiperidina (p. ex., fentanil, alfentanil, remifentanil) parece não haver reatividade cruzada com os derivados da morfina, difenil-heptanos e fenantrênicos.[5] A prevenção de manifestações recorrentes por reações a opioides se concentraram em três princípios:

- A substituição de opioides por medicamentos não opioides.
- Identificação de um opioide alternativo tolerado (grupo estrutural diferente).
- Administração preventiva de anti-histamínico (quando as manifestações são cutâneas) ao uso de opioide de grupo estrutural diferente do utilizado na reação passada.[21,23]

▪ Hipnóticos

Propofol com solubilizante Cremophor EL e hipnóticos barbitúricos, como tiopental, eram importantes indutores de reações no passado, mas isso mudou no decorrer das últimas décadas e, apesar de sua aplicação frequente, a anafilaxia por hipnóticos não barbitúricos é rara.[24] Atualmente, propofol é formulado em uma solução lipídica contendo 10% de óleo de soja, 2,25% de glicerol e 1,2% de lecitina de ovo. A presença desses componentes não está relacionada com um aumento do risco de reações anafiláticas por propofol em pacientes com alergia a ovo ou soja. As reações imediatas envolvendo esse agente são mais frequentemente devido a um alquilfenol que carrega dois grupos isopropil que podem atuar como epítopos antigênicos[5]. Entretanto, pode também haver reação induzida por propofol, devido à uma liberação direta de histamina dependente de sua concentração.[15]

Os benzodiazepínicos raramente causam reações de hipersensibilidade. Dentre essa classe de medicamentos, o midazolam é o principal agente causador de reações no período perioperatório.[25] Mas, em caso de dúvida e cirurgia iminente, outras classe de drogas, por exemplo o tiopental ou a cetamina, constituem alternativas viáveis.[23]

▪ Anestésicos locais

Anafilaxia por anestésicos locais é extremamente rara, considerando seu uso, dentro e fora do centro cirúrgico. Fora do centro cirúrgico, as reações rotuladas como alérgicas devem ser diferenciadas de reação vasovagal, sobre dose acidental por injeção intravascular e sintomas devido ao uso de vasopressores. Além disso, observar a possibilidade de reação a outras substâncias em uso concomitante ao anestésico local, como látex, antibióticos, anti-inflamatórios não hormonais, clorexidina, aditivos e preservativos.[26]

Reatividade cruzada é mais comum entre os ésteres e menos comum entre amidas ou amida-éster. O grupo de anestésicos locais do tipo éster (cloroprocaína, procaína, tetracaína) é considerado mais antigênico que o grupo amida (lidocaína, bupivacaína, ropivacaína, levobupivacaína). Deve-se pensar na possibilidade de haver hipersensibilidade por conservantes como metilparabeno, parabeno, metabissulfito e propilenoglicol, no entanto anestésicos sem conservantes não são fáceis de se obter.[13]

A anestesia obstétrica é uma situação especial para investigar história de hipersensibilidade a anestésicos locais. Nessa circunstância deve-se realizar o teste no dia do parto, no centro obstétrico. O alergista realiza os testes cutâneos e, caso sejam negativos, o anestesista administra anestesia local com o anestésico a ser injetado via espinhal. Caso ocorra alguma reação, a equipe obstétrica estará pronta para realizar os procedimentos necessários.[13]

▪ Antibióticos

Representam uma causa crescente de anafilaxia devido a sua utilização em diferentes etapas perioperatórias. Por isso atenção deve ser dada, buscando-se identificar seu uso desde o período pré até após a intervenção, pois antibióticos são usados em profilaxias e infecções.[10,15]

Derivados de betalactâmicos são os mais frequentemente implicados e, ao contrário do que se supunha anteriormente, o risco de reações cruzadas entre betalactâmicos é menor. Quando ocorre, a reatividade cruzada não é universal, mas relacionada às similaridades na cadeia lateral ou em metabólitos do anel betalactâmico.[22] A sensibilização ao anel determina risco de reação a qualquer antibiótico do grupo, uma vez que todos betalactâmicos compartilham dessa estrutura. Já a sensibilização às cadeias laterais torna a ocorrência de reações possível apenas entre os que tiverem cadeias laterais semelhantes. Nesse contexto, sabe-se, por exemplo, que a cefazolina, uma cefalosporina muito utilizada como profilaxia cirúrgica, possui cadeias laterais distintas de todos os demais betalactâmicos, de forma que pacientes com reação a este composto toleram os demais compostos do grupo.[13]

É fundamental que se estabeleça a confirmação de uma história de alergia a betalactâmicos, especialmente à penicilina, que é extensamente implicada em rótulo indevido de alergia, muitas vezes já na infância. As consequências de rotular um paciente como "alérgico" a penicilina traz, além de custos elevados, prolongamento de hospitalização e aumento da prevalência de infecções graves a organismos resistentes. Assim, em toda reação suspeita de hipersensibilidade, o paciente deve ser encaminhado a um especialista para confirmação diagnóstica.

Reação não IgE-medida pode estar associada com a velocidade de administração de antibióticos como vancomicina. Uma reação caracterizada pelo aparecimento de rubor, prurido e uma erupção eritematosa que normalmente se espalha pelo rosto, pescoço, e parte superior do tronco, está associada a uma rápida infusão desse antibiótico. Em casos menos frequentes, os pacientes também podem apresentar dispneia, angioedema e hipotensão[26]. Além dos antibióticos administrados por via intravenosa, outras vias devem ser lembradas: fluido de irrigação (bacitracina/rifampicina), colírios (cloranfenicol) e cimento ósseo (gentamicina). Esses devem ser considerados na lista de agentes causais.[29]

■ Clorexidina

Clorexidina é um antisséptico eficaz e cada vez mais usado em muitos produtos diferentes e em diversos ambientes de cuidados em saúde. Isso contribui para o aumento na frequência de reações alérgicas, sendo citada entre as quatro principais causas mais comumente diagnosticadas de anafilaxia perioperatória, juntamente com BNM, antibióticos e látex.[30] Contudo, é um agente facilmente esquecido, devido à falta de conhecimento sobre alergia e exposição "oculta" em vários produtos. Embora todos os produtos que contenham clorexidina têm o potencial de causar reações alérgicas, alguns causam reações alérgicas mais graves e mais frequentes, como as que ocorrem por uso de gel uretral e cateter venoso central impregnados com clorexidina.[31]

A pele é o órgão mais comumente exposto à clorexidina, antes da incisão cirúrgica, por exemplo. Exposições assim levam a um atraso no início dos sintomas variando de 10 a 50 minutos após o uso. Nessa situação, a relação entre a reação alérgica com uso de clorexidina pode passar completamente despercebida, especialmente tendo sido empregados outros medica mentos nesse período.[31] O rápido desenvolvimento de manifestação clínica pode ocorrer em casos de exposição uretral à clorexidina, que possivelmente resulta de lesão traumática na uretra durante o cateterismo, facilitando a captação venosa do alérgeno. Ainda, exposição similar ocorre durante a inserção de cateter venoso central revestido de clorexidina.[32]

É importante identificar sintomas alérgicos leves após a exposição à clorexidina em avaliação pré-anestésica para prevenir reações alérgicas potencialmente mais graves no futuro. Casos de anafilaxia perioperatória induzidas por clorexidina foram descritos como sendo mais comuns em profissionais de saúde e, em alguns casos, com sinais indicativos de sensibilização prévia.[31,33,34]

Na investigação diagnóstica de alergia à clorexidina, embora testes cutâneos de leitura imediata apresentem-se com sensibilidade estimada inferior, apresentam excelente especificidade (99-100%) e, se for acrescentada a dosagem de IgE específica para clorexidina, a acurácia dos testes torna-se bastante elevada.[31] Por este motivo, a combinação de métodos diagnósticos é aconselhável em associação com a história clínica.[35]

▪ Anti-inflamatórios não esteroidais (AINEs)

No Brasil o uso de AINEs foi observado como a primeira causa de anafilaxia, todavia, não relacionada ao período perioperatório.[36] De fato, embora sejam comumente empregados em diferentes etapas perioperatórias, considera-se uma causa rara de anafilaxia nesse contexto.[37]

A hipersensibilidade a vários AINEs com estruturas diferentes é mediada pela inibição da COX (principalmente a isoenzima COX-1), que promove maior produção de leucotrienos e lipoxinas, devido ao desvio do metabolismo do ácido aracdônico para a via da lipo-oxigenase. A ação desses mediadores causa mais provavelmente exacerbações de doença respiratória em pacientes suscetíveis, urticária ou angioedema. Menos comumente, a anafilaxia verdadeira aos AINEs ocorre como consequência de uma reação mediada por IgE a um determinado AINE. Nessa situação, pode haver reatividade cruzada com AINEs de mesmo subgrupo químico (reação seletiva), mas o indivíduo irá tolerar anti-inflamatórios de estrutura química diferente.[13,37] Derivados da pirazolona (dipirona, metamizol), diclofenaco e derivados do ácido propiônico (ibuprofeno, cetoprofeno, naproxeno) têm sido os mais implicados nessas reações consideradas seletivas, enquanto o uso de paracetamol e inibidores seletivos de COX-2, são pouco envolvidos nas reações de hipersensibilidade a AINEs, tanto por mecanismos imunológicos, quanto por não imunológicos, tornando-se opções alternativas seguras, após teste de provocação oral negati vo para algum desses medicamentos.[13]

▪ Expansores plasmáticos, sangue e derivados

Coloides ou expansores plasmáticos têm sua utilização em pacientes já hipotensos, o que pode dificultar o diagnóstico de anafilaxia. Os coloides incluem substâncias naturais (albumina) e sintéticas (dextrana, gelatinas e amidos) e de acordo com a literatura, a incidência de reações alérgicas a essas soluções no período perioperatório gira em torno de 1-4%, sendo a maioria delas referente às gelatinas. Dispositivos médicos que podem conter gelatina incluem agentes hemostáticos, enxertos vasculares, cânulas intravenosas e produtos de substituição óssea.[38]

A sensibilização para Alfa-Gal parece ter um papel nas reações de hipersensibilidade à gelatina intravenosa. A presença de Alfa-Gal pode ser detectada em gelatina derivada de carne de mamíferos e foi observada uma forte correlação entre IgE anti-Alfa-Gal e reatividade intradérmica positiva à gelatina em pacientes sensibilizados, sugerindo que Alfa-Gal poderia ser um antígeno relevante da gelatina.[39] Assim, é recomendado que coloide à base de gelatina não deva ser administrado em paciente com síndrome Alfa-Gal, a menos que este tenha teste cutâneo negativo.[40]

Com relação ao sangue e derivados, considera-se como diagnóstico clínico de exclusão a reação de hipersensibilidade, por não haver até o presente um teste diagnóstico definitivo. Uma das hipóteses é que, em indivíduos com deficiência de IgA, que desenvolvem anticorpos anti-IgA, ao serem expostos à IgA durante uma transfusão, apresentem reação a este antígeno do doador. Também é discutida a possibilidade de antígenos escondidos, como azul de metileno adicionado a derivados do sangue.[29]

▪ Radiocontrastes

Os radiocontrastes são categorizados com base no conteúdo de íons em monômeros iônicos com alta osmolalidade, monômero não iônico e dímeros iônicos com baixa osmolalidade e dímeros não iônicos isomolar. Atualmente os radiocontrastes não iônicos de baixa osmolalidade são preferidos na prática clínica em função de seu perfil de menor risco de hipersensibilidade.[41]

Apesar de a incidência de hipersensibilidade imediata grave a radiocontrastes ter diminuído, mortes por anafilaxia ainda ocorrem, independentemente de ionicidade.[42] Essas reações podem ocorrer por mecanismos IgE e não IgE mediados, nesse caso, pode ser devido à ligação a receptores de membrana dos mastócitos ou, ainda, por ativação direta do complemento.[43]

O fato dos radiocontrastes terem baixo peso molecular, de necessitarem fazer haptenização para tornarem-se imunogênicos, das reações poderem ocorrer na primeira exposição, de anticorpos IgE específicos para os mesmos raramente serem detectados e de testes cutâneos positivos estarem presentes na minoria dos pacientes, revela que o mecanismo não alérgico é o mais comum. No entanto, este dogma vem sendo desafiado devido à especulação de que reações possivelmente mediadas por IgE poderiam ser demonstradas por meios diretos ou indiretos, se métodos melhores pudessem ser desenvolvidos.[43]

As reatividades cruzadas mais frequentemente detectadas são entre iodixanol e iomeprol, e iodixanol e iohexol e têm sido relacionadas à estrutura química, sendo maior entre contrastes radiológicos do mesmo grupo44. Múltiplos testes cutâneos positivos foram observados em pacientes investigados por reação a contrastes iodados, indicando que a presença de uma cadeia lateral comum entre esses agentes poderia explicar a reação cruzada frequente.[45]

É importante acrescentar que alergia a frutos do mar ou à iodopovidona são erroneamente referidos como fatores de risco para reações cruzadas a radiocontrastes. Adicionalmente, a pergunta feita sobre "alergia a iodo", comumente presente em questionário a ser respondido antes da realização de exames contrastados, não deve ser reproduzida. Todos esses fatores são considerados mitos e devem ser combatidos.[46]

Entre os fatores de risco reconhecidos para reações anafiláticas fatais, destacam-se a história anterior de hipersensibilidade a radiocontraste, asma (especialmente se mal controlada), alergias que requerem tratamento médico, uso, de bloqueadores beta-adrenérgicos ou AINEs, condições preexistentes incluindo doença cardiovascular, renal, hematológica, doença autoimune ou metabólica.[41]

Testes cutâneos podem ser fitos após uma reação de hipersensibilidade, a fim de confirmar o agente suspeito e oferecer uma alternativa segura.[45]

O uso de pré-medicação permanece sendo controverso. Estima-se que a pré-medicação não previne reações IgE mediadas, entretanto a indicação varia de aplicação a pacientes que sofreram reações prévias graves, não mediadas por IgE até a pacientes com mastocitose sistêmica e urticária crônica, que precisem de radiocontrastes e cujos testes cutâneos tenham sido negativos. Independentemente da situação, é fundamental que no local onde será realizado o exame de imagem com contrastes, os profissionais saibam reconhecer e tratar adequadamente uma anafilaxia.[13]

▪ Antígenos escondidos e outros agentes

Alguns agentes, por não fazerem parte do rol de agentes previamente listados em fichas de anestesia ou descrição cirúrgica, podem passar despercebidos. Antibióticos em cimento ósseo, colírios, manitol como adjuvante de alguns medicamentos intravenosos, carboximetilcelulose em lágrimas artificiais são exemplos. Além desses, destacam-se:

- **Corantes:** os corantes azuis (azul de metileno, isosulfan blue, azul patente), utilizados em mapeamento de nódulo sentinela em cirurgia oncológica, são reconhecidos como causa de reações de hipersensibilidade, tanto por ativação direta de mastócitos e/ou basófilos, como por IgE específica.[20] Reações a esses corantes são habitualmente mais tardias, ocorrendo em média 30 minutos após a aplicação. Fluoresceína é outro corante, utilizado para angiografia de retina, que pode causar reações em até três minutos quando injetado por via intravenosa.[47]

- **Aprotinina:** esse agente antifibrinolítico, é administrado por via intravenosa ou como parte de agentes hemostáticos tópicos, para redução de sangramento em cirurgias cardíacas, ortopédicas e hepáticas. Foi temporariamente retirado do mercado em 2007 após relatos de aumento do risco de morte, porém já foi reintroduzido no Brasil. A prevalência de reações em pacientes com exposição prévia é maior, razão pela qual a reexposição com intervalo menor de 6 meses é considerada contraindicação relativa.[48]

- **Óxido de etileno (OE):** é usado para esterilizar membranas de diálise, cateteres, conjuntos de infusão e outros dispositivos médicos que não podem passar por esterilização a vapor de alta temperatura. Anafilaxia por OE pode ser observada em situações de cirurgia e verifica-se mecanismo mediado por IgE envolvido na reação.[49] Por ainda não haver outros métodos comprobatórios de hipersensibilidade, a dosagem de IgE específica para OE é o único exame disponível.[50] Há um risco aumentado de sensibilização em pacientes com mielomeningocele e com *shunts* ventriculoperitoneais e, sendo muito difícil evitar completamente o OE, pré-tratamento com omalizumabe tem sido empregado com sucesso.[1]

- **Polietilenoglicóis (PEG) ou macrogóis:** são polímeros hidrofílicos encontrados em produtos de uso diário, como alimentos e cosméticos. Em medicamentos são empregados em gel, spray de anestésicos locais, em cimentos ósseos, em soluções de lavagem e irrigação, entre outros.[29] Recentemente, devido ao alerta sobre reações graves a vacinas contra COVID-19, tem-se questionado se anafilaxia por PEG é subdiagnosticada e se a resposta imune é mediada por IgE ou é uma reação não alérgica.[51] Em paralelo, casos de anafilaxia, inclusive com fatalidade, têm sido relacionados ao uso de medicamentos contendo PEGs, provando-se a relação causal por testes cutâneos positivos para esse produto.[52]

Investigação de anafilaxia perioperatória

▪ Princípios gerais

Os objetivos da investigação de anafilaxia perioperatória são identificar o agente causal e oferecer alternativas para garantir uma futura anestesia segura, mesmo se esse agente causal não for identificado. Por isso é fundamental uma abordagem sistemática em centros especializados e idealmente unindo esforços de uma equipe combinando alergistas imunologistas e anestesiologistas com experiência nesse tipo de investigação.[1]

Como a investigação é altamente complexa, os pacientes devem ser encaminhados para centros com experiência em investigar mais de 20 pacientes por ano. Centros com menos pacientes devem considerar o encaminhamento para centros maiores. Se por razões geográficas, logísticas ou econômicas isso não é possível, é imperativo que recomendações internacionais sobre a seleção de medicamentos para teste, métodos de testes preferidos e critérios diagnósticos sejam seguidos, visando a uma padronização universal e abordagem de mais alta qualidade possível no atendimento aos pacientes.[53]

Grupos de substâncias e medicamentos aos quais o paciente não foi exposto não devem ser testados, pois o teste preventivo não é considerado custo eficaz devido à raridade das anafilaxias perioperatórias. Em pacientes com história pregressa de reação, mas onde os detalhes das exposições não estão disponíveis, pode ser necessário fazer testes com látex, clorexidina, óxido de etileno e uma bateria simples de medicamentos, como propofol, fentanil, remifentanil e um BNM, para garantir anestesia futura.[1]

Um algoritmo para investigar o diagnóstico de reações perioperatórias é proposto na Figura 9.1.1.

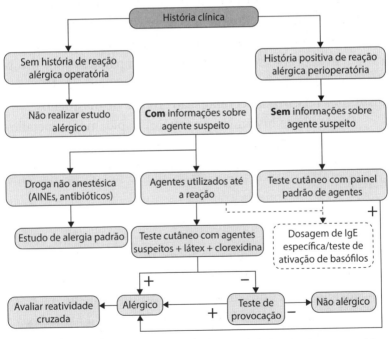

FIGURA 9.1.1. Algoritmo para investigação do diagnóstico de reações perioperatórias. AINEs: anti-inflamatório não esteroidal. Adaptada de Laguna JJ et al.[54]

▪ Recursos diagnósticos

No momento da reação

A triptase permanece no sangue por horas, com níveis máximos alcançados após 1-2 horas da reação, perdurando elevada por mais 4-6 horas. Isso significa que as amostras de sangue podem ser obtidas entre 30 minutos e 6 horas após a anafilaxia, preferencialmente nas 2 primeiras horas. O melhor critério de definição de anafilaxia é um aumento de 2 vezes ou 2 ng/mL mais 1,2 do nível basal. Níveis de triptase são especialmente elevados em reações mais graves, entretanto níveis normais não excluem possibilidade de anafilaxia.[54,55]

A quantificação basal da triptase deve ser feita após 24 horas e tem o propósito não apenas de comparação com níveis dosados no evento perioperatório, mas também de descartar distúrbios relativos à degranulação crônica de mastócitos.[56]

Dosagem de histamina plasmática, rapidamente metabolizada, embora seja altamente sensível, tem baixa especificidade e apenas alguns centros altamente especializados fazem essa determinação.[1]

Após a reação

Testes cutâneos, além de testes *in vitro* e, se necessário teste de provocação, são usados para identificar o agente desencadeante. Esses devem ser realizados idealmente 4 a 6 semanas no mínimo, mas não depois de 6 meses da anafilaxia.[1] Apesar de haver risco dos testes terem algum resultado falso-negativo, se realizados logo após a anafilaxia, diretrizes britânicas recomendam investigação mais precoce.[57] Entretanto, apesar dessa discordância, considera-se que se a investigação for necessária antes, como em casos em que um procedimento cirúrgico foi interrompido devido a anafilaxia, mas não pode ser adiado por longo tempo, resultados de teste positivos são considerados conclusivos. Contudo, testes negativos não excluem a sensibilização.[58]

■ Elementos para investigação

História do paciente

A história do paciente é a registrada pelo profissional que estava presente no evento, na maioria das vezes o anestesiologista, o qual deve encaminhar uma documentação detalhada, incluindo todas as exposições antes do início da reação.[55,59] A documentação deve incluir cópia da ficha anestésica e do prontuário, contendo dados do pré e intraoperatório até a recuperação, anotações adicionais feitas pelo anestesiologista, detalhes de quaisquer exposições cirúrgicas ou outras exposições perioperatórias (desinfetantes, locais e *sprays*, géis estéticos, tinturas, cimentos) e dos procedimentos (p. ex., cateteres arteriais, venosos e urinários, *stents*). Não é recomendado planejar as investigações com base apenas nas informações de uma carta de referência.[1,54]

A interação do alergista com o anestesiologista nesta fase da investigação pode ser facilitada por um instrumento comum de comunicação. No Brasil, um protocolo para troca de informações de maneira sistematizada sobre características da reação, tratamento efetuado, exames solicitados, testes realizados e sua interpretação, foi elaborado previamente[60] e encontra-se em aprimoramento para publicação em breve.

A partir das informações fornecidas pela documentação detalhada e pelo paciente, serão definidos os agentes que serão investigados e, programados os testes cutâneos, os quais devem ser realizados em ambiente hospitalar por equipe adequadamente capacitada. Antes da realização dos testes, todas as etapas de investigação devem ser claramente explicadas ao paciente e o mesmo deve assinar e receber uma via de um termo de consentimento livre e esclarecido.

Testes cutâneos

Na prática do alergista, diferentes cenários podem ocorrer:

1) Os pacientes podem chegar sem história clínica anterior de reação alérgica perioperatória. Nesse caso, não há indicação para realizar testes cutâneos.

2) Os pacientes podem ter história anterior de reações, com informações detalhadas sobre a reação, os medicamentos e agentes administrados. Neste caso, o teste cutâneo é obrigatório para todos os agentes administrados, além do látex e clorexidina.[59]

3) Pacientes que necessitam de um procedimento atual, e tiveram reação que ocorreu remotamente (há mais de 10 anos), e não há acesso ao prontuário/ficha anestésica. Nesse caso, é recomendado realizar testes com látex, clorexidina, óxido de etileno, propofol, fentanil, remifentanil e um BNM para uso seguro na anestesia futura.[1,13]

Antes da realização dos testes cutâneos, orientações gerais a respeito do procedimento devem ser seguidas. Resumidamente, anti-histamínicos devem ser suspensos com pelo menos 5 dias de antecedência, medicamentos como antidepressivos, antipsicóticos e corticoide sistêmico em alta doses podem ser suspensos, se os médicos prescritores considerarem seguro. Dessa forma, ao fazer o agendamento dos testes cutâneos, o médico já deve ajustar as medicações de uso oral de acordo com o dia do procedimento e solicitar as provas *in vitro*, de modo que possam ser checadas antes das provas *in vivo* agendadas.[1,13,54]

Testes cutâneos de puntura de leitura imediata são a primeira etapa. Os resultados são lidos após 15-20 minutos, e uma pápula ≥ 3 mm indica teste positivo. Se negativos ou indeterminados, testes intradérmicos (ID) são realizados. No teste ID a injeção de um volume de 0,02 mL da substância a ser testada leva à formação de uma pápula inicial de 3-5 mm, que deve ser delineada. Os resultados são lidos após 20 minutos e o aumento no diâmetro de ≥ 3 mm em comparação à pápula inicial, indica teste positivo.[1,61]

Testes padronizados com látex e desinfetantes, como clorexidina, são indicados para todos os pacientes.[54,59]

A concentração ideal para realizar testes cutâneos com agentes que causam histaminoliberação inespecífica não é claramente definida. Por isso, resultado falso-positivo pode ocorrer com medicamentos como BNM (mivacúrio, atracúrio, cisatracúrio e succinilcolina), tiopental, opioides e alguns antibióti cos, como vancomicina e quinolonas.[62]

Atenção deve ser dirigida aos BNMs, pois devido à alta reatividade cruzada entre as classes e às limitações em testá-los por testes de provocação, é necessário fazer testes cutâneos com todas as classes, visando identificar um teste negativo e ter uma alternativa de BNMs.[55,63]

O valor preditivo negativo do teste cutâneo para BNMs geralmente é relatado como alto. No entanto, alguns centros especializados realizam testes de provocação quando os resultados do teste cutâneo são negativos ou ambíguos. É importante ressaltar que, independentemente do agente testado, o significado de um teste cutâneo negativo realizado antes de 4 a 6 semanas deve ser interpretado com cautela. Nesta situação, deve-se considerar repetir o teste depois desse período.[64]

As concentrações recomendadas como não irritantes dos agentes mais comumente testados em reações perioperatórias são mostradas na Tabela 9.1.1.

TABELA 9.1.1. Concentrações não irritativas recomendadas para realização de testes cutâneos com agentes mais frequentemente implicados na investigação das reações perioperatórias

Agente	Teste de punctura	Teste intradérmico	Agente	Teste de punctura	Teste intradérmico
Bloqueadores neuromusculares (BNMs)			**Agentes anestésicos EV**		
Atracúrio	1 mg/mL	0,01 mg/mL	Propofol	10 mg/mL	1 mg/mL
Cisatracúrio	2 mg/mL	0,02 mg/mL	Etomidato	2 mg/mL	0,1 mg/mL
Mivacúrio	0,2 mg/mL	0,002 mg/mL	Cetamina	100 mg/mL	0,1 mg/mL
Rocurônio	10 mg/mL	0,05 mg/mL	Escetamina	25 mg/mL	0,25 mg/mL
Vecurônio	4 mg/mL	0,04 mg/mL	Tiopental	25 mg/mL	2,5 mg/mL
Pancurônio	2 mg/mL	0,02 mg/mL	Midazolam	5 mg/mL	0,05 mg/mL
Suxametônio	10 mg/mL	0,1 mg/mL	Anestésicos locais		
Agentes de reversão			**Lidocaína**	**10 mg/mL**	**1 mg/mL**
Sugammadex	100 mg/mL	10 mg/mL	Articaína	20 mg/mL	2 mg/mL
Opiáceos			**Prilocaína**	**20 mg/mL**	**2 mg/mL**
Fentanil	0,05 V	0,005 mg/mL	Bupivacaína	2,5 mg/mL	0,25 mg/mL
Alfentanil	0,5 mg/mL	0,05 mg/mL	Levobupivacaín a	7,5 mg/mL	0,75 mg/mL
Sufentanil	0,005 mg/mL	0,0005 mg/mL	Mepivacaína	20 mg/mL	2 mg/mL
Remifentanil	0,05 mg/mL	0,005 mg/mL	Ropivacaína	10 mg/mL	1 mg/mL
Morfina	1 mg/mL	0,005 mg/mL	Derivado de éster		

Continua

TABELA 9.1.1. Concentrações não irritativas recomendadas para realização de testes cutâneos com agentes mais frequentemente implicados na investigação das reações perioperatórias (Continuação)

Agente	Teste de punctura	Teste intradérmico	Agente	Teste de punctura	Teste intradérmico
Antissépticos			**Cloroprocaína**	**10 mg/mL**	**1 mg/mL**
Povidona	100 mg/mL	Não se aplica	Aditivos		
Clorexidina	5 mg/mL	0,002 mg/mL (solução estéril, incolor, sem álcool)	Polietilenoglicol (PEG)		Alto risco de reações sistêmicas
Expansores do plasma			**300**	**Não diluído**	
Dextrano	Não se aplica, mecanismos mediados pela IgG		3.000	50% m/v	
Hidroxietilamido	60 mg/mL	6 mg/mL	6.000	50% m/v	
Corantes de detecção do linfonodo sentinela			**Polissorbato 80**	**20% m/v**	
Azul de metileno	10 mg/mL	0,1 mg/mL	Poloxamer 407	10% m/v	
Azul patente	25 mg/mL	0,25 mg/mL	Carboximetil celulose	1% m/v	
AINE			β-lactâmicos		
Pirazolonas	0,1 a 2 mg/L	0,1 a 2 mg/mL	Cefalosporinas	20 mg/mL	20 mg/mL (cefepima 2 mg/mL)

Adaptada de Garvey LH et al.[1]

■ Testes *in vitro*

Dosagem de IgE específica

A IgE específica diminui ao longo do tempo e um resultado IgE específico negativo não pode ser usado para descartar alergia. Por isso esse método serve para complementar testes cutâneos, outros testes *in vitro* ou testes de provocação a medicamentos. Além de não ser indicado de forma isolada na investigação, seu resultado deve ser interpretado idealmente em relação à quantidade de IgE total.[1] Seu emprego é limitado a alguns agentes usados no período perio peratório, como látex, alguns BNM, morfina, gelatina bovina, anestésicos locais, protamina, clorexidina, tiopental, óxido de etileno e alguns antibióticos, e o método mais amplamente disponível é o ImmunoCAP (Thermo Fisher).[54] A sensibilidade e especificidade variam muito entre os agentes testados, mas ambas são elevadas para clorexidina e óxido de etileno. No entanto, IgE específica para látex pode ser falso-positivo por causa da sensibilização cruzada com pólen ou profilinas.[55,65]

A sensibilização para BNMs pode ser avaliada pela dosagem de IgE específica para suxametônio, rocurônio e atracúrio, ou indiretamente medindo a reatividade de IgE ao amônio terciário e quaternário, considerados como principais epítopos antigênicos dos BNMs.[65] É importante acrescentar neste contexto de reação cruzada, que a detecção de IgE específica para morfina é um marcador de anticorpos para o componente de amônio quaternário de BNMs e não pode ser interpretada como indicativo de sensibilidade à morfina.[66] De fato, a regra geral é: mesmo havendo detecção de IgE específica a determinado agente, confirmando sensibilização ao mesmo, não indica necessariamente que esse seja capaz de causar alergia. Portanto, deve-se reforçar sua utilidade como exame complementar.[65]

Teste de ativação de basófilos (BAT) do sangue periférico

A detecção de mudanças na expressão de marcadores de superfície da membrana celular do basófilo diante de exposição ao agente suspeito tem sido utilizado como método adicional de avaliação de hipersensibilidade. Os testes de ativação de basófilos têm sido apontados como principal teste *in vitro* para documentar a hipersensibilidade aos BNMs, mostrando em geral melhor especificidade do que sensibilidade. São complementares aos testes cutâneos na investigação diagnóstica, mas também permitem a avaliação de reatividade cruzada entre os diferentes BNMs.[65,67] Por outro lado, esses testes ainda não foram validados para muitos agentes, devido à quantidade restrita de indivíduos acuradamente fenotipados e expostos, ou controle provocados.[65]

Teoricamente, esses testes podem ser realizados para todas as drogas, tanto para identificar drogas suspeitas, quanto às potenciais alternativas seguras.[1] No entanto, na prática, devido ao acesso ser restrito a centros e laboratórios especializados, seu emprego torna-se limitado à investigação nestes locais.

▪ Testes de provocação

É o teste padrão ouro na investigação de hipersensibilidade imediata a medicamentos, no entanto, no contexto de reação anafilática perioperatória, devido aos fortes efeitos farmacológicos causados por medicamentos em sua dose completa, como de depressão respiratória, paralisia e anestesia, testes de provocação são restritos a alguns medicamentos. Além disso, devido ao risco de induzir anafilaxia, torna-se um procedimento de alto risco e menos disponível na maioria dos centros.[1]

Embora não haja ainda um consenso sobre sua indicação, o teste de provocação pode ser realizado quando os testes cutâneos são duvidosos ou negativos, em condições que a avaliação do risco e benefício mostrou-se favorável ao procedimento.[68] Alguns dos agentes a serem testados podem ser administrados em unidades clínicas especializadas, mas requerem coordenação com uma unidade de anestesiologia, pois o monitoramento cardiovascular e respiratório é manda tório.[54]

Para testes cujos medicamentos serão administrados em área cirúrgica, o material e pessoal necessários são os seguintes:

1) Um anestesista e um alergista durante todo o procedimento e na recuperação.

2) Enfermeiros treinados na gestão de vias aéreas e eventos cardiovasculares.

3) Monitoramento individualizado (ECG, pressão arterial não invasiva, pulso oximetria e frequência respiratória).

4) Carrinho de ressuscitação e material para manejo das vias aéreas; (v) um ventilador mecânico, especialmente se o teste de provocação for realizado com relaxantes musculares ou em pacientes de alto risco (Sistema de classificação do estado físico da Sociedade Americana de Anestesiologia [ASA] 3 e 4).[54]

Em centros menores onde não há instalação específica, o teste pode ser organizado de acordo com cada caso, e com colaboração entre o alergista e o anestesiologista. O procedimento pode ser realizado em serviço de anestesia local, sala de cirurgia, unidade de recuperação ou, se necessário, em unidade de UTI.[68]

Para teste de provocação com medicamentos não anestésicos administrados no período perioperatório (p. ex., antibióticos e AINEs), podem ser usados protocolos já conhecidos de alergia a medicamentos. Para drogas anestésicas, as evidências são escassas e alguns centros especializados usam protocolos baseados em princípios derivados de protocolos de alergia a medicamentos e modificados pela experiência.

Como regra, recomenda-se replicar a via inicial de administração do agente utilizado. Para anestésicos locais, a administração subcutânea é usada, já que as vias peridural e raquidiana não são adequadas para provocação. Este teste pode ser realizado usando um protocolo graduado ou uma única etapa. O teste de provocação também é preconizado em caso de um teste cutâneo positivo, aplicando-se no teste de provocação um anestésico local alternativo. Como existe a possibilidade de reação tardia quando o teste de provocação subcutâneo é realizado, o paciente deve ser acompanhado por 24 horas para avaliar este tipo de resposta.[64]

Testes de provocação com BNMs requerem a administração simultânea de um medicamento hipnótico, devido aos efeitos paralisantes dos BNM com uma dose completa na provocação. Isso pode levar a dúvidas sobre a causa da reação.

O teste de provocação com dose completa é relativamente contraindicado a vários grupos de medicamentos por causa dos potenciais efeitos farmacológicos. Contraindicações relativas são comorbidade grave e gestação, exceto se a parturiente tem suspeita de alergia a anestésicos locais e testes cutâneos negativos.[54]

O paciente deve permanecer em observação por pelo menos 2 horas após a dose final ou do último sintoma, em caso de reação. Período mais longo de observação pode ser necessário após a provocação com dose completa ou após anafilaxia.[1,68]

Finalmente, em casos de testes negativos em pacientes com forte suspeita clínica de anafilaxia perioperatória e uma elevação significativa na triptase sérica, é necessário reavaliar todo o caso. Tentar identificar exposições a agentes ocultos, como em géis, *sprays* e uma variedade de excipientes, para realizar investigação adicional na busca da definição do agente causal.[69,70]

O manejo e o tratamento da anafilaxia no perioperatório são abordados no *Subcapítulo 13.4 – Conduta na Anafilaxia no Perioperatório.*

Referências Bibliográficas

1. Garvey LH, Ebo DG, Mertes PM, Dewachter P, Garcez T, Kopac P et al. An EAACI position paper on the investigation of perioperative immediate hypersensitivity reactions. Allergy. 2019 Oct;74(10):1872-84.
2. Mertes PM, Volcheck GW, Garvey LH, Takazawa T, Platt PR, Guttormsen AB et al. Epidemiology of perioperative anaphylaxis. Presse Med. 2016 Sep;45(9):758-67.
3. Au EYL, Lau CS, Lam K, Chan E. Perioperative anaphylaxis and investigations: a local study in Hong Kong. Singapore Med J. 2020 Apr;61(4):200-5.

4. Garro LS, Aun MV, Soares IS, Ribeiro MR, Motta AA, Kalil JA et al. Specific questionnaire detects a high incidence of intra-operative hyper-sensitivity reactions. Clinics. 2018;113:1202-12.

5. Di Leo E, Delle Donne P, Calogiuri GF, Macchia L, Nettis E. Focus on the agents most frequently responsible for perioperative anaphylaxis. Clin Mol Allergy. 2018 Jul 9;16:16.

6. Baldo BA, Fisher MM. On the origin and specificity of antibodies to neuromuscular blocking (muscle relaxant) drugs: an immunochemical perspective. Clin Exp Allergy. 2009;39:325-44.

7. de Pater GH, Florvaag E, Johansson SG, Irgens A, Petersen MN, Guttormsen AB. Six years without pholcodine; Norwegians are significantly less IgE-sensitized and clinically more tolerant to neuromuscular blocking agents. Allergy. 2017;72(5):813-19.

8. Navines-Ferrer A, Serrano-Candelas E, Lafuente A, Munoz-Cano R, Martin M, Gastaminza G. MRGPRX2-mediated mast cell response to drugs used in perioperative procedures and anaesthesia. Sci Report. 2018;8:11628.

9. Leysen J, Bridts CH, De Clerck LS, Ebo DG. Rocuronium-induced anaphylaxis is probabily not mitigated by suggamadex: evidence from an in vitro experimente. Anaesthesia. 2011 Jun;66(6):526-7.

10. Garvey LH, Dewachter P, Hepner DL, Mertes PM, Voltolini S, Clarke R et al. Management of suspected immediate perioperative allergic reactions: an international overview and consensus recommendations. Br J Anaesth. 2019 Jul;123(1):e50-64.

11. Kelly KJ, Sussman G. Latex Allergy: Where Are We Now and How Did We Get There? J Allergy Clin Immunol Pract. 2017 Sep-Oct;5(5):1212-6.

12. Saleh M, M, Forkel S, Schön M, P, Fuchs T, Buhl T. Profile Shift in Latex Sensitization over the Last 20 Years. Int Arch Allergy Immunol 2019;178:83-8.

13. Spindola MAC, Solé D, Aun M, Azi LMTA, Bernd LAG, Bianchi D, et al. Atualização sobre reações de hipersensibilidade perioperatória: Documento conjunto da Sociedade Brasileira de Anestesiologia e Associação Brasileira de Alergia e Imunologia – Parte I: Tratamento e orientação pós-crise. Arq Asma Alerg Imunol. 2019;3(4):363-81.

14. Michavila Gomez AV, Belver Gonzalez MT, Cortés Alvarez N, Giner Muñoz MT, Hernando, Sastre V, et al. Perioperative anaphylactic reactions: Review and procedure protocol in paediatrics. Allergol Immunopathol (Madr). 2015 Mar-Apr;43(2):203-14.

15. Mertes PM, Malinovsky JM, Jouffroy L; Working Group of the SFAR and SFA, Aberer W, Terreehorst I et al. Reducing the risk of anaphylaxis during anesthesia: 2011 updated guidelines for clinical practice. J Investig Allergol Clin Immunol. 2011;21(6):442-53.

16. Wu M, McIntoschJ, Liu J. Current prevalence rate of latex allergy: Why it remains a problem? J Occup Health. 2016 May 25;58(2):138-44.

17. Silva Jr JB. Resolução RDC nº 37, de 26 de agosto de 2015. Ministério da Saúde/ Agência Nacional de Vigilância Sanitária/Diretoria Colegiada. Dispõe sobre a padronização de frases de declaração de conteúdo de látex de borracha natural em rótulos de dispositivos médicos. Diário Oficial da União. Edição 164, Secção 1, Página 46.

18. Unsel M, Mete N, Ardeniz O, Sin A, Gülbahar O, Kokuludağ A. Diagnostic value of specific IgE analysis in latex allergy. Int Arch Allergy Immunol. 2012;158(3):281-7.

19. Dhopeshwarkar N, Sheikh A, Doan R, Topaz M, Bates DW, Blumenthal KG, Zhou L. Drug-induced anaphylaxis documented in electronic health records. J Allergy Clin Immunol Pract. 2019;7(1):103-11.

20. Montañez MI, Mayorga C, Bogas G, Barrionuevo E, Fernandez-Santamaria R, Martin-Serrano A et al. Epidemiology, Mechanisms, and Diagnosis of Drug-Induced Anaphylaxis. Front Immunol. 2017 May 29;8:614-24.

21. Kalangara J, Potru S, Kuruvilla M. Clinical Manifestations and Diagnostic Evaluation of Opioid Allergy Labels - A Review. J Pain Palliat Care Pharmacother. 2019 Sep-Dec;33(3-4):131-40.

22. Vardakas KZ, Kalimeris GD, Triarides NA, Falagas ME. An update on adverse drug reaction related to beta-lactam antibiotics. Expert Opin Drug Saf. 2018 May;17(5):499-508.

23. Li PH, Ue KL, Wagner A, Rutkowski R, Rutkowski K. Opioid Hypersensitivity: Predictors of Allergy and Role of Drug Provocation Testing. J Allergy Clin Immunol Pract. 2017 Nov-Dec;5(6):1601-06.

24. van Cuilenborg VR, Hermanides J, Bos EME, Hollmann MW, Preckel B, Kooij FO et al. Perioperative approach of allergic patients. Best practice & research. Clinical anaesthesiology, 2020.

25. Ebo DG. Anaphylaxis during anesthesia: diagnostic approach. Allergy. 2007;62(5):471-87.

26. Galvão VR, Giavina-Bianchi P, Castells M. Perioperative anaphylaxis. Curr Allergy Asthma Rep. 2014 Aug;14(8):452.

27. Bhole MV, Manson AL, Seneviratne SL, Misbah SA. IgE-mediate allergy to local anaesthetic: separating fact from perception: a UK perspective. Br J Anaesth. 2012;108:903-11.

28. Abrams E, Netchiporouk E, Miedzybrodzki B, Ben-Shoshan M. Antibiotic Allergy in Children: More than Just a Label. Int Arch Allergy Immunol. 2019;180(2):103-12.

29. Garvey LH. Old, New and Hidden Causes of Perioperative Hypersensivity. Curr Pharm Des. 2016;22(45):6814-24.

30. Chiewchalermsri C, Sompornrattanaphan M, Wongsa C, Thongngarm T. Chlorhexidine Allergy: Current Challenges and Future Prospects. J Asthma Allergy. 2020 Mar 9;13:127-33.

31. Opstrup MS, Jemec GBE, Garvey LH. Chlorhexidine Allergy: On the Rise and Often Overlooked. Curr Allergy Asthma Rep. 2019 Mar 14;19(5):23.

32. Rose MA, Garcez T, Savic S, Garvey LH. Chlorhexidine allergy in the perioperative setting: a narrative review. Br J Anaesth. 2019 Jul;123(1):e95-103.

33. Odedra KM, Farooque S. Chlorhexidine: an unrecognised cause of anaphylaxis. Postgrad Med J. 2014 Dec;90(1070):709-14.

34. Sharp G, Green S, Rose M. Chlorhexidine-induced anaphylaxis in surgical patients: a review of the literature. ANZ J Surg. 2016 Apr;86(4):237-43.

35. Anderson J, Rose M, Green S, Fernando SL. The utility of specific IgE testing to chlorhexidine in the investigation of perioperative adverse reactions. Ann Allergy Asthma Immunol. 2015 May;114(5):425-6.e1.

36. Aun MV, Blanca M, Garro LS, et al. Nonsteroidal anti-inflammatory drugs are major causes of drug-induced anaphylaxis. J Allergy Clin Immunol Pract. 2014;2:414-20.

37. Mertes PM, Ebo DG, Garcez T, Rose M, Sabato V, Takazawa T, et al. Comparative epidemiology of suspected perioperative hypersensitivity reactions. Br J Anaesth. 2019 Jul;123(1):e16-28.

38. Hanžek I, Tonković D, Margaretić Piljek N, Palian M, Mihaljević D, Penavić A, Mihaljević S. Allergic reactions to colloid fluids in anesthesia. Psychiatr Danub. 2020 Nov;32(Suppl 4):429-31.

39. Molina-Molina GJ, Carrasco-González MD, Viñas-Giménez L, Sanz-Martínez M, Galván-Blasco P, Luengo O et al. Fatal Anaphylactic Shock Induced by Intravenous Gelatin Colloid: A Postmortem Allergological Work-up. J Investig Allergol Clin Immunol. 2020 Apr 24;30(2):143-5.

40. Dewachter P, Kopac P, Laguna JJ, Mertes PM, Sabato V, Volcheck GW, Cooke PJ. Anaesthetic management of patients with pre-existing allergic conditions: a narrative review. Br J Anaesth. 2019 Jul;123(1):e65-81.

41. Macy EM. Current Epidemiology and Management of Radiocontrast-Associated Acute-and Delayed-Onset Hypersensitivity: A Review of the Literature. Perm J. 2018;22:17-072.

42. Kim MH, Lee SY, Lee SE, Yang MS, Jung JW, Park CM et al. Anaphylaxis to iodinated contrast media: clinical characteristics related with development of anaphylactic shock. PLoS One. 2014 Jun 16;9(6):e100154.

43. Brockow K, Ring J. Anaphylaxis to radiographic contrast media. Curr Opin Allergy Clin Immunol. 2011 Aug;11(4):326-31.

44. Doña I, Bogas G, Salas M, Testera A, Moreno E, Laguna JJ, Torres MJ.Hypersensitivity Reactions to Multiple Iodinated Contrast Media. Front Pharmacol. 2020 Sep 23;11:575437.

45. Schrijvers R, Breynaert C, Ahmedali Y, Bourrain JL, Demoly P, Chiriac AM. Skin Testing for Suspected Iodinated Contrast Media Hypersensitivity. J Allergy Clin Immunol Pract. 2018 Jul-Aug;6(4):1246-54.

46. Meunier B, Joskin J, Damas F, Meunier P. Iodinated contrast media and iodine allergy: myth or reality? Rev Med Liege. 2013 Sep;68(9):465-9.

47. Simons FER, Ebisawa M, Sanchez-Borges M,Thong BY, Worm M, Tanno LK, et al. 2015 update of the evidence base: World Allergy Organization anaphilaxis guidelines. World Allergy Org J 2015;8:32.

48. Volcheck GV, Mertes PM. Local and General Anesthetic Immediate Hypersensivity Reactions. Immunol Allergy Clin N Am 2014;34:525-46.

49. Hamad A, Iweala OI, Henderson C, Madan S, Stouffer GA 3rd, Commins SP, Kim EH. Recurrent anaphylaxis during cardiac catheterization due to ethylene oxide. J Allergy Clin Immunol Pract. 2018 Nov-Dec;6(6):2148-50.

50. Opstrup MS, Mosbech H, Garvey LH. Allergic sensitization to ethyelene oxide in patients with suspected allergic reactions during surgery and anesthesia. J Investig Allergol Clin Immunol. 2010;20:69-70.

51. Giavina-Bianchi P, Kalil J.May polyethylene glycol be the cause of anaphylaxis to mRNA COVID-19 vaccines? World Allergy Organ J. 2021 Mar 15:100532.

52. Sellaturay P, Nasser S, Ewan P. Polyethylene Glycol-Induced Systemic Allergic Reactions (Anaphylaxis). J Allergy Clin Immunol Pract. 2021 Feb;9(2):670-5.

53. Melchiors BLB, Garvey LH. Investigation of perioperative hypersensitivity reactions: an update. Curr Opin Allergy Clin Immunol. 2020 Aug;20(4):338-45.

54. Laguna JJ, Archilla J, Doña I, Corominas M, Gastaminza G, Mayorga C, et al. Practical Guidelines for Perioperative Hypersensitivity Reactions. J Investig Allergol Clin Immunol. 2018;28(4):216-32.

55. Pfützner W, Brockow K. Perioperative drug reactions - practical recommendations for allergy testing and patient management. Allergo J Int. 2018;27(4):126-9.

56. Takazawa T, Sabato V, Ebo DG. In vitro diagnostic tests for perioperative hypersensitivity, a narrative review: potential, limitations, and perspectives. Br J Anaesth. 2019 Jul;123(1):e117-25.

57. Ewan PW, Dugué P, Mirakian R, Dixon TA, Harper JN, Nasser SM. BSACI guidelines for the investigation of suspected anaphylaxis during general anesthesia. Clin Exp Allergy. 2010;40:15-31.

58. Soetens F, Rose M, Fisher M. Timing of skin testing after a suspected anaphylactic reaction during anaesthesia. Acta Anaesthesiol Scand. 2012 Sep;56(8):1042-6.

59. Savic LC, Garvey LH. Perioperative anaphylaxis: diagnostic challenges and management. Curr Opin Anaesthesiol. 2020 Jun;33(3):448-53.

60. Spíndola MA, da Silva J, Morato EF. Evaluation of perioperative hypersensitiviy reactions: post-event interaction between anesthesiologist and allergist. World Allergy Organ J. 2015 Apr 8;8(Suppl 1):A143. doi: 10.1186/1939-4551-8-S1-A143.

61. Brockow K, Garvey LH, Aberer W, et al. Skin test concentrations for systemically administered drugs - an ENDA/EAACI Drug Allergy Interest Group position paper. Allergy. 2013;68:702-12.

62. Garvey LH. Perioperative anaphylaxis: diagnostic challenges and management. Curr Opin Anaesthesiol. 2020 Jun;33(3):448-53.

63. Chiriac AM, Tacquard C, Fadhel NB, Pellerin C, Malinovsky JM, Mertes PM et al. Safety of subsequent general anaesthesia in patients allergic to neuromuscular blocking agents: value of allergy skin testing. Br J Anaesth. 2018 Jun;120(6):1437-40.

64. Scolaro RJ, Crilly HM, Maycock EJ, McAleer PT, Nicholls KA, Rose MA, The R. Australian and New Zealand Anaesthetic Allergy Group Perioperative Anaphylaxis Investigation Guidelines. Anaesth Intensive Care. 2017 Sep;45(5):543-55.

65. Takazawa T, Sabato V, Ebo DG. In vitro diagnostic tests for perioperative hypersensitivity, a narrative review: potential, limitations, and perspectives. Br J Anaesth. 2019 Jul;123(1):e117-25.

66. Ebo DG, Faber M, Elst J, Van Gasse AL, Bridts CH, Mertens C et al. In Vitro Diagnosis of Immediate Drug Hypersensitivity During Anesthesia: A Review of the Literature. J Allergy Clin Immunol Pract. 2018 Jul-Aug;6(4):1176-84

67. Dewachter P, Chollet-Martin S, Mouton-Faivre C, Chaisemartin L, Nicaise-Roland P. Comparison of basophil activation test and skin testing performances in NMBA allergy. J Allergy Clin Immunol Pract. (2018) 6:1681-9.

68. Garvey LH, Ebo DG, Krøigaard M, Savic S, Clarke R, Cooke P et al. The use of drug provocation testing in the investigation of suspected immediate perioperative allergic reactions: current status. Br J Anaesth. 2019 Jul;123(1):e126-34.

69. Caballero MR, Lukawska J, Dugué P. A hidden cause of perioperative anaphylaxis. J Investig Allergol Clin Immunol. 2010;20(4):353-4.

70. Opstrup MS, Garvey LH. Intraoperative anaphylaxis: remember the hidden allergens. J Allergy Clin Immunol Pract. 2018 Nov-Dec;6(6):2175-76.

9.2 Anafilaxia durante Procedimentos Contrastados

Marisa Rosimeire Ribeiro

Introdução

Os meios de contraste (MC) utilizados na prática clínica incluem: contrastes iodados, gadolíneo e bário, e os corantes são: corante azul patente, azul isoflurano, azul de metileno e fluoresceína. Mais de 70 milhões de doses de meios de contrastes iodados (MCI) e 50 milhões de doses de gadolíneo são aplicadas por ano em todo mundo. Existe risco de reações adversas para qualquer um dos MC e corantes e, em alguns casos estas reações são fatais.[1,2]

Os MC podem causar reações de hipersensibilidade (alérgicas ou não alérgicas) e tóxicas. As reações de hipersensibilidade podem ser divididas em:

- Reações de hipersensibilidade imediatas (RHI), quando ocorrem até 1 hora após a administração do agente e se apresentam com sintomas isolados (em 70% dos casos) ou anafilaxia (sistêmicos).
- Reações de hipersensibilidade não imediatas (RHNI), quando ocorrem de 1 hora até 10 dias após contato com o agente e se apresentam como exantemas e, em raros casos, reações tardias graves.[1]

Incidência e fatores de risco

RHI ocorrem em 0,7% a 3% dos pacientes que recebem contraste iodado não iônico, com anafilaxias graves em 0,02% a 0,04% e fatais em 0,00001% a 0,00003% das aplicações intravenosas. Contrastes iodados iônicos causam 4 vezes mais reações e já foram retirados do mercado em vários países, desde a introdução em 1970 dos MCI não iônicos, o que reduziu significativamente as reações de hipersensibilidade 1,3. O principal fator de risco para uma RHI ao MCI é a história de reação anterior a um MCI 4. Pacientes que reagiram anteriormente têm risco de 21% a 60% de terem reação quando reexpostos ao mesmo MCI ou MCI da mesma classe. Há uma redução de 10 vezes no risco de reações graves se os reatores a um MCI iônico receberem um MCI não iônico. Foram descritos como fatores de risco para RHI a MC: sexo feminino, urticária, administração repetida do MC, história de alergia a medicamentos e idade < 50 anos. Com relação ao contraste, a dose (dose total do MCI > 65 g), concentração do MCI > 70%, a via de administração (injeção intravenosa *versus* intra-arterial) e a velocidade da infusão também parecem influenciar o risco. Outros potenciais fatores de risco para RHI mais graves: doenças alérgicas (especialmente asma mal controlada), mastocitose, cardiopatias, tratamento com beta-bloqueadores, insuficiência renal, infecções virais e doenças autoimunes.[5,6]

Alergia a crustáceos não é fator de risco para RHI a MCI, pois o principal alérgeno destes alimentos é a tropomiosina, e não o iodo. Além disso, as reações ao MCI são desencadeadas pela molécula do contraste, e não pelo iodo.[7]

Para o gadolíneo, as RHI ocorrem em 0,04% a 0,07%, e anafilaxia grave é muito rara (0,001% a 0,01%), com taxa de mortalidade estimada de 8 para cada 100 mil doses administradas.[3,8]

Jung et al. estimam que a taxa de recorrência de RHI é de 30%, outros autores relatam de 21% a 60%.[9]

Fatores de risco para RHI por gadolíneo e contrastes iodados são os mesmos, sendo a história de reação anafilática anterior grave o principal. RHI não predispõem RHNI e vice e versa e não há reação cruzada entre MC de classes diferentes (por exemplo: entre contrastes iodados e gadolíneo).[3] Gadolíneo macrocíclico e com maior ligação a proteínas pode elicitar mais RHI que compostos lineares, embora seja mais estável e tenha menor risco de fibrose nefrogênica sistêmica.[10] As reações por bário, utilizado para exames contrastados do trato gastrintestinal, particularmente em crianças, são muito incomuns. A frequência relatada é de 1 em 750 mil exames, na maioria das vezes leves.[3]

Para corantes, a incidência de anafilaxia tem ampla variação, mas estima-se que varie de 0% a 1,1% para azul isoflurano, 0,7% a 2,7% para azul patente. Reações de hipersensibilidade fatais foram relatadas.[3] Reações graves à fluoresceína ocorrem em 0,04% a 0,59%. A mortalidade por RHI graves à fluoresceína variam de 1:100.000 a 1:220.000.[11]

Manifestações clínicas

Podem ocorrer manifestações devidas ao efeito farmacológico do agente ou decorrentes de hipersensibilidade e distinguir sintomas vasovagais ou toxicidade e anafilaxia pode ser difícil. Reações tóxicas podem variar de sintomas leves e transitórios como: palidez, fraqueza, náuseas e vômitos, sensação de calor, gosto metálico ou reação vasovagal e bradicardia até edema pulmonar cardiogênico; enquanto lesões cutâneas associadas a taquicardia, broncoespasmo e sibilância estão presentes na anafilaxia. Clement e colaboradores relataram que sintomas cardiovasculares ou envolvimento de 3 ou 4 órgãos estão muito associados com reações IgE mediadas.[12]

Aproximadamente 70% das RHI à MCI se apresentam com urticária, angioedema e prurido, que se iniciam nos primeiros 5 minutos após a administração. Aproximadamente 96% das anafilaxias graves ocorrem em até 20 minutos. O espectro clínico e gravidade dos sintomas nas reações a MC é apresentado na Tabela 9.2.1.

Nas RHI a gadolíneo, os sintomas mais frequentes são urticária e náuseas (50-90%). Anafilaxia é rara. Efeitos tóxicos atribuídos a compostos hipertônicos incluem desconforto no local de aplicação, tromboflebite, mialgia/artralgia, parestesias, cefaleia, tontura e náuseas e são mais frequentes que reações de hipersensibilidade.[13] Um agente específico, gadoxetato dissódico, foi associado a dispneia grave transitória, dependente de volume infundido.[3]

Quando corantes como o azul patente ou isoflurano estão envolvidos na RHI, pode ocorrer quadro patognomônico com urticas azul-esverdeadas. Caso o corante extravase, a pele assume a coloração, porém sem a presença de urticas. Anafilaxia bifásica é descrita com azul patente. Assim, todo paciente com reação deve ser monitorizado para ocorrência de segunda reação.[13,14]

TABELA 9.2.1. Manifestações e gravidade das reações agudas com uso de MC

Tipo/características	Manifestações de hipersensibilidade	Sintomas do contraste
Leve Autolimitada e sem evidência de progressão	Urticária, prurido e edema limitados Sensação de prurido na garganta Congestão nasal Espirro, conjuntivite, rinorreia	Náusea, vômito, *flushing*, calor, frio Cefaleia, ansiedade, alteração no paladar Reação vasovagal que melhora espontaneamente
Moderada Mais pronunciada. Necessita de tratamento e pode progredir se não tratada	Urticária, prurido e eritema difusos Sinais vitais estáveis Edema de face sem dispneia Sensação de aperto na garganta ou rouquidão, sem dispneia Sibilos/broncoespasmo leve sem hipóxia	Náusea, vômito demorado HAS Dor torácica isolada Reação vasovagal que requer tratamento e responde a ele
Grave Tem risco de vida e pode resultar em mortalidade se não tratada corretamente	Edema difuso ou edema facial Eritema difuso com hipotensão Edema de laringe com estridor e/ou hipóxia Sibilos/broncospasmo, com hipóxia significativa Anafilaxia (hipotensão e taquicardia)	Reação vasovagal que resiste ao tratamento Arritmia, convulsão, desmaio HAS

Fonte: American College of Radiology. ACR Manual on Contrast Media. 15. ed. 2021.

Fisiopatologia das reações imediatas

Efeitos farmacológicos são geralmente devido às propriedades do agente do contraste: osmolalidade, ionicidade e viscosidade; relacionados a ações físico-químicas específicas dos agentes nos vasos sanguíneos ou órgãos. E dependem da dose, concentração e velocidade de infusão 15. Existem quatro tipos de MCI comercialmente disponíveis. Os compostos podem ter um anel de benzeno tri-iodado (monômeros) ou dois anéis de benzeno ligados por um grupo funcional orgânico (dímeros). A tendência iônica é determinada pela presença ou não de um grupo funcional carboxilato (-COO), que difere os iônicos e não iônicos, respectivamente. Na Figura 9.2.1, temos a classificação dos MCI. Os grupos de MCI têm diferentes perfis de toxicidade que variam de acordo com suas características.[16]

Os compostos iônicos tendem a alterar o potencial elétrico das membranas celulares. Além disso, os monômeros iônicos têm menor habilidade de atenuar os raios X, portanto são administrados em altas concentrações que são hiperosmolares (aproximadamente 1.500-2.000 mOsm/L) em relação ao sangue (280-290 mOsm/L). Os agentes de baixa osmolaridade incluem os dímeros iônicos e os monômeros não iônicos com osmolaridades entre 290 e 860 mOsm/L. Os dímeros não iônicos são isosmolares em comparação ao sangue (290 mOsm/L).[7,16]

O mecanismo das RHI aos MC ainda não é totalmente conhecido. Liberação de histamina ou triptase é demonstrada em muitos casos, mas indica ativação mastocitária ou de basófilos que pode ser causada por ação direta do M.C. na membrana destas células e não necessariamente IgE mediada, embora este mecanismo seja justificado em muitas RHI pela positividade

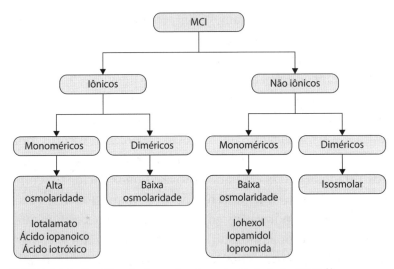

FIGURA 9.2.1. Classificação dos meios de contraste iodados (MCI).[16]

em testes cutâneos e teste de ativação de basófilos. Embora seja demonstrado em apenas uma minoria de pacientes, esse mecanismo parece ser mais provável em pacientes com anafilaxia. Nesse caso, o alérgeno não parece ser iodo, pois reações em testes cutâneos com iodo ou provocação positiva com Lugol são raríssimos.[17]

Para compostos de gadolíneo, a molécula intacta pode ser o antígeno e não o quelante isoladamente. Diferente de outras alergias, que requerem exposição prévia para elicitação, Clement e colaboradores relataram que 39% de todas as RHI (para contraste iodado ou gadolíneo), ocorrem na primeira exposição. Mecanismos não alérgicos, como ativação de mastócitos e basófilos por efeito direto na membrana relacionado à osmolaridade ou estrutura química, ativação de complemento e formação de bradicinina, não são completamente compreendidos. Para alergias a corantes azuis, contato prévio com corantes alimentares da vida diária poderia ser a causa da sensibilização.[12] Mecanismo alérgico para corantes azuis é sugerido por testes cutâneos e de ativação de basófilos positivos.[18]

Embora seja insolúvel, pequenas quantidades de bário, podem sofrer dissociação de íons e absorção no trato gastrointestinal. O significado clínico dessa absorção é incerto, pois traços de bário foram encontrados em reservatórios de água nos Estados Unidos e é pouco provável que funcionem como alérgenos. Provavelmente as reações aos compostos comerciais sejam causadas por vários aditivos como agentes espumantes (p. ex., dimetil polissiloxano), agentes aromatizantes, conservantes (p. ex., carragenina) e antifloculantes. A carboximetilcelulose tem sido usada para melhorar o revestimento e o fluxo de suspensões de bário e várias formas de metilcelulose foram identificadas como alergênicas quando injetadas com corticoides por via intra-articular, muscular e quando ingeridas com grandes quantidades de bário. Os grânulos efervescentes usados para estudos duplos contrastados do esôfago também contêm aditivos, incluindo ácido tartárico, ácido cítrico e agentes antiespumantes. Essas substâncias também podem induzir potencialmente resposta alérgica quando administradas por via oral para esofagogramas.[3]

Diagnóstico

▪ História clínica

O diagnóstico das reações imediatas aos contrastes e corantes deve ser guiado principalmente pela história clínica. Nesta investigação, o questionário elaborado pelo ENDA (European Network for Drug Allergy), auxilia na obtenção dos dados relativos às manifestações clínicas apresentadas pelo paciente. Dados fundamentais da anamnese são: tipo de manifestação clínica, história anterior de uso/reação a contraste, tratamento recebido, intervalo de administração e aparecimento dos sintomas, dose, velocidade de infusão, história pessoal de atopia, hipersensibilidade a outros agentes, doenças concomitantes e uso de medicamentos.[7,19]

▪ Exames laboratoriais

São utilizados de forma experimental e não estão disponíveis na prática clínica. Parecem ser menos sensíveis do que os testes cutâneos. Teste de ativação de basófilos pode ser utilizado para RHI por gadolíneo, azul patente e contrastes iodados e, para este último grupo, tem especificidade de 88 a 100%, porém com sensibilidade de 46% a 62%, sem correlação com a gravidade da reação. Permanece como ferramenta em centros de pesquisa e necessita de mais validação para ser recomendado.[20,21]

Durante o quadro agudo, dosagem de triptase realizada 1 a 2 horas após início dos sintomas e 24 horas depois da reação, para obter medida basal, pode ser útil para diferenciar anafilaxia de outros eventos adversos.

▪ Testes cutâneos

Os pacientes devem ser selecionados para testes cutâneos de leitura imediata de acordo com a apresentação clínica e o intervalo de tempo entre exposição e a reação. Pacientes com sintoma único isolado como sensação de calor ou eritema no local da injeção, náuseas, tontura ou cefaleia, provavelmente tiveram reação tóxica e não requerem investigação. Ao contrário, se houve urticária/angioedema ou broncoespasmo e especialmente anafilaxia, testes cutâneos são indicados. Os mesmos devem ser realizados por médico capacitado e em ambiente hospitalar ou local que cumpra as determinações da Resolução CFM Nº 2.215/2018.

Para maior sensibilidade, testes alérgicos devem ser realizados 4 a 6 semanas após a reação, com redução da positividade com o decorrer do tempo, embora possam permanecer após esse período.[17,22]

No passado, testes cutâneos eram usualmente negativos e não recomendados, já que os contrastes iodados iônicos eram mais usados e as reações, principalmente tóxicas, eram mais comuns. Os pacientes eram orientados a evitar contraste iônico ou fazer pré-medicação, com eficácia na maior parte das vezes. Porém, estudos mais recentes observaram que as anafilaxias graves a contrastes não iônicos são associadas a testes cutâneos positivos. Sugere-se maior probabilidade de reações mais graves com compostos não iônicos e hipo ou isosmolares terem mecanismo IgE mediado, para os quais são indicados testes cutâneos no lugar da velha prática de evitar ou pré-medicar sem investigação. O mesmo vale para compostos com gadolíneo, particularmente em reações graves.[17,23]

Há divergências na recomendação sobre testes cutâneos nas diretrizes publicadas por diversos órgãos nacionais e sociedades científicas internacionais. Essas diferenças se baseiam nos fatos de que 1/3 dos pacientes com RHI a MCI apresenta reação no primeiro contato e de que muitas reações não se reproduzem em novo contato.[17]

Nas diretrizes europeias, a avaliação inicial para RHI inclui realização de testes com o MC causador da reação, caso seja conhecido.[24] Se o resultado for positivo, há indicação de testar outros componentes do grupo para liberar alternativa segura. Os testes indicados são puntura de leitura imediata e, se negativo, intradérmico de leitura imediata, e devem ser feitos com o agente suspeito, controle positivo com histamina (para puntura) e controle negativo com salina, e a leitura realizada com 20 minutos. Se o contraste for desconhecido, é recomendado testar agentes comumente usados no hospital onde o paciente fez o exame contrastado. As diluições preconizadas estão na Tabela 9.2.2, porém, em caso de reações graves, diluições maiores são recomendadas. Anafilaxia em teste cutâneo é rara. Testes com corantes podem alterar transitoriamente a coloração da pele por 1 a 2 dias.[13]

TABELA 9.2.2. Concentração de meio de contraste e corantes para testes nas reações de hipersensibilidade imediatas

Agente	Teste de punctura (*prick*)	Intradérmico
MC iodado	Puro	1/10
Gadolíneo	Puro	1/10
Corantes		
Fluoresceína	Puro	1/10
Azul patente	Puro	1/100
Azul isoflurano	Puro	1/10
Azul de metileno	Puro	1/100

Se a reação ocorreu durante procedimento cirúrgico utilizando corantes azuis, agentes como látex, clorexidina, sedativos, antibióticos, analgésicos e anestésicos utilizados também devem ser investigados.

■ MC: Meio de contraste

Metanálise feita por Yoon et al. com 21 estudos mostrou que testes cutâneos foram positivos em 52% das RHI graves por MCI e 17% nas RHI leves e moderadas. A especificidade dos testes para estas reações foi relatada em 95% para puntura e 91% a 96% para ID. O valor preditivo negativo para puntura foi de 94% a 98% nas RHI. Não há dados sobre valor preditivo positivo, pois readministração em caso de teste positivo teria alto risco de desencadear nova reação.[25] Reatividade cruzada para contrastes iodados é descrita por muitos autores e pode ocorrer em até 50% dos testes, principalmente em estudos com reações não imediatas. É mais frequente com a cadeia lateral N-(2,3-dihi-droxipropil) carbamoil (iohexol, iodixanol, iopromida, iomeprol, ioversol), particularmente relevante entre monômeros de iodixanol e iohexol. Houve proposta de divisão em grupos com reatividade cruzada entre si, mas não com os demais (Tabela 9.2.3). Iobitridol parece ter menor tendência a reação cruzada com os demais MCI.[17,26-28]

Poucos dados são disponíveis para avaliar valor preditivo negativo em reações a gadolíneo, mas série de 11 casos com readministração após testes negativos resultou em uma única reação.[29] Os dados sobre reatividade cruzada entre compostos diversos também são escassos. Em RHI, seria aconselhável usar quelatos de gadolínio como alternativa ao agente causal, de preferência com uma estrutura molecular diferente.[13,16] A Figura 9.2.2 mostra os vários compostos.

Para os corantes azul patente e azul isoflorano, reatividade cruzada é documentada devido similaridade na estrutura molecular. Azul de metileno é uma alternativa pois tem estrutura molecular distinta e há menos relatos de anafilaxia.

TABELA 9.2.3. Reação cruzada entre os meios de contraste iodados

Grupo A	Grupo B	Grupo C
Iodixanol	Iobitridol	Amidotrizoato
Iohexol	Ioxaglate	
Ioversol		
Iomeprol		
Iopromida		

Fonte: adaptada de Lerondeau, et al.,[27] modificado de acordo com Schrijvers, et al.[28]

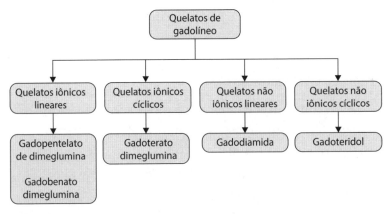

FIGURA 9.2.2. Meios de contraste paramagnéticos.

■ Teste de provocação endovenosa

Não faz parte da rotina e não está validado e padronizado. Uma proposta seria fazer volumes de 5, 15, 30 e 50 mL em intervalos de 30 a 45 minutos para reações imediatas. No entanto, a titulação da dose é empírica e não há dados para apoiar que seja mais seguro do que administrar 1/10 e 9/10 da dose-alvo. Além disso, mais de 3 doses poderiam induzir dessensibilização e fornecem uma falsa sensação de segurança.[17]

Para fluoresceína, teste de provocação conjuntival pode ser um passo a mais na investigação após testes cutâneos negativos.

Reações graves após provocação com fluoresceína foram relatadas, além de dano renal por contrastes iodados e fibromatose nefrogênica sistêmica por gadolíneo. Então, o teste de provocação pode ser considerado em pacientes com anafilaxia grave por um agente específico e deve ser realizado, em ambiente hospitalar, com meio de contraste alternativo para o qual os testes cutâneos sejam negativos.[13,30]

Manejo

■ Papel da pré-medicação

As recomendações sobre pré-medicação não são padronizadas e há controvérsia em sua indicação por diferentes grupos, não sendo recomendada pelo ENDA, já que poderia causar falsa sensação de segurança ou mascarar sinais precoces de anafilaxia.

No entanto, vem sendo utilizada nos últimos 20 anos nos EUA com bons resultados, sendo indicada pela Academia Americana de Alergia, Asma e Imunologia (AAAAI). Seu uso pode ser reservado para diminuir a frequência ou gravidade de reações em pacientes de alto risco (p. ex., aqueles com anafilaxia bifásica ou mastocitose) e quadro grave sem evidência de um mecanismo mediado por IgE em RHI a MCI.[17]

Um dos protocolos mais antigos e ainda utilizado é feito com corticoide e anti-histamínicos administrados empiricamente em intervalos estabelecidos; sendo utilizada Prednisona 50 mg, 13 h, 7 h e 1 h antes da infusão do MCI, mais difenidramina 50 mg, 1 hora antes do procedimento (dose para adultos).[31]

A Sociedade Brasileira de Alergia e Imunologia (ASBAI) recomenda pré-medicação nos casos de reação anterior ao contraste, cujo quadro clínico tenha sido moderado/grave (vide Tabela 9.2.1). Não há recomendação para reações leves ou histórico de asma brônquica, atopia, alergia a medicamentos e a alimentos.[32] As doses recomendadas para adultos e crianças estão na Tabela 9.2.4.

TABELA 9.2.4. Recomendações da Sociedade Brasileira de Alergia e Imunologia para pré-medicação em RHI moderadas a graves por MCI

Adultos
Exames de rotina:
• Prednisona 50 mg VO: 13 h, 7 h e 1 h antes ou prednisolona 32 mg VO: 12 h e 2 h antes do exame
• e fexofenadina 180 mg VO 1 h antes do exame
• ou difenidramina 50 mg VO 1 h antes antes do exame
• Caso não possa receber VO: hidrocortisona 200 mg, 4-6 h antes, além de difenidramina, antes do exame

Continua

TABELA 9.2.4. Recomendações da Sociedade Brasileira de Alergia e Imunologia para pré-medicação em RHI moderadas a graves por MCI (Continuação)

Adultos
Exames de urgência:
• Metilprednisolona 40 mg EV ou hidrocortisona 200 mg, 4-6 h antes e difenidramina 50 mg EV 1 h antes
• Se alergia a metilprednisolona, aspirina, AINH: dexametasona 7,5 mg EV ou betametasona 6 mg EV, 4 a 6 h antes do exame, além de difenidramina 50 mg EV 1 h antes
• Se necessidade imediata do exame: difenidramina 50 mg EV (corticoides não são efetivos em período menor de 4-6 h)
Obs.: Não utilizar difenidramina em pacientes hipotensos
Crianças
Exames de rotina:
• Prednisona ou prednisolona (0,5 a 0,7 mg/kg/dose) (até 40 mg/dose) VO: 13 h, 7 h e 1 h antes
• e fexofenadina suspensão (6 mg/mL): até 15 kg – 5 mL; 15 a 25 kg – 7,5 mL; acima de 25 kg – 10 mL 1 hora antes ou desloratadina VO 2 mL (crianças de 6 m até 2 anos), 2,5 mL (crianças de 2 a 6 anos) e 5 mL (crianças de 6 a 12 anos) 1 h antes
• ou difenidramina 1,25 mg/kg VO 1 h antes (máximo de 50 mg)
Exame de urgência:
• Metilprednisolona 2 mg/kg EV e difenidramina, 1 a 2 mg/kg, até 50 mg EV antes

RHI: reação de hipersensibilidade imediata; MCI: meios de contraste iodados

▪ Necessidade urgente de exame contrastado

Pacientes com necessidade urgente para novo procedimento contrastado e com história de reação anterior a meio de contraste, sem possibilidade de testes, devem ser avaliados pelo tipo de contraste e gravidade da reação inicial. Se a história é de reação leve como urticária ou angioedema ou exantema não complicados, readministração de contraste diferente do culpado, preferencialmente não iônico, pode ser realizada.[13,17] Pré-medicação não é recomendada pela ASBAI neste caso.[32] A Figura 9.2.3 resume o manejo dos pacientes com reações anafiláticas aos MC.

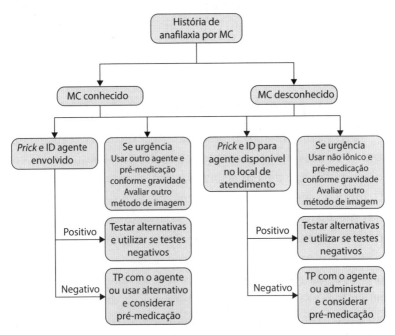

FIGURA 9.2.3. Fluxograma em anafilaxia por meio de contraste. TP: teste de provocação. Adaptada de Schönmann, et al.[13] e Sánchez-Borges, et al.[17]

Em pacientes com anafilaxia moderada a grave, outra modalidade de exame de imagem deve ser considerada para evitar readministração da substância de mesma classe (MCI ou gadolíneo). Se o uso da mesma classe for imprescindível, análise do risco × benefício deve justificar o risco de readministração. Além de trocar o agente suspeito, caso seja conhecido, usar por alternativa, preferencialmente meio não iônico e sem reatividade cruzada, e fazer pré-medicação. A equipe deve estar preparada com médicos capacitados e dispor de todos os equipamentos e materiais para qualquer emergência durante o procedimento. Para pacientes de alto risco, o exame deve ser o mais seguro possível, com código apropriado de risco, oximetria e equipe ciente. Dessensibilização para contraste iodado não é protocolo na prática clínica.[13,17,33]

▪ Exames em pacientes com tempo para investigação

Em pacientes sem urgência, é necessário investigar com testes *in vivo*. Se a reação anterior foi leve e os testes cutâneos forem positivos, devem ser realizados testes com alternativos da mesma classe e, caso negativos, podem ser administrados sem pré-medicação. Provocação deve ser avaliada de maneira individualizada. Se os testes forem negativos, utilizar o contraste e pré-medicação deve ser considerada de acordo com a gravidade da reação anterior. Se a reação foi grave, risco × benefício deve ser avaliado e readministração de agente do mesmo grupo pode ser contraindicada, assim como em todas as reações tardias graves.[13,17]

Manejo em pacientes com hipersensibilidade prévia a corantes

A literatura é escassa, mas os conceitos em pacientes com hipersensibilidade a contrastes iodados e gadolíneo podem ser extrapolados para corantes. Se as RHI por azul patente ou azul isoflurano ocorrerem em cirurgia, considerar término do procedimento se o paciente puder ser estabilizado e evitar readministração do corante em intervenção futura.[13,34] Se readministração é indispensável, opções como azul de metileno, verde indocianina ou tecnécio parecem ser mais seguras.

Em pacientes com reação a fluoresceína, especialmente se graves, alternativas em angiografia com verde indocianina e angiografia por tomografia de coerência óptica devem ser considerados. Se não houver alternativa, há relato de dessensibilização para fluoresceína e poderia ser uma opção.[35] O papel da pré-medicação com anti-histamínicos e corticoides em pacientes com hipersensibilidade a fluoresceína ainda é questionado. Para azul patente e azul isoflurano, considera-se que reduza a gravidade, mas não a ocorrência de RHI.[36]

O manejo agudo da anafilaxia está detalhado no *Capítulo 11 – Tratamento na Urgência.*

Referências Bibliográficas

1. Brockow K, Sánchez-Borges M. Hypersensitivity to contrast media and dyes. Immunol Allergy Clin North Am. 2014; 34:547-64.
2. Schönmann C, Brockow K. Adverse reactions during procedures hypersensitivity to contrast agents and dyes. Ann Allergy Asthma Immunol 2020, 154: 156-64.
3. ACR Committee on Drugs and Contrast Media. ACR Manual On Contrast Media: version 10.2. American College of Radiology Web site; Published Jan 2021 [citado em 11 Abr 2021]. Disponível em: https://www.acr.org/-/media/ACR/files/clinical-resources/contrast_media.pdf.
4. Ha MJ, Kang DY, Lee W, Yoon SH, Choi YH, Byun JS, et AL. Hypersensitivity Reactions to Iodinated Contrast Media: A Multicenter Study of 196 081 Patients. Radiology. 2019;293(1):117-24.
5. Kobayashi D, Takahashi O, Ueda T, Deshpande GA, Arioka H, Fukui T. Risk factors for adverse reactions from contrast agents for computed tomography. BMC Medical Informatics and Decision Making. 2013;13:18.

6. Brockow K. Immediate and delayed reactions to radiocontrast media: Is there an allergic mechanism? Immunol Allergy Clin N Am. 2009;29:453-68.

7. Felix MM, Malaman MF, Ensina LF. Diagnóstico das reações imediatas aos meios de contraste iodados: revisão da literatura. Braz J Allergy Immunol. 2013;1(6):305-12.

8. Carr TF. Pathophysiology of immediate reactions to injectable gadolinium based contrast agents. Top Magn Reson Imaging. 2016; 25:265-8.

9. Jung JW, Kang HR, Kim MH, Whal Lee, KyungUp Min et al. Immediate hypersensitivity reaction to gadolinium-based MR contrast media. Radiology. 2012; 264:414-22.

10. Behzadi AH, Zhao Y, Farooq Z, et al. Immediate allergic reactions to gadolinium-based contrast agents: a systematic review and meta-analysis. Radiology. 2018; 286:471-82.

11. Kornblau IS, El-Annan JF Adverse reactions to fluorescein angiography: A comprehensive review of the literature. Surv Ophthalmol 2019;64(5):679-93.

12. Clement O, Dewachter P, Mouton-Faivre C, Guilloux L et al. Immediate hypersensitivity to contrast agents: the French 5-year CIRTACI study. EClinicalMedicine 2018;1:51-61.

13. Schönmann C, Brockow K. Adverse reactions during procedures hypersensitivity to contrast agents and dyes. Ann Allergy Asthma Immunol 2020; 154: 156-64.

14. Iqbal FM, Basit A, Salem F, Vidya F. Feeling blue, going green and finding other attractive alternatives: a case of biphasic anaphylaxis to patent blue and a literature review of alternative sentinel node localisation methods. BMJ Case Rep. 2015; 2015: 1-4.

15. Blatman KSH, Sánchez-Borges M, Greenberger. J Allergy Clin Immunol Pract. 2020 Apr; 8(4): 1203-9.

16. Rosado Ingelmo A, Doña Diaz I, Cabañas Moreno R, Moya Quesada MC, et al. Clinical Practice Guidelines for Diagnosis and Management of Hypersensitivity Reactions to Contrast Media. J Investig Allergol Clin Immunol. 2016;26(3):144-55.

17. Sánchez-Borges M, Aberer W, Brockow K, Celik GE, Cernadas J, et al. Controversies in Drug Allergy: Radiographic Contrast Media. The Journal of Allergy and Clinical Immunology: In Practice 2019; 7: 61-5.

18. Hunting AS, Nopp A, Johansson SG, Andersen F, Wilhelmsen V, Guttormsen AB. Anaphylaxis to Patent Blue V. I. Clinical aspects. Allergy. 2010 Jan;65(1):117-23.

19. Demoly P, Adkinson NF, Brockow K, Castells M, Chiriac AM, Greenberger PA, et al. International Consensus on drug allergy. Allergy. 2014;69(4):420-37.

20. Pinnobphun P, Buranapraditkun S, Kampitak T, Hirankarn N, Klaewsongkram J. The diagnostic value of basophil activation test in patients with an immediate hypersensitivity reaction to radiocontrast media. Ann Allergy Asthma Immunol. 2011;106(5):387e 993.

21. Mayorga C, Celik G, Rouzaire P, Whitaker P, Bonadonna P, Rodrigues-Cernadas J, et al. In vitro tests for drug hypersensitivity reactions: an ENDA/EAACI Drug Allergy Interest Group position paper. Allergy 2016;71:1103-34.

22. Broyles AD, Banerji A, Castells M. Practical Guidance for the Evaluation and Management of Drug Hypersensitivity: General Concepts. J Allergy Clin Immunol Pract. 2020 Oct;8(9S):S3-S15.

23. Trautmann A, Brockow K, Behle V, Stoevesandt J. Radiocontrast Media Hypersensitivity: Skin Testing Differentiates Allergy From Nonallergic Reactions and Identifies a Safe Alternative as Proven by Intravenous Provocation. J Allergy Clin Immunol Pract. 2019;7(7):2218-24.

24. Demoly P, Adkinson NF, Brockow K, Castells M, Chiriac AM, Greenberger PA, et al. International consensus on drug allergy. Allergy 2014;69:420-37.

25. Yoon SH, Lee SY, Kang HR, Kim JY, Hahn S, Park CM, et AL. Skin tests in patients with hypersensitivity reaction to iodinated contrast media: a meta-analysis. Allergy. 2015 ;70(6):625-37.

26. Brockow K, Romano A, Aberer W, Bircher AJ, Barbaud A, Bonadonna P, et al. Skin testing in patients with hypersensitivity reactions to iodinated contrast media a European multicenter study. Allergy. 2009;64:234-41.

27. Lerondeau B, Trechot P, Waton J, Poreaux C, Luc A, Schmutz J-L, et al. Analysis of cross-reactivity among radiocontrast media in 97 hypersensitivity reactions. J Allergy Clin Immunol 2016;137:633-5.

28. Schrijvers R, Breynaert C, Ahmedali Y, et al. Skin testing for suspected iodinated contrast media hypersensitivity. J Allergy Clin Immunol Pract. 2018;6(4): 1246e1254.

29. Chiriac A-M, Audurier Y, Bousquet P-J, et al. Clinical value of negative skin tests to gadolinium contrast agents. Allergy. 2011;66(11):1504e1506.

30. Torres MJ, Gomez F, Doña I, Rosado A, Mayorga C, Garcia I, et al. Diagnostic evaluation of patients with nonimmediate cutaneous hypersensitivity reactions to iodinated contrast media. Allergy. 2012;67(7):929-35.

31. Greenberger PA, Patterson R. The prevention of immediate generalized reactions to radiocontrast media in high-risk patients. J Allergy Clin Immunol. 1991 ;87(4):867-72.

32. Associação Brasileira de Alergia e Imunologia. Statement ASBAI: Posicionamento da ASBAI Sobre Contrastes em Radiologia. ASBAI 2016. [citado em 11 Abr 2021]. Disponível em: http://www.sbai.org.br/imagebank/2016-09-26-USO-DE-CONTRASTYE-IODADO_Sem-Papel-Carta.pdf.

33. Costantino MT, Romanini L, Gaeta F, Stacul F, Valluzzi RL, Passamonti M, et al. SIRM-SIAAIC consensus, an Italian document on management of patients at risk of hypersensitivity reactions to contrast media. Clin Mol Allergy. 2020 Jul 31;18:13.
34. Baker MG, Cronin JA, Borish L, Lawrence MG. Evaluation of a skin testing protocol for diagnosing perioperative anaphylaxis due to isosulfan blue allergy. Ann Allergy Asthma Immunol. 2014 Sep;113(3):330-1.
35. Nucera E, Schiavino D, Merendino E, Buonomo A, Roncallo C, et al. Successful fluorescein desensitization. Allergy. 2003;58(5):458.
36. Kornblau IS, El-Annan JF. Adverse reactions to fluorescein angiography: a comprehensive review of the literature. Surv Ophthalmol. 2019;64(5): 679e693.

9.3 Anafilaxia durante Administração de Sangue, Plasma e Imunoglobulinas

Chayanne Andrade de Araujo

Introdução

Transfusões de sangue e hemoderivados podem salvar a vida de pacientes portadores das mais diversas patologias. No entanto, as células sanguíneas halogênicas e as proteínas plasmáticas são substâncias estranhas que podem provocar uma resposta imune em receptores de transfusão, assim como, o plasma contém anticorpos e outros mediadores imunológicos que podem reagir contra as células do receptor. Como resultado, a transfusão acarreta riscos de reações imunológicas, que podem ser do tipo imediata, quando ocorre durante ou até 24h após a transfusão, na qual se enquadrariam as reações anafiláticas ou do tipo tardia, quando ocorre após 24 h do início da transfusão (dias, semanas, meses ou anos).[1]

Os sintomas das reações variam de leves, com evolução benigna, a reações potencialmente fatais. A natureza da reação pode não ser imediatamente aparente, porque muitas reações começam com sintomas inespecíficos, como febre ou calafrios. Além disso, os pacientes que recebem transfusões geralmente apresentam condições clínicas subjacentes complexas, cujos sintomas podem mimetizar uma reação transfusional.

As reações transfusionais agudas variam em frequência de reações relativamente comuns, como urticária e reações febris não hemolíticas, a complicações raras, incluindo a anafilaxia. Embora urticária possa ocorrer em até 3% das transfusões, anafilaxia é considerada um evento relativamente raro, ocorrendo na frequência de 1:20.000 a 1:50.000 dos casos.[2] Apesar da anafilaxia com risco de morte ocorrer raramente, se faz necessário entender as situações especiais de anafilaxia durante infusão de sangue, plasma e imunoglobulinas, realizar o diagnóstico diferencial das reações anafiláticas e das reações transfusionais não alérgicas, e identificar os agentes mais implicados nessas reações.

Anafilaxia associada a administração de sangue, plasma e imunoglobulina: agentes implicados

O primeiro caso de anafilaxia relacionada à transfusão de sangue foi descrito em 1968. As reações transfusionais anafiláticas mediadas por IgE podem ocorrer quando anticorpos IgE do paciente, ligados a mastócitos e basófilos, interagem com um alérgeno, geralmente uma proteína plasmática no componente sanguíneo, levando a desgranulação dessas células. As reações anafiláticas também podem ocorrer por mecanismos não mediados por IgE.

Os seguintes mecanismos têm sido implicados em reações anafiláticas:

- Pacientes com deficiência de IgA que têm anticorpos anti-IgA.

- Pacientes com anticorpos para outras proteínas plasmáticas (como IgG, albumina, haptoglobina, transferrina, C3, C4 ou citocinas).
- Transfusão de um alérgeno para um paciente sensibilizado (p. ex., penicilina usada por um doador).

Os alérgenos mais comumente associados às reações alérgicas transfusionais são proteínas plasmáticas, como IgA e haptoglobina (Hp).

A deficiência seletiva de IgA ocorre quando pacientes com mais de 4 anos de idade tem níveis séricos de IgA menor que 7 mg/dL e concentrações séricas de IgG e IgM normais. A maioria dos pacientes com deficiência seletiva de IgA que fazem transfusão de produtos sanguíneos são assintomáticos. Porém, uma subpopulação de pacientes nos quais anticorpo anti-IgA são produzidos, reações anafiláticas a transfusão sanguínea ou hemoderivados podem ocorrer. Existem relatos de reações transfusionais do tipo anafilática com anticorpos da classe IgE ou IgG anti-IgA em pacientes com níveis de IgA indetectáveis. Estes pacientes são então considerados de risco para o desenvolvimento de reação transfusional tipo anafilática.[1,3,4]

Os dois tipos de anticorpos IgG e IgE anti-IgA podem estar implicados em reações adversas a produtos sanguíneos. IgE anti-IgA é menos comum do que IgG anti-IgA. Embora estes anticorpos anti-IgA não tenham sido definitivamente comprovados como causadores de reações transfusionais, o diagnóstico de anafilaxia relacionada a IgA geralmente é assumido se um paciente apresentar anafilaxia relacionada à infusão e apresentar IgA sérica indetectável combinada com anticorpos anti-IgA de qualquer tipo.[5,7]

O mecanismo exato de como os anticorpos IgG anti-IgA causam reações transfusionais anafiláticas merece investigação adicional, porém é visto que anticorpos IgG anti-IgA podem ser responsáveis pelo aumento das anafilotoxinas C3a, C4a e C5a.

Apesar de raro, anafilaxia após transfusões foi descrita em portadores de deficiência de complemento C4 e pacientes com deficiência de fator de von Willebrand. Inibidores de Fator IX ocasionalmente induzem anafilaxia em pacientes portadores de hemofilia B após transfusões de Fator IX.[3] Anafilaxia também foi descrita após a transfusão de hemoderivados em pacientes com anaptoglobinemia (ou seja, deficiência congênita de haptoglobina) que desenvolveram anticorpos anti-haptoglobina, este distúrbio ocorre principalmente em asiáticos.[8]

Além das proteínas plasmáticas, o azul de metileno, que é um reagente usado para inativação viral de plasma fresco congelado, foi relatado como causa de anafilaxia após transfusão de plasma.[9,10]

Apresentação clínica e diagnóstico de reações anafiláticas

As reações anafiláticas à transfusão e hemoderivados têm início rápido, geralmente ocorrendo dentro de alguns minutos após o início de uma transfusão. O paciente pode apresentar angioedema, hipotensão, dificuldade respiratória e choque. Estes podem ou não ser precedidos ou acompanhados por sintomas comumente descritos como reações urticariformes transfusionais, incluindo prurido, urticária e rubor.

O diagnóstico de uma reação transfusional anafilática é feito baseado nos critérios clínicos, identificados no momento da reação, que se comporta com rápida progressão para sintomatologia potencialmente fatal e apresenta resposta rápida à terapia.[11]

O diagnóstico diferencial de uma reação transfusional anafilática inclui outras causas de dispneia e hipotensão durante uma transfusão (p. ex., TRALI, TACO, sepse), bem como outras condições alérgicas não relacionadas à transfusão (p. ex., asma e alergia a medicamentos). Ao contrário das reações anafiláticas, essas outras reações (TRALI, TACO e sepse) geralmente não estão associadas a sibilos e angioedema e não melhoram rapidamente com adrenalina.

Outras reações transfusionais agudas

As reações transfusionais agudas, que não são alérgicas e fazem parte do diagnóstico diferencial das reações anafiláticas associadas às transfusões são: lesão pulmonar aguda relacionada à transfusão (TRALI), sobrecarga circulatória associada à transfusão (TACO), reação hemolítica aguda, sepse, reação urticariforme e reações febris não hemolíticas.[1,3]

▪ Lesão pulmonar aguda relacionada à transfusão (TRALI)

A TRALI é uma síndrome hipoxêmica aguda, com edema pulmonar bilateral e ausência de hipertensão atrial esquerda. A síndrome é associada, na maioria dos casos (70%), com a existência de anticorpos antileucocitários no plasma do doador. Estes anticorpos são dirigidos contra antígenos do sistema

HLA (classe I ou classe II), ou contra antígenos presentes em granulócitos. O diagnóstico da TRALI é essencialmente clínico. O quadro inicia-se durante ou em até 6 horas após a transfusão. Os sintomas são respiratórios, variando desde dispneia e hipóxia até insuficiência respiratória grave. Podem ainda ocorrer febre, tremores, hipotensão e taquicardia. A hipotensão não é responsiva à administração de fluidos[1,12] Os achados de exame são radiografia de tórax alterada, sinais de hipoxemia, leucopenia transitória, e detecção de anticorpos anti-neutrófilos ou anti-HLA.

Os hemoderivados mais implicados são concentrados de hemácias, plaquetas e produtos do plasma.

▪ Sobrecarga circulatória associada à transfusão (TACO)

É uma forma de edema pulmonar devido ao excesso de volume ou sobrecarga circulatória, normalmente ocorre em pacientes que recebem um grande volume de um produto transfundido em um curto período de tempo, ou naqueles com doença cardiovascular subjacente.[1,12] Os sintomas são de insuficiência cardíaca congestiva clássica, incluindo dispneia, ortopneia, cianose, distensão jugular, taquicardia, hipertensão, edema periférico e tosse seca. A ausculta usualmente revela estertores. Achados de exame com radiografia de tórax anormal, hipoxemia e aumento do peptídeo natriurético cerebral.

Os hemoderivados mais associados a este tipo de reação são concentrados de hemácias, plaquetas, produtos de plasma e outros fluidos.

▪ Reação hemolítica aguda

Na reação hemolítica aguda (RHA) ocorre hemólise intravascular das hemácias incompatíveis transfundidas devido à presença de anticorpos pré-formados na circulação do paciente.[1,12] É causada pela presença de anticorpos ativadores de complemento presentes no plasma do receptor contra determinado antígeno eritrocitário presente nas hemácias do doador. Habitualmente deve-se à incompatibilidade dentro do sistema ABO. Ocorrem com menos frequência em transfusões de derivados do plasma e muito raramente com transfusão de plaquetas. O quadro é grave, composto por dor torácica importante, dor no local da infusão, abdômen e/ou flancos, hipotensão grave, febre, calafrios, hemoglobinúria, hemoglobinemia, ansiedade, inquietação e sensação de morte iminente, coagulação intravascular disseminada (CIVD).

Além do quadro clínico, o diagnóstico baseia-se nos achados laboratoriais, como teste de Coombs direto positivo, aumento da hemoglobina livre, queda da hemoglobina/hematócrito e, após algumas horas, elevação dos níveis de bilirrubina indireta e da DHL (desidrogenase láctica) e diminuição da haptoglobina.

▪ Reação febril não hemolítica

A reação febril não hemolítica (RFNH) é o efeito adverso mais comumente descrito na literatura. A reação é observada mais frequentemente com a infusão de concentrado de plaquetas.[1,12] É definida como aumento de temperatura corporal acima de 1 °C durante ou após a transfusão de sangue sem outra explicação. Os leucócitos presentes nos hemocomponentes são considerados a principal causa de RFNH. A reação ocorre no momento da infusão do hemocomponente ou após a transfusão, no período de 24 horas. A maioria dessas reações é autolimitada. Os sinais e sintomas mais comuns são de febre, calafrios, tremores e frio. A febre aparece durante ou após a transfusão, pode ceder no prazo de 2 a 3 horas (autolimitada) e geralmente sem tratamento. A reação raramente é grave. O diagnóstico é de exclusão, e todas as outras causas de febre devem ser excluídas.

▪ Reação por contaminação bacteriana (Sepse)

A reação por contaminação bacteriana é caracterizada pela presença de bactérias na bolsa do hemocomponente transfundida. A contaminação bacteriana nas bolsas de plaquetas é considerada como a de maior risco dentre as infecções associadas às transfusões de sangue e hemoderivados.[1,12]

Os sinais e sintomas mais comumente observados são febre, calafrios, tremores, hipotensão, náusea, vômitos e choque. Outras sintomatologias são de ruborização, pele seca, dispneia, dores, diarreia, hemoglobinúria, coagulação intravascular disseminada. Os casos fatais são comumente observados quando os organismos Gram negativos produzem endotoxina, durante a estocagem de concentrados de hemácias.

O diagnóstico é feito quando se identifica a presença do mesmo microrganismo na bolsa que estava sendo infundida e na amostra de sangue do receptor e/ou por meio da clínica sugestiva de contaminação bacteriana.

■ Reações urticariformes

As reações urticariformes (alérgicas), caracterizadas por urticária sem outros achados alérgicos, são uma das reações transfusionais mais comuns, embora a verdadeira prevalência seja desconhecida, pois é provável que sejam subnotificadas. Podem acontecer em até 1% a 3% das transfusões e o uso de pré-medicação não parece alterar essa incidência.[1,12]

As reações transfusionais de urticária ocorrem quando uma substância solúvel no plasma do produto sanguíneo doado (ou do receptor) reage com anticorpos IgE pré-existentes no receptor (ou no produto), respectivamente. Acredita-se que as reações urticariformes se devam à liberação de histamina por mastócitos ou basófilos, embora outros mecanismos possam estar envolvidos.

A principal diferença entre reações alérgicas urticariformes e reações anafiláticas é de grau, as reações alérgicas são leves, enquanto as reações anafiláticas estão associadas à liberação maciça de histamina e outros mediadores.

Lesões urticariformes ou urticas surgem durante, no final ou logo após uma transfusão. Nenhum outro achado alérgico está presente. Não há sibilância, angioedema, hipotensão e outros sinais e sintomas que compreendam critérios clínicos para anafilaxia.

A melhora dos sintomas com a interrupção da transfusão e administração de anti-histamínico é fortemente favorável a uma reação urticariforme em vez de anafilática.

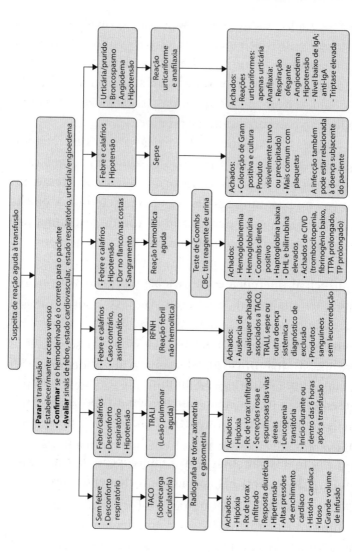

FIGURA 9.3.1. **Reações transfusionais agudas: sinais clínicos e achados de exames.** Adaptada de Sazama K, et al. Practice parameter for the recognition, management, and prevention of adverse consequences of blood transfusion. College of American Pathologists. Arch Pathol Lab Med 2000; 124:61.

Reações anafiláticas à imunoglobulina humana

As imunoglobulinas são preparações de IgG obtidas de pool de plasma de milhares de doadores humanos, altamente purificadas. Vários protocolos são utilizados pelos diferentes fabricantes para produção de produtos cada vez mais puros, (atingindo mais de 95% de IgG em sua concentração). Porém, os diferentes produtos também contêm pequenas quantidades de IgA e de IgM.

As imunoglobulinas disponíveis diferem em suas características físico-químicas (apresentação, concentração, osmolaridade e pH) e excipientes (preservativos e inibidores da agregação de IgG). As mesmas podem ser administradas por via intravenosa (IGIV), subcutânea (IGSC) e intramuscular (IGIM) e são usadas principalmente como terapia de reposição para imunodeficiências com defeitos na produção de anticorpos e terapia imunomoduladora em condições autoimunes e inflamatórias.[14]

O tratamento com imunoglobulina é bastante seguro, mas como resultado dos processos de preparação, podem ocorrer reações adversas à imunoglobulina ou aos excipientes. Estas reações variam consideravelmente entre as diferentes preparações de imunoglobulinas disponíveis no mercado.

Os eventos adversos são mais frequentes com a IGIV e são descritos em 30% a 40% dos pacientes e em 5% a 15% das infusões. Eles podem ser classificados em imediatos (ocorrem durante ou logo após a infusão) ou tardios (ocorrem horas a dias após a infusão) e de intensidade leve, moderada ou grave. São considerados leves os eventos que não alteram os sinais vitais e melhoram com sintomáticos, sem necessidade de interrupção da infusão; moderados quando há progressão e/ou persistência dos sinais e sintomas, com necessidade de interromper a administração da medicação e graves quando requerem interrupção imediata da administração, com estabelecimento de medidas terapêuticas de urgência.[15]

A maioria dos eventos adversos é imediato e de leve intensidade, estando relacionado na maioria das vezes com à velocidade de infusão e podem mimetizar quadros infecciosos, incluindo sinais e sintomas como náuseas, cefaleia, calafrios, febre, mal-estar geral, sintomas gripais, *rash* cutâneo, fadiga, mialgia, lombalgia e taquicardia.

Reações graves acontecem em menos de 1% das aplicações e exigem que a infusão seja interrompida imediatamente. As reações anafiláticas graves são raras, ocorrem mais com IGIV e em geral não são mediadas por IgE. O paciente pode apresentar urticária, prurido, rubor, dispneia e sibilos, ansiedade aguda e colapso circulatório. São potencialmente fatais e enfatizam a necessidade de monitoramento cuidadoso dos pacientes durante as infusões por pessoal treinado e em locais devidamente equipados para estes procedimentos. Anafilaxia mediada por IgE ou IgG, pode ocorrer em pacientes com níveis de IgA não detectados e capacidade preservada de produzir IgE e IgG.[16]

Investigação diagnóstica

A avaliação típica de um paciente com uma anafilaxia moderada a grave associada a transfusões, após a situação aguda ter sido tratada e os sintomas resolvidos, envolve a dosagem quantitativa dos níveis de IgA, bem como anti-IgA (se indicado), preferencialmente de uma amostra pré-transfusão.[2,5,11]

Não há teste comercial para IgE anti-IgA, mas um teste positivo para o isotipo IgG presume que o paciente também pode ser capaz de produzir IgE contra IgA.

A dosagem de triptase pode ser realizada se o teste estiver disponível, mas os resultados geralmente não alteram o diagnóstico ou tratamento quando o diagnóstico clínico parece óbvio. Elevações na triptase se correlacionam com hipotensão e apoiam o diagnóstico de anafilaxia, embora níveis normais não a excluam. Idealmente, as amostras devem ser coletadas entre 15 minutos a 2 horas do início do evento ou o mais rápido possível depois disso.[13] O melhor critério de definição de anafilaxia é um aumento de 2 vezes ou 2 ng/mL mais 1,2 do nível basal. A quantificação basal da triptase deve ser feita 24 horas após a reação.[17]

O teste de ativação de basófilos (BAT) não tem restrições quanto ao momento para a coleta de amostra do paciente e parece ser uma ferramenta útil para avaliar anafilaxia transfusional. Nos casos de reação anafilática relatados que ocorreram após transfusão de plasma tratado com azul de metileno, o BAT foi positivo.[9,10]

Manejo e medidas preventivas

Pacientes com quadro de anafilaxia devem ter a transfusão sanguínea ou de hemoderivados interrompida imediatamente e a intervenção de emergência realizada (o tratamento da reação aguda está detalhado no *Capítulo 11 – Tratamento na Urgência*).

É sugerido a triagem de anticorpos anti-IgA para todos os pacientes com deficiência seletiva de IgA (níveis séricos < de 7 mg/dL), em pacientes com deficiência de IgA parcial e pacientes com Imunodeficiência Comum Variável com IgA indetectável que tiveram uma reação à infusão de um produto sanguíneo no passado.[18]

A triagem de anticorpos anti-IgA permite que os médicos identifiquem os pacientes em risco de reações à infusão e ajudem esses pacientes a se informar sobre os riscos potenciais de receber sangue e hemoderivados. Os testes para anticorpos anti-IgA para pacientes com história de reação, devem ser realizados antes dos produtos sanguíneos serem administrados.[19]. Caso não seja possível fazer a triagem deve-se usar hemácias lavados e plasma ou plaquetas de doadores conhecidos com deficiência de IgA.[16,19] Se não for possível plasma ou plaquetas de doadores conhecidos com deficiência de IgA, as plaquetas podem ser lavadas e o plasma fresco congelado (PFC) ser infundido lentamente, em um ambiente monitorado. Isso se deve em grande parte ao fato de que o benefício da transfusão de PFC supera o risco de uma reação anafilática, pois anticorpos anti-IgA foram encontrados em apenas 18,1% dos casos suspeitos de anafilaxia por IgA. No entanto, se um paciente com deficiência de IgA e anticorpos anti-IgA confirmados, precisar de plaquetas ou PFC de um doador deficiente de IgA e esses produtos sanguíneos não estiverem disponíveis, o fator VII de coagulação ativado recombinante (rFVIIa) pode ser uma alternativa.[17,19]

Pacientes que desenvolvem anafilaxia à IGIV e aqueles que apresentam IgA muito baixa ou indetectável (níveis < 5 a 7 mg/dL) e / ou anticorpos anti-IgA à IGIV e que requerem reposição de gamaglobulina devem mudar para IGSC ou receber um produto de preparação intravenosa com menor concentração de IgA.[11,14,16]

A dessensibilização a hemoderivados é outra abordagem que pode ser apropriada em circunstâncias específicas. Um relato de caso descreveu a dessensibilização de um paciente com deficiência de IgA que apresentou anafilaxia a produtos sanguíneos, e posteriormente necessitou de inúmeras infusões de vários produtos sanguíneos. O paciente foi dessensibilizado com sucesso a uma preparação de gamaglobulina, que foi então administrada semanalmente para manter o estado de dessensibilizado.[21]

Considerações finais

As reações alérgicas associadas a transfusões de sangue, plasma e imunoglobulinas são geralmente autolimitadas e respondem bem ao tratamento na maioria dos casos. E, apesar dos quadros anafiláticos serem eventos raríssimos, eles devem ser pensados quando se está diante de uma reação transfusional imediata, e prontamente tratados para evitar desfecho fatal.

Em caso confirmatório de anafilaxia por sangue e hemoderivados, o paciente deve obrigatoriamente ser encaminhado para um imunologista/alergista para realizar a investigação de deficiência de IgA e, mais raramente outras causas, para planejar os cuidados e orientações em exposições futuras.

Referências Bibliográficas

1. Hemovigilância: manual técnico para investigação das reações transfusionais imediatas e tardias não infecciosas / Agência Nacional de Vigilância Sanitária. – Brasília: Anvisa, 2007, atualizado em 14/10/2020. Disponível em: https://www.gov.br/anvisa/pt-br/assuntos/fiscalizacaoemonitoramento/hemovigilancia/publicacoes/manual-tecnico-de-hemovigilancia-investigacao-das-reacoes-transfusionais-imediatas-e-tardias-nao-infecciosas.pdf/view

2. Carson JL, et al. Red blood cell transfusion: a clinical practice guideline from the AABB. Ann Intern Med. 2012;157(1):49.

3. Hirayama, F. Current understanding of allergic transfusion reactions: incidence, pathogenesis, laboratory tests, prevention and treatment. British Journal of Haematology. 2013; 160(4), 434-444. doi:10.1111/bjh.12150.

4. Sazama K, DeChristopher PJ, Dodd R, et al. Practice parameter for the recognition, management, and prevention of adverse consequences of blood transfusion. College of American Pathologists. Arch Pathol Lab Med 2000; 124:61.

5. Rachid R, Bonilla FA. The role of anti-IgA antibodies in causing adverse reactions to gamma globulin infusion in immunodeficient patients: a comprehensive review of the literature. J Allergy Clin Immunol. 2012 Mar;129(3):628-34.

6. Ferreira A, Garcia Rodriguez MC, Lopez-Trascasa M, Pascual Salcedo D, Fontan G. Anti-IgA antibodies in selective IgA deficiency and in primary immunodeficient patients treated with gamma-globulin. Clin Immunol Immunopathol. 1988;47(2):199.

7. Sandler et al. IgA anaphylactic transfusion reactions. Transfus Med Rev 1995 Jan;9(1):1-8. Avalable from: https://pubmed.ncbi.nlm.nih. gov/7719037/.

8. Shimada E, Tadokoro K, Watanabe Y, Ikeda K, Niihara H, Maeda I, et al. Anaphylactic transfusion reactions in haptoglobin-deficient patients with IgE and IgG haptoglobin antibodies. Transfusion. 2002;42(6):766.

9. Nubret K, Delhoume M, Orsel I, Laudy JS, Sellami M, Nathan N. Anaphylactic shock to fresh-frozen plasma inactivated with methylene blue. 2011; Transfusion, 51(1), 125-8. Available from: https://pubmed. ncbi.nlm.nih. gov/20667044/.

10. Dewachter et al. Anaphylactic reaction after methylene blue-treated plasma transfusion. 2011; BJA British Journal of Anaesthesia 106(5):687-9.

11. Williams SJ, Gupta S. Anaphylaxis to IVIG. Arch Immunol Ther Exp (Warsz). 2017;65(1):11.

12. Sazama K, et al. Practice parameter for the recognition, management, and prevention of adverse consequences of blood transfusion. College of American Pathologists. Arch Pathol Lab Med 2000; 124:61.

13. Cardona V, Ansotegui IJ, Ebisawa M, El-Gamal Y, Fernandez Rivas M, Fineman S, et al. World allergy organization anaphylaxis guidance 2020. World Allergy Organ J [Internet]. 2020;13(10):100472. Available from: https:// doi.org/10.1016/j.waojou.2020.100472.

14. Arumugham VB, Rayi A. Intravenous Immunoglobulin (IVIG) [Updated 2021 Dec 12]. In: StatPearls [Internet]. Treasure Island (FL): StatPearls Publishing; 2022 Jan-. Available from: https://www.ncbi.nlm.nih.gov/books/NBK554446/.

15. Goudouris ES, et al. II Consenso Brasileiro sobre o uso de imunoglobulina humana em pacientes com imunodeficiências primárias. Einstein. 2017;15(1):1-16.

16. Stiehm ER. Adverse Effects of Human Immunoglobulin Therapy. Transfus Med Rev 27, no. 3 (Jul 2013): 171-8.

17. Castells M. Diagnosis and management of anaphylaxis in precision medicine. J Allergy Clin Immunol 2017; 140:321–333. Available from: https://pubmed.ncbi.nlm.nih.gov/28780940/.

18. Horn J, Thon V, Bartonkova D, Salzer U, Warnatz K, Schlesier M, Peter HH, Grimbacher B. Anti-IgA antibodies in common variable immunodeficiency (CVID): diagnostic workup and therapeutic strategy. Clin Immunol. 2007;122(2):156.

19. Vassallo RR. Review: IgA anaphylactic transfusion reactions. Part I. Laboratory diagnosis, incidence, and supply of IgA-deficient products. Immunohematology. 2004;20(4):226.

20. Mathew SK, Anjum F. Transfusion Selective IgA Deficiency. [Updated 2021]. In: StatPearls. Treasure Island (FL): StatPearls Publishing; 2022 Jan-. Available from: https://www.ncbi.nlm.nih.gov/books/NBK564340/.

21. Kiani-Alikhan S, Yong PF, Grosse-Kreul D, Height SE, Mijovic A, Suddle AR, Ibrahim MA. Successful desensitization to immunoglobulin A in a case of transfusion-related anaphylaxis. Transfusion. 2010 Sep;50(9):1897-901.

9.4 Anafilaxia por Imunobiológicos

Albertina Varandas Capelo

Introdução

Os agentes imunobiológicos ou biológicos têm sido utilizados no tratamento, prevenção ou cura de condições clínicas moderadas ou graves, como doenças alérgicas (asma alérgica e eosinofílica, dermatite atópica e urticária crônica idiopática), inflamatórias, autoimunes e neoplásicas, modificando o curso natural das mesmas.[1]

Na última década, muitos produtos têm sido licenciados pela Food and Drug Administration (FDA), sendo previsto aumento importante nos próximos anos. De acordo com a FDA, os biológicos são estruturas moleculares grandes, heterogêneas que podem conter centenas de aminoácidos, açúcares, proteínas, ácidos nucleicos ou combinações complexas, além de estruturas vivas como células e tecidos.[1]

O Center for Drug Evaluation and Research (CDER) considera como agentes biológicos terapêuticos os seguintes produtos: anticorpos monoclonais para uso *in vivo*; proteínas destinadas ao uso terapêutico, incluindo citocinas como interferons e enzimas como trombolíticos; imunomoduladores e fatores de crescimento, exceto vacinas e hemoderivados.[1]

Até o momento, as reações anafiláticas induzidas por produtos biológicos, incluindo anticorpos monoclonais têm sido sub-reconhecidas e subnotificadas devido a falha na investigação com testes cutâneos e dosagem da triptase, cujos níveis correlacionam-se com a gravidade da reação.[2]

Além do agente biológico, excipientes como polissorbato (solubilizante dos anticorpos monoclonais e quimioterápicos), manitol, albumina, látex, papaína e trometamol também podem causar anafilaxia.[3]

Epidemiologia

Com o aumento recente da utilização dos agentes imunobiológicos, paralelamente tem ocorrido incremento das reações de hipersensibilidade, porém, dispomos de poucos dados epidemiológicos sobre a prevalência dessas reações, variando de acordo com o agente e a reação desencadeada.

Considerando-se as reações de hipersensibilidade imediata, os estudos mostram que variam de 5-10% para rituximabe, 2-3% para infliximabe, 3-22% para cetuximabe e 0,6-5% para transtuzumabe. Porém, o risco para o desenvolvimento dessas reações depende das características do paciente, do seu sistema imune, uso de fármacos concomitantes, grau de imunogenicidade do medicamento, excipientes, intervalos de doses, entre outros, afetando principalmente as mulheres.[4] Além disso, as reações durante a dessensibilização tem variado, aproximadamente de 13,5% a 23%.

Reações aos imunobiológicos

Embora a classificação de Gell e Coombs tenha sido útil para entender o mecanismo envolvido em reações de hipersensibilidade a medicamentos (RHMs), no caso das reações aos agentes biológicos e quimioterápicos, a apresentação clínica (fenótipo) e mecanismos subjacentes (endótipo), frequentemente se sobrepõem dificultando uma classificação e tratamento.[5]

Pacientes com várias doenças e patologias podem desenvolver reação de hipersensibilidade a imunobiológicos durante a primeira exposição ou após repetidas exposições.

Os fenótipos de anafilaxia, nesses casos, são classificados de acordo com a clínica que varia de reações imunes tipo I, reações por liberação de citocinas e reações mistas. Segundo o estudo de Brennan et al. que avaliou dessensibilização a anticorpos monoclonais (infliximabe, rituximabe e trastuzumabe), 26% das reações foram consideradas leves, 48% moderadas e 26% graves.[6]

Os endótipos correspondentes às reações imediatas incluem produção de anticorpos IgE e IgG e liberação direta de mediadores de basófilos e mastócitos, como triptase, histamina, leucotrienos e prostaglandinas. Os anticorpos produzidos anti-medicamento diferem na sua composição, em relação ao isotipo, afinidade e especificidade, o que explicaria o impacto da imunogenicidade na apresentação clínica. Anticorpos antimedicamento de isotipo IgE, leva a acreditar que as reações imediatas aos biológicos não sejam tão raras. Ocorre a produção e ligação de IgE específica aos biológicos, resultado da resposta celular Th2, que se ligam aos receptores de IgE (FcεRI) na superfície dos mastócitos e basófilos levando a desgranulação destas células. Em alguns casos essas reações podem ocorrer no primeiro evento, demostrando a existência prévia de IgE com reação cruzada ao biológico, como ocorre com cetuximabe em pacientes com anticorpos IgE anti-alfa-gal. Além disso, em alguns casos, foi identificado a presença de anticorpos IgE contra substâncias presentes na formulação dos biológicos, como no caso do polissorbato em omalizumabe, podendo então ocorrer sensibilização prévia com estas substâncias como exposição às vacinas e cosméticos. Já as reações mediadas por IgG a agentes biológicos ainda não foram claramente demonstradas em humanos. Porém, é hipotetizado que os agentes biológicos poderiam estimular a produção de anticorpos de isotipo IgG que se ligariam a esses agentes formando imunocomplexos, os quais ativariam a cascata do complemento gerando as anafilatoxinas C3a e C5a que levariam a degranulação dos mastócitos com liberação de mediadores.[7] Anticorpos IgG antimedicamento também poderiam ativar diretamente os basófilos por ligarem-se a receptores de IgG na superfície dessas células.[8,9]

Sintomas desencadeados por reações mediadas por IgG seriam semelhantes às reações mediadas por IgE, uma vez que ambos envolvem a ativação de mastócitos e basófilos. Além disso, haveria necessidade de sensibilização prévia, ocorrendo reação pelo menos após uma infusão. Diferentemente das reações mediadas por IgE, nas mediadas por IgG, o teste cutâneo é tipicamente negativo e a IgE específica também é negativa. Nas reações tardias o desenvolvimento de anticorpo antimedicamento tem sido mais associado a doença do soro-*like* e trombose, sendo mais raras reações cutâneas disseminadas.

As reações por liberação de citocinas podem ocorrer na primeira infusão e podem se apresentar com sintomas leves, moderados ou graves. Sintomas leves são caracterizados por febre, calafrios, erupção cutânea, artralgia, mialgia, tosse, taquipneia e cefaleia. Sintomas graves incluem queixas respiratórias que podem progredir para insuficiência respiratória aguda, hipotensão, sintomas cardiovasculares até a falência de múltiplos órgãos. Nesse caso, os sintomas são causados pela liberação de grandes quantidades de citocinas e quimiocinas pró-inflamatórias, como IL-6, TNF-alfa, IFN-gama, IL-1 e IL-8. As reações mais graves por liberação de citocinas são conhecidas como "tempestade de citocinas". Essas reações são agudas e graves, podendo ser letais. Nesses casos, anormalidades laboratoriais também são comuns como citopenia, elevação das enzimas hepáticas, da creatinina e proteína C reativa, além de distúrbios de coagulação.[8]

Além disso, em alguns casos, a liberação de citocinas pode ocorrer em associação com reações mediadas por IgE, sendo denominadas de reações mistas.

A Tabela 9.4.1, adaptada de Bavbek Sevim et al., mostra as moléculas alvo e mecanismos das reações de hipersensibilidade aos biológicos utilizados no tratamento das doenças inflamatórias, tumores, além de doenças alérgicas como asma e dermatite atópica e eosinofílicas como asma eosinofílica e rinossinusite crônica com polipose nasossinusal.[9]

TABELA 9.4.1. Biológicos, moléculas-alvo e mecanismos implicados nas reações de hipersensibilidade

Biológicos nas doenças inflamatórias	Moléculas envolvidas	Mecanismo de RHS
Infliximabe	Inibidor de TNF-alfa	Tipo I, III, IV
Etanercept	Proteína de fissão IgG anti-TNF-alfa	Tipo I, IV
Abatacept	Inibidor TNF-alfa	Tipo I, III, IV
Adalimumabe	Inibidor TNF-alfa	Tipo I, III, IV

Continua

TABELA 9.4.1. Biológicos, moléculas-alvo e mecanismos implicados nas reações de hipersensibilidade (Continuação)

Biológicos nas doenças inflamatórias	Moléculas envolvidas	Mecanismo de RHS
Golimumabe	Inibidor TNF-alfa	NR
Certolizumabe	Inibidor TNF-alfa	NR
Tocilizumabe	IL-6	Tipo I e IV
Secuquinumabe	IL-17A	Tipo I
Biológicos nos tumores		
Rituximabe	CD20	Tipo I, III, CRR mistas
Ofatumumabe	CD20	Tipo I, CRR
Obinutuzumabe	CD20	CRR
Brentuximabe	CD30	Tipo I
Trastuzumabe	HER-2	Tipo I, CRR
Cetuximabe	EGFR	Tipo I
Biológicos na asma, RNS, DA		
Omalizumabe	IgE	Tipo I, III
Benralizumabe	Receptor IL-5	Tipo I
Reslizumabe	IL-5	Tipo I
Mepolizumabe	IL-5	Tipo I
Dupilumabe	Receptor IL-4	Tipo I

Fonte: adaptada de Bavbek Sevim, et al. Allergy, 2021;00:1-16. CCR4: receptor de quimocina; CCR: reação de liberação de citocina; EGFR: receptor do fator de crescimento epidérmico; HER-2: receptor tipo 2 do fator de crescimento epidérmico humano; NR: não relatado.

Apresentação clínica

A maioria das reações agudas aos biológicos está associada à infusão, uma vez que, de modo geral, são administrados por via parenteral. São geralmente leves, podendo ocorrer com a primeira exposição e caracterizadas por reações como febre, calafrios, dor dorsal, sintomas gastrointestinais, cardiovasculares, respiratórios e cutâneos como rubor e prurido. Essas reações sugerem um mecanismo não imunológico e, normalmente, são prevenidas com pré-medicação que inclui corticosteroides, anti-histamínicos ou analgésicos e redução da velocidade de infusão.[4]

Já as reações de hipersensibilidade aos agentes biológicos, apesar de menos comuns, são mais graves quando comparadas com as reações por infusão. Como os biológicos são alérgenos completos e proteínas de grande peso molecular, eles são capazes de induzir resposta mediada por IgE contra diferentes epítopos, que podem ser estranhos (p. ex., murino) ou a neo epítopos, devido a alterações conformacionais em anticorpos humanizados.

Tanto as reações de hipersensibilidade quanto as associadas às infusões podem ser acompanhadas de sintomas gastrointestinais, dispneia, prurido, rubor e dor dorsal, porém os sintomas mais sugestivos de reações de hipersensibilidade incluem urticária, sibilância, tosse e anafilaxia. A frequência das reações de hipersensibilidade e das originárias por infusões dependerão do biológico utilizado. Por exemplo, o rituximabe tem apresentado uma das maiores frequências de reações associadas às infusões, sendo 77% das reações desencadeadas na primeira infusão.[10]

Sem dúvida, os biológicos têm revolucionado o tratamento das doenças alérgicas e liberados rapidamente, com expansão célere recente, incluindo no Brasil. Os avanços na patogênese e na identificação dos marcadores biológicos têm ajudado na descoberta desses medicamentos, principalmente anticorpos monoclonais, indicados para controlar os sintomas, reverter as complicações e provavelmente modificar a história natural das doenças alérgicas.

- **Rituximabe:** é um anticorpo monoclonal quimérico (humano-murino) contra a molécula CD20 usado no tratamento de doenças inflamatórias e neoplásicas. As reações associadas à infusão podem se manifestar com urticária, hipotensão, angioedema, broncoespasmo, infiltrados pulmonares, síndrome do desconforto respiratório agudo, infarto do miocárdio, fibrilação ventricular, e até choque cardiogênico. Além disso, podem ocorrer reações mediadas por imunoglobulina IgE ou reações mistas. Reações potencialmente mediadas por IgE são estimadas em 5% a 10%, e as reações graves tendem a ocorrer na primeira infusão entre 30-120 minutos após início da aplicação.[6]
- **Trastuzumabe:** é um anticorpo IgG1 monoclonal humanizado contra o domínio extracelular da proteína do receptor-2 do fator de crescimento epidérmico humano (HER2), indicado para o tratamento de câncer com aumento da expressão do HER2. As reações podem ocorrer na primeira infusão em 40% dos casos, provocando calafrios e/ou febre. As reações graves, no entanto, são raras, em torno de 0,5%.[11]
- **Cetuximabe:** é um anticorpo monoclonal quimérico (humano-murino) IgG1 que compete na ligação ao domínio extracelular do receptor do fator de crescimento

epidérmico (EGFR) prevenindo a sua ativação por ligantes endógenos. As reações graves (graus 3 e 4) ocorrem entre 1,1% e 5% e tendem a surgir durante a primeira administração. A maioria dos pacientes com anafilxia ao cetuximabe apresenta anticorpos IgE pré-existentes para o oligossacarídeo galactose-1,3-galactose (alfa-gal), presente na cadeia pesada da porção Fab do cetuximabe.

As evidências sugerem fortemente que a principal causa da sensibilização por esses anticorpos IgE é a picada do carrapato *Amblyomma americanum* ou de suas larvas. O risco de reações anafiláticas aumenta muito em pacientes com histórico de alergia à carne vermelha, ou à picada do carrapato.[12]

- **Tocilizumabe:** é um anticorpo monoclonal IgG1 humanizado que se liga ao receptor da IL-6 solúvel ou expresso na membra celular. Têm sido descritas tanto reações de hipersensibilidade imediata quanto tardias com infiltrado de linfócitos T CD4 e eosinófilos. Foram identificados anticorpos antitocilizumabe em pacientes com anafilaxia e testes cutâneos positivos, tendo sido relatado positividade somente no teste intradérmico (ID) sem diluição.[13]

- **Agentes inibidores do fator de necrose tumoral alfa (TNF-alfa):** são exemplos desses agentes o infliximabe, que é um anticorpo monoclonal quimérico contra TNF-alfa; o etanercept, uma proteína de fusão do domínio de ligação extracelular do receptor de TNF com a fração Fc da IgG1. Esta proteína se liga ao TNF-alfa e a linfotoxina-alfa inibindo a ligação das mesmas aos seus receptores na superfície celular; o adalimumabe, anticorpo monoclonal IgG1 totalmente humano anti-TNF-alfa; o golimumabe, um anticorpo monoclonal IgG1 humano contra TNF-alfa e, o certolizumabe pegol, que ao contrário de outros anticorpos monoclonais anti-TNF-alfa, é composto pelo fragmento de ligação ao antígeno (Fab) do anticorpo monoclonal humanizado conjugado a polietileno glicol (peguilado). O infliximabe é administrado por via intravenosa, enquanto etanercept, adalimumabe, golimumabe e certolizumabe são administrados por via subcutânea. As reações locais são leves e raramente causam a descontinuação do medicamento.[14]

Apesar de ser um anticorpo monoclonal totalmente humanizado, o adalimumabe pode induzir reações de hipersensibilidade imediata e tardia. A anafilaxia ao adalimumabe foi associada a manifestações cutâneas, broncoespasmo e hipotensão grave, ocorrendo em 20 minutos após a décima aplicação.

As reações à infusão do infliximabe são agudas, ocorrendo nas primeiras 24 horas. A presença de anticorpos IgE e IgM anti-infliximabe tem sido correlacionada com o dobro do risco de reações agudas, e seis vezes o risco de reações graves à infusão.[15]

- **Brentuximab:** é um anticorpo droga-conjugado composto por um anticorpo monoclonal quimérico anti-CD30 ligado ao agente antimicrotúbulo monometil auristatina E. Há relatos de anafilaxia associada a brentuximabe e dessensibilizações bem-sucedidas. Em um relato de caso, o paciente apresentou 3 graves reações anafiláticas (hipotensão em 3 infusões, síncope e na primeira infusão, taquipneia e náusea) antes da dessensibilização rápida.[16]

- **Omalizumabe:** foi o primeiro biológico liberado para o tratamento da asma grave. É um anticorpo monoclonal humanizado recombinante que se liga à IgE impedindo sua ligação ao receptor de alta afinidade de IgE (FcεRI). Têm sua eficácia bem estabelecida no tratamento da asma moderada a grave e urticária crônica espontânea. Após sua comercialização ocorreu incidência de 0,2% de anafilaxia em um período de 42 meses. A maioria dos casos de anafilaxia, (68%), ocorreu nas primeiras 3 administrações do medicamento. Em 2007, a Força-Tarefa revisou os ensaios clínicos e encontrou uma frequência geral de anafilaxia de 0,09%, e a maioria das reações havia ocorrido dentro de 2 horas após uma das primeiras 3 doses da medicação (61%), justificando a recomendação de um período de observação de 2 horas para as primeiras 3 injeções e 30 minutos para as injeções subsequentes. Em 5% dos casos, ocorreu anafilaxia de início tardio, após um dia da aplicação, em pacientes com asma. É aconselhável que os pacientes que recebem este biológico sejam instruídos a reconhecer sinais e sintomas de anafilaxia assim como a usarem o autoinjetor de epinefrina. Sintomas sugestivos de reação de hipersensibilidade do tipo III (doença do soro-*like*) como febre, artrite/artralgia, erupção cutânea, febre e linfadenopatia, ocorreram após 1 a 5 dias da administração de omalizumabe.[17]
- **Mepolizumabe:** é um anticorpo monoclonal IgG1 humanizado, de uso subcutâneo, que se liga a interleucina 5 (IL-5) circulante inibindo a ligação desta ao seu receptor presente em eosinófilos e basófilos. Está indicado no

tratamento da asma grave eosinofílica, na granulomatose eosinofílica com poliangiíte (GEPA) e na síndrome hipereosinofílica. Diferente dos adultos, na população pediátrica não foram observadas reações adversas como reações no local da aplicação, piora da asma, dor lombar, cefaleia e fadiga.

- **Benralizumabe:** é outro anticorpo monoclonal IgG1 humanizado, indicado na asma grave eosinofílica, que se liga a subunidade alfa do receptor da IL-5 inibindo sua ativação. Adicionalmente, este imunobiológico promove a morte dos eosinófilos e basófilos, pelo mecanismo de citotoxicidade celular dependente de anticorpo. Até o momento a piora da asma, foi o evento adverso mais frequente, porém está sendo conduzido estudo de segurança de longo prazo com este imunobiológico, existindo relato de reações por produção de anticorpos contra o mesmo.

- **Dupilumabe:** é um anticorpo monoclonal IgG4 humano, dirigido contra a subunidade alfa do receptor de IL-4 (IL-4Rα) inibindo a sinalização da IL-4 e IL-13, pois estas duas citocinas sinalizam por via comum através do receptor IL-4Rα e são conhecidas por serem importantes indutoras da inflamação tipo 2, responsável pela patogênese de doenças atópicas. Foi aprovado para tratamento da asma moderada a grave com inflamação do tipo 2 e dermatite atópica grave em adultos e crianças a partir dos 6 anos de idade. Para rinossinusite crônica com polipose nasossinusal seu uso foi liberado em adultos.

Até o momento, não se conhecem os resultados dos estudos randomizados, duplo cego com a população pediátrica, tendo como efeitos adversos mais frequentes as reações no local da aplicação, conjuntivite e infecções do trato respiratório superior.

Diagnóstico

A história clínica detalhada e o exame físico são fundamentais para o diagnóstico da anafilaxia por imunobiológicos e são complementados por exames *in vivo* e *in vitro*.

▪ Diagnóstico *in vivo*

Os testes cutâneos, como os testes de puntura (TP) e intradérmico (ID), podem ser realizados em pacientes com história sugestiva de reação imediata por degranulação de mastócitos IgE mediada, ajudando na determinação da presença de anticorpos IgE específicos. A realização dos testes deve obedecer à normatização para a sua prática, como realizar em ambiente hospitalar ou equivalente e identificar os medicamentos em uso como anti-histamínicos e corticosteroides. Uma questão ainda controversa é o tempo ideal para a realização dos testes. Sugere-se que a investigação de uma suspeita de reação de anafilaxia a anticorpos monoclonais deva ser realizada entre 4-6 semanas após a reação, para minimizar as chances de resultados falso-negativos, uma vez que ocorre redução temporária da resposta dos mastócitos da pele por 4 semanas. Tanto o teste de puntura quanto o teste intradérmico, são de leitura imediata, após 15 a 20 minutos.

Embora, os testes cutâneos sejam mais sensíveis e específicos, as concentrações para os testes com anticorpos monoclonais ainda não foram padronizadas, exceto para adalimumabe, etanercept, infliximabe e omalizumabe. A Tabela 9.4.2 mostra as concentrações para teste cutâneo com anticorpos monoclonais usados em estudos de relatos de casos.[18]

TABELA 9.4.2. Concentrações de biológicos não irritativas para os testes cutâneos

	Testes de punctura (mg/mL)	Teste intradérmico (mg/mL)	Teste intradérmico (mg/mL)	Teste intradérmico (mg/mL)
Abatacept	25	0,025	0,25	2,5
Adalimumabe	40	0,04	0,4	4
Bevacizumabe	25	2,5	25	–
Brentuximabe	NA	0,005	0,056	–
Cetuxumabe	5	0,5	5	–
Etanercept	50	0,05	0,5	5
Infliximabe	10	0,1	1	–
Omalizumabe	125	0,00125	0,0125	–
Pertuzumabe	1,6	0,016	0,16	–
Rituximabe	10	0,01	0,1	1
Tocilizumabe	20	0,2	2	2,
Trastuzumabe	21	0,21	2,1	21

Fonte: Brockow K, et al. Sin teste concentrations for systemucally administred drugs – na ENDA/EAACI drug allergy interest group position paper.[18]

Os testes cutâneos por puntura devem ser realizados na superfície volar do antebraço com controles negativo (salina) e positivo (histamina). O teste é considerado positivo quando ocorre uma pápula ≥ 3 mm em relação ao controle negativo.

Quando o TP é negativo ou inconclusivo, deve ser realizado o teste ID, preferencialmente, também, na região volar do antebraço. Segundo os estudos publicados com anticorpos monoclonais, sugere-se aplicar a injeção de um volume fixo de 0,02 mL atingindo uma pápula inicial de 3 a 5 mm. O controle negativo ID, com salina, também está indicado. Em casos de dúvida, o teste pode ser repetido no membro contralateral. É importante salientar que existe um risco, embora muito baixo, de reação sistêmica, até anafilática, com a realização de teste ID.[18]

Quando os testes cutâneos forem negativos, as manifestações clínicas não forem sugestivas de uma reação mediada por IgE, e o nível de triptase sérica após 60 minutos da reação estiver normal, sugere-se o teste de provocação. Os testes de provocação envolvem a administração controlada do biológico com o objetivo de excluir uma reação de hipersensibilidade, evitando, consequentemente a dessensibilização desnecessária. Embora, no estudo recentemente publicado por Ramon e Cajal, incluindo 95 pacientes que apresentaram reações aos biológicos, e que foram expostos a teste de provocação, não ter sido relatado morte durante o procedimento, 11% dos pacientes apresentaram reações graves. Portanto, os testes de provocação são considerados procedimentos de risco e devem ser realizados em centros especializados no atendimento desses pacientes.

O teste de provocação deve ser realizado com 1/10 da dose total do medicamento para administração inicial, podendo também iniciar com 1/100 da dose total, dependendo da gravidade da reação. Caso não apresente reação, o restante do medicamento pode ser administrado 30 minutos após.

Quando o teste cutâneo e o teste de provocação são positivos ou os sintomas clínicos sugeriram característica de reação mediada por IgE, deve ser indicada a dessensibilização. O teste cutâneo negativo não afasta reação mediada por IgE e, portanto, em caso de sintomas clínicos fortemente sugestivos de reação IgE mediada, deve ser indicada a dessensibilização.

■ Diagnóstico *in vitro*

IgE sérica específica

Até o momento, não dispomos de produtos comerciais que detectem anticorpos da classe IgE antimedicamentos. No caso do cetuximabe, como relatado, é importante a detecção de IgE específica para Alfa-Gal previamente, confirmando o tipo da reação e principalmente, identificando previamente os pacientes com risco de desenvolver reações imediatas.

Dosagem de triptase sérica

A triptase é uma protease de mastócitos liberada após reações IgE e não IgE mediadas e sua dosagem pode ser útil quando se suspeita de reação de hipersensibilidade anafilática a agentes imunobiológicos. As reações de hipersensibilidade imediata podem se apresentar com níveis normais de triptase, provavelmente atribuído a anafilaxia secundária à ativação de basófilos.

A triptase deve ser dosada entre 30 e 120 minutos após o início da reação. Quando os níveis iniciais estão elevados, devemos solicitar nova amostra de sangue pelo menos 2 dias após a resolução do quadro para afastar condições como mastocitose sistêmica e síndrome de ativação mastocitária, o que poderia também predispor os indivíduos à anafilaxia.

Teste de ativação de basófilos (BAT)

Até o momento, não dispomos da confirmação da eficácia do BAT como ferramenta potencial no diagnóstico de anafilaxia aos imunobiológicos. O estudo de Piva et al avaliou o papel do BAT em 5 pacientes com doenças linfoproliferativas com suspeita de reações de hipersensibilidade (urticária, hipotensão, angioedema e broncoespasmo) secundárias à infusão de rituximabe. O BAT foi realizado testando 2 doses de rituximabe correspondentes às concentrações *in vivo* e os autores mostraram que a porcentagem da expressão de CD63 em basófilos foi maior em pacientes que apresentaram reações quando comparadas com controles saudáveis.

Tratamento

O manejo das reações anafiláticas aos imunobiológicos dependerá da identificação do provável mecanismo da reação. Na anafilaxia, quando o mecanismo suspeito é uma reação tipo 1, deve-se instituir prontamente a administração rápida intramuscular de epinefrina, recomendada de acordo com as diretrizes. Em reações imediatas que sugerem um mecanismo de liberação de citocinas, o tratamento inicial consiste em antipiréticos para febre, vasopressores, como epinefrina e fluidos intravenosos, para hipotensão, além de cuidados de suporte com oxigênio ou ventilação mecânica nas dificuldades respiratórias. Em alguns casos têm sido usados corticosteroides em altas doses para diminuir a toxicidade, embora seu uso na terapia com células T de receptor de antígeno quimérico possa reduzir a eficácia clínica. Nas reações de menor gravidade de liberação de citocinas, a indicação da pré-medicação com paracetamol (acetaminofeno), anti-inflamatório não esteroidal e corticosteroides, associados à uma taxa de infusão lenta, geralmente foi suficiente para prevenir a reação. Nas reações de liberação de citocinas muito leves, apenas a infusão lenta costuma ser suficiente.[19]

Por outro lado, nas reações graves de liberação de citocinas, como tempestades de citocinas em que IL-6 é o principal fator desencadeador da reação, o uso de tocilizumabe foi aprovado para tratamento. Nos casos das reações "mistas", os pacientes devem ser tratados com uma estratégia combinada para ambas as reações. A Figura 9.4.1 mostra o tratamento das reações de hipersensibilidade imediata aos imunobiológicos.[19]

▪ Dessensibilização

Quando um paciente apresenta uma reação de hipersensibilidade a um biológico, está indicada a dessensibilização rápida que permitirá que o paciente receba a dose total do tratamento, evitando a anafilaxia.

Conforme relatado anteriormente, se a reação for mediada por IgE a dessensibilização está recomendada. Para reações imediatas não mediadas por IgE, após tratamento inicial incluindo epinefrina, a subsequente abordagem para futuras exposições devem ser baseadas na gravidade, sendo a dessensibilização sugerida em casos graves. Em reações leves a mo-

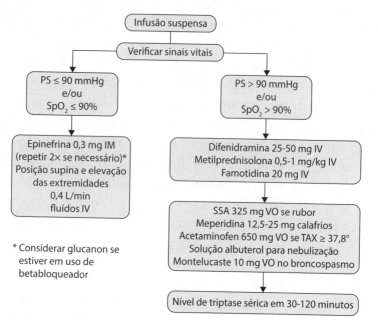

FIGURA 9.4.1. Manejo das reações de hipersensibilidade aos agentes biológicos. Fonte: Galvão VR, Mariana C. Castells. Hypersensitivity to Biological Agents: Updates Diagnosis, Management, and Treatment. J Allergy Clin Immunol Pract 2015;3:175-85.

deradas, a indicação de dessensibilização deve ser considerada individualmente, com estratificação de risco e necessidade do tratamento.[20]

É importante lembrar que reações cutâneas graves a medicamentos constituem absolutas contraindicações para dessensibilização, assim como reações imunocitotóxicas e vasculites.

Foi desenvolvido um protocolo de dessensibilização rápida padrão para biológicos e quimioterápicos pelo programa de dessensibilização do Instituto de Brigham and Women's

Hospital/Dana Farber Cancer. O protocolo padrão consta de 12 etapas, dobrando-se as doses de antígeno em intervalos fixos. As 12 etapas são divididas em 3 bolsas de diluição intravenosa, com duração aproximada de 6 horas. Pacientes de alto risco podem ser dessensibilizados com diluições e/ou etapas adicionais, podendo incluir 16 ou 20 etapas.[20]

O protocolo de dessensibilização padrão para os imunobiológicos e quimioterápicos em 12 etapas é baseado em um modelo *in vitro* no qual as doses de antígeno são dobradas a cada 15 minutos, começando em 1/1.000 a 1/10.000 da dose final. Neste protocolo são administradas 3 soluções sequencialmente: a primeira bolsa contém uma solução com 1/100, a segunda diluição de 1/10 e a terceira concentração é calculada subtraindo a dose cumulativa administrada nas etapas 1 a 8 da dose total alvo. É importante lembrar que a tolerância adquirida no final do protocolo é transitória. Portanto, o procedimento deve ser repetido para cada futura infusão biológica. Além da dessensibilização venosa, existem também protocolos de dessensibilização subcutânea a agentes imunobiológicos, como adalimumabe e etanercept. A Figura 9.4.2 mostra um exemplo de como é realizada a dessensibilização venosa em 12 etapas.[20]

As reações durante a dessensibilização a agentes imunobiológicos não são incomuns e podem ocorrer em aproximadamente 29% dos procedimentos, numa taxa semelhante à que é observada na dessensibilização para quimioterápicos (33%). A maioria das reações tende a ser leve (90%), com predominância de sinais e sintomas cutâneos, de menor gravidade em relação à reação original. Os estudos mostram que 70% das reações durante a dessensibilização ocorrem durante a última etapa,

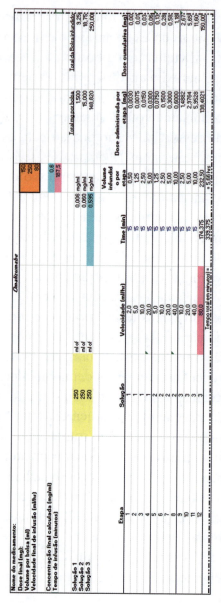

FIGURA 9.4.2. Protocolo de dessensibilização de biológicos em 12 etapas. Obs.: O volume total e a dose dispensada são maiores do que a dose final dada ao paciente porque muitas das soluções não são completamente infundidas. Fonte: Castells MC, Tennant NM, Sloane DE, Hsu FI, Barrett NA, Hong DI et al (2008) Hypersensitivity reactions to chemotherapy: outcomes and safety of rapid desensitization in 413 cases. J Allergy Clin Immunol 122(3):574-580.

não tendo sido relatado fatalidades. A pré-medicação com anti-histamínicos, bloqueadores de leucotrienos e corticosteroides podem proteger contra reações de hipersensibilidade leve a moderada durante a dessensibilização. Ácido acetilsalicíclico e montelucaste por via oral podem ser administrados como pré-medicação, respectivamente, em caso de rubor e broncoespasmo terem ocorrido na reação inicial. Paracetamol via oral pode ser administrado se o paciente apresentar febre na reação inicial. Se ocorrer qualquer reação durante a dessensibilização, a infusão deve ser interrompida. O tratamento é orientado de acordo com a apresentação clínica e pode incluir epinefrina, em caso de anafilaxia, anti-histamínicos, corticosteroides e paracetamol, em caso de febre, ácido acetilsalicílico, em caso de rubor e montelucaste e broncodilatadores em caso de broncoespasmo. Assim que a reação diminuir, a infusão pode ser retomada do ponto em que foi interrompida. Adicionar ou alongar etapas antes da etapa em que ocorreu uma reação pode ser realizada em dessensibilizações subsequentes, da mesma forma que medicamentos adicionais podem ser dados antes da etapa em que o paciente reagiu.

A dessensibilização é um procedimento de alta complexidade e alto risco que deve ser realizado somente por alergistas capacitados e em ambiente hospitalar ou equivalente.

Referências Bibliográficas

1. Morrow T, Felcone LH. Defining the difference: what makes biologics unique. Biotechnol Healthc 2004; 1:24-9.

2. Perino E, Freymond N, Devouassoux G, et al. Xolair-induced recurrent anaphylaxis through sensitization to the excipient polysorbate. Ann Allergy Asthma Immunol 2018; 120:664-6.

3. Quercia O, Emiliani F, Foschi FG, Stefanini GF. Adalimumab desensitization after anaphylactic reaction. Ann Allergy Asthma Immunol 2011;106:547-8.

4. Galvão VR, Castells MC. Hypersensitivity to biological agentes – updated diagnosis, management, and treatment. J Allergy Clin Immunol Pract. 2015;3:175-85.

5. Hesterberg PE, Banerji A, Oren E, et al. Risk stratification for desensitization of patients with carboplatin hypersensitivity: clinical presentation and management.J Allergy Clin Immunol 2009; 123:1262-7.

6. Brennan PJ, Rodriguez Bouza T, Hsu FI, Sloane DE, Castells MC. Hypersensitivity reactions to mAbs: 105 desensitizations in 23 patients, from evaluation to treatment. J Allergy Clin Immunol 2009;124:1259-66.

7. Shimabukuro-Vornhagen A, Go¨ del P, Subklewe M, et al. Cytokine release syndrome. J Immunother Cancer 2018; 6:56.

8. LaCasce AS, Castells MC, Burstein H, et al. Infusion reactions to therapeutic monoclonal antibodies used for cancer therapy. UpToDate. http://www.uptodate.com/contents/infusion-reactions-to-therapeutic-monoclo-antibodies-used-for-cancer-therapy. Updated, 2016.

9. Bavbek Sevim et al. Hypersensitivity reactions to biologicals: An EAACI position paper. Allergy 2022; 77(1):39-54.

10. Mezzano V, Bianchi PG, Picardi M, et al. Desensitization in the Management of Hypersensitivity Reactions to Monoclonal Antibodies and Chemotherapy. BioDrugs 2014;28:133-44.

11. Levin AS, Otani IM, Lax T, Hochberg E, Banerji A. Reactions to rituximab in an outpatient infusion center: a 5-year review. J Allergy Clin Immunol Pract. 2017;5(1):107-113.

12. Price L, Brunt AM. Trastuzumab infusion reactions in breast cancer. Should we routinely observe after the first dose? 2018;25(6):331-3.

13. George TJ, Laplant KD, Walden EO, Davis AB, Riggs CE, Close JL, et al. Managing cetuximab hypersensitivity-infusion reactions: incidence, risk factors, prevention, and retreatment. J Support Oncol 2010;8:72-7.

14. Al-Shakarchi I, Gullick NJ, Scott DL. Current perspectives on tocilizumab for the treatment of rheumatoid arthritis: a review. Patient Prefer Adherence 2013; 7:653-66.

15. Smolen JS, Aletaha D, Koeller M, Weisman MH, Emery P. New therapies for treatment of rheumatoid arthritis. Lancet 2007;370:1861-74.

16. Bavbek S, Ataman S, Bankova L, Castells M. Injection site reaction to adalimumab: positive skin test and successful rapid desensitisation. Allergol Immunopathol (Madr) 2013;41:204-6.

17. O'Connell AE, Lee JP, Yee C, Kesselheim J, Dioun A. Successful desensitization to brentuximab vedotin after anaphylaxis. Clin Lymphoma Myeloma Leuk 2014;14:e73-5.

18. Cox L, Platts-Mills TA, Finegold I, Schwartz LB, Simons FE, Wallace DV, et al. American Academy of Allergy, Asthma & Immunology/American College of Allergy, Asthma and Immunology Joint Task Force Report on omalizumab-associated anaphylaxis. J Allergy Clin Immunol 2007;120: 1373-7.

19. Brockow K, Garvey LH, Aberer W, Atanaskovic-Markovic M, Barbaud A, Bilo MB, et al. Skin test concentrations for systemically administered drugs – an ENDA/EAACI drug allergy interest group position paper. Allergy. 2013;68(6):702-12.

20. Brennan PJ, Rodriguez Bouza T, Hsu FI, Sloane DE, Castells MC. Hypersensitivity reactions to mAbs: 105 desensitizations in 23 patients, from evaluation to treatment. J Allergy Clin Immunol. 2009;124:1259-66.

9.5 Anafilaxia por Quimioterápicos

Albertina Varandas Capelo

Como já mencionado anteriormente, as reações de hipersensibilidade aos fármacos, incluindo anafilaxia, aumentaram nos últimos 10 anos, mundialmente.[1,2] Além disso, as reações anafiláticas induzidas tanto por quimioterápicos quanto por produtos biológicos, incluindo anticorpos monoclonais têm sido sub-reconhecidas e subnotificadas devido a falha na investigação com testes cutâneos e dosagem da triptase, ainda pouco utilizada, com níveis cor relacionando-se com a gravidade da reação.[3,4]

Portanto, um dos fatores importantes para a falha no diagnóstico é a ausência de concentrações de alérgenos padronizados para testes cutâneos, com escassez de estudos com valores preditivos positivo e negativo significativos.[5] Isto poderia definir os pacientes com indicação de dessensibilizaçao, evitando-se desnecessariamente o tratamento com opções terapêuticas, consideradas de segunda-linha, comprometendo a qualidade de vida do paciente.[6]

Os medicamentos quimioterápicos mais comumente envolvidos nas reações anafiláticas incluem platinas, taxanos, doxorrubicina, asparginase e epipodofilotoxinas, além dos anticorpos monoclonais, já descritos no capítulo anterior.

As manifestações clínicas anafiláticas mais comuns com quimioterápicos incluem, em ordem de frequência, as cutâneas, cardiovasculares e respiratórias. Porém, podem ocorrer manifestações atípicas como hipertensão, dores torácicas e calafrios.[7]

A Tabela 9.5.1 apresenta os quimioterápicos e anticorpos monoclonais de acordo com o grau de risco de reações de hipersensibilidade imediata.[8]

TABELA 9.5.1. Quimioterápicos e anticorpos monoclonais de acordo com o grau de risco de reações de hipersensibilidade imediata[8]

Risco elevado	Risco leve a moderado	Risco raro
Paclitaxel Rituximabe Trastuzumabe Bevacizumabe	Carboplatna Docetaxel Cetuzumabe	Cisplatina

Fonte: Bryant H. Anaphylaxis Recognition, Treatment and Education Emergency Nurse. 2007;15(1),24-8.

Até o momento, não existem preditores de fatores de risco para anafilaxia aos agentes imunobiológicos, porém múltiplas exposições e mutações no gene BRCA têm sido identificados como fatores de risco para anafilaxia com platinas.[9]

Platinas

As platinas têm sido amplamente utilizadas tanto para induzir cura quanto para remissão prolongada das neoplasias, aumentando significativamente o risco de anafilaxia na última década. As platinas mais comumente utilizadas são carboplatina, cisplatina e oxaliplatina, sendo as reações tipicamente induzidas pela IgE após múltiplas exposições.[10]

De todas as platinas, a carboplatina é o agente que mais desencadeia reações anafiláticas. Pacientes carreadores do gene BRCA que desenvolveram câncer de ovário apresentaram aumento de 40% de risco de sensibilização a carboplatina após 10 exposições. Crianças com gliomas e outros tumores do sistema nervoso central também apresentaram aumento do risco de anafilaxia após múltiplas exposições.[11] A oxaliplatina também desencadeou reações anafiláticas em até 63% dos pacientes com neoplasias gastrointestinais após exposições repetidas.[10]

Taxanos

Os taxanos como o docetaxel e paclitaxel têm sido amplamente usados para tratamento de câncer ginecológico, mamário e pulmonar, enquanto abraxeno e cabacitaxel, considerados de nova geração, têm sido usados para outras doenças malignas.[12]

As reações aos taxanos ocorrem na primeira ou segunda exposição, o que sugere como mecanismo principal, a ativação direta de mastócitos ou basófilos. Porém, também tem sido relatado a possibilidde de exposição ambiental prévia ao taxano desencadeando reação cruzada.[2,13]

Paclitaxel

O paclitaxel é isolado da casca da árvore de teixo do Pacífico norte-americano (*Taxus brevifolia*) e o docetaxel é uma molécula semissintética derivada de um precursor de taxoide encontrado na casca do teixo europeu (*Taxus baccata*). Entretanto, o paclitaxel também é encontrado em pequenas quantidades na casca das nogueiras, tendo sido relatado sensibilização prévia a nozes em paciente que reagiram na primeira exposição ao paclitaxel.[14]

Além disso, acredita-se que os solventes do paclitaxel e docetaxel, Cremophor e o Polissorbato 80, respectivamente sejam capazes de ativar complemento, produzindo anafilatoxinas e ativação do mastócito.[15] No entanto, pacientes que reagiram ao paclitaxel, e foram tratados com docetaxel continuaram a apresentar reações.[15-17]

Outras reações foram relatadas com abraxano, um paclitaxel composto de albumina indicando não ser o diluente, o responsável pelo desencadeamento das reações.[18]

As reações aos taxanos podem incluir rubor e hipotensão, porém podem desencadear sintomas atípicos como dor no dorso ou no peito nas reações anafiláticas.[6] Tem sido relatado redução para menos de 1% das reações ao paclitaxel com a pré-medicação, utilizando-se anti-histamínicos e corticosteroides.[19] Porém, a pré-medicação dos pacientes quando expostos aos taxanos, poderia mascarar os primeiros sinais da anafilaxia como sintomas cutâneos e os pacientes apresentarem hipotensão e dor no dorso como o primeiro sinal de anafilaxia.[20]

Protocolos de dessensibilização rápida têm sido usados com sucesso nos pacientes com reações de hipersensibilidade aos taxanos.

Antraciclinas

As antraciclinas, como doxorrubicina e doxorrubicina lipossomal, são comumente usadas para tratamento de doenças malignas hematológicas, câncer de mama e outros tumores sólidos. A Doxorrubicina lipossomal permitiu o tratamento com doses mais elevadas do medicamento com menor toxicidade, como neutropenia e cardiotoxicidade. No entanto, tem sido relatado aumento das reações, uma vez que os lipossomas ativam o complemento.[21] As reações ocorrem, geralmente, na primeira ou segunda infusão, atribuídas à ativação do complemento pelos lipossomos. Os sintomas mais frequentes são os cutâneos, como rash e menor frequência, os respiratórios e cardiovasculares.[22] As antraciclinas não devem ser usadas nos testes por serem vesicantes e, portanto, causarem lesões cutâneas no local do teste.

L-Asparaginase

L-asparaginase é uma enzima bacteriana usada para o tratamento da leucemia linfoblástica aguda. Ela é altamente imunogênica e pode desencadear produção de IgG e IgE após poucas exposições.[2]

Os anticorpos da classe IgG podem se ligar à L-asparaginase diminuindo sua biodisponibilidade e inativando suas funções, enquanto anticorpos da classe IgE podem causar reações que variam de enduração com eritema e edema no local da aplicação até anafilaxia. As reações de hipersensibilidade são menos frequentes com o uso de uma forma peguilada com menor imunogenicidade.[23] Outra opção é a substituição da forma de *Escherichia coli* em pacientes para a forma de *E Chrysanthemi* desencadeando muito poucas reações. A dessensibilização nos pacientes que reagiram a todas essas opções está indicada.

Epipodofilotoxinas

As epipodofilotoxinas incluem teniposide e etoposide. O teniposide é usado no tratamento de leucemias linfoblásticas agudas e etoposide para o tumor testicular, câncer de pulmão de pequenas células e câncer de ovário. Os diluentes como o Cremophor e polissorbato 80, já mencionados também associados às reações aos taxanos, têm sido responsáveis por reações anafiláticas. A diminuição da velociade de infusão e a pré-medicação como utilizadas na prevenção de reação aos taxanos, reduziram o número de reações leves e moderadas, mas não impediram a anafilaxia. A dessensibilizaçao a esses medicamentos também tem sido indicada.[24,25]

Testes *in vivo*

Até o momento, não foi estabelecida a normatização para os testes com agentes quimioterápicos, entretanto, diferentes concentrações para testes cutâneos foram padronizadas. A recomendação é esperar pelo menos 4 a 6 semanas após uma reação para garantir que o teste cutâneo não tenha resultado falso negativo pós-anafilaxia. No entanto, considerado o curto intervalo de tempo entre as infusões de alguns quimioterápicos como é o caso da oxaliplatina, os testes poderão ser efetuados após duas semanas. Deverão ser suspensos anti-histamínicos e antidepressivos 5 dias e corticoides 7 dias antes dos testes. Nos testes cutâneos por puntura é habitualmente utilizada a solução do fármaco não diluído (1:1), e no caso destes serem negativos efetuam-se testes intradérmicos com várias diluições do fármaco até à concentração não irritativa, com leitura aos 20 minutos. Poderá ser ainda efetuada uma leitura tardia com 48 horas, especialmente quando há suspeita de reações IgE não imediatas. Dada a elevada sensibilidade dos testes cutâneos, especialmente para platinas (na maioria dos estudos > 80%), deve ser considerada a substituição do fármaco ou dessensibilização no caso de testes cutâneos positivos, mesmo na ausência de reação prévia.[20]

O teste cutâneo com carboplatina teve relato de sensibilidade de 85,7%, tendo sido realizado teste intradérmico nas concentrações de 1 e 10 mg/mL, entretando, na concentração de 10 mg/mL pode causar necrose da pele.[2] Além disso, estudos mostram que pacientes que inicialmente tiveram teste cutâneo negativo, converteram seu teste cutâneo para positivo após exposição e 83% desses pacientes tiveram reações de hipersensibilidade adicionais, mesmo com uma dessensibilização.[4,6,7] Porém, Markman et al. não recomendam o teste cutâneo com carboplatina antes de iniciar o tratamento. Porém, pacientes com história de reações à carboplatina podem receber cisplatina com sucesso se o teste cutâneo para cisplatina for negativo.[26]

Atenção para os agentes vesicantes, como doxorrubicina lipossomal e vincristina que não podem ser testados na pele devido à toxicidade cutânea, podendo induzir lesão com bolhas no local do teste. A Tabela 9.5.2 mostra as concentrações dos quimioterápicos não irritativas para os testes cutâneos.[27]

TABELA 9.5.2. Concentrações dos quimioterápicos não irritativas para os testes

Agente	Teste por punctura (mg/mL)	Intradérmico (mg/mL)	Intradérmico (mg/mL)
Carboplatina	10	1	5-10
Cisplatina	1	0,1	1
Oxaplatina	5	0,5	5
Paclitaxel	1+6	0,001	0,01
Docetaxel	40	0,4	

▪ Teste de provocação

O teste de provocação é um procedimento de risco, podendo ocorrer o desenvolvimento de uma reação mais grave que a inicial devendo, portanto, ser evitado na anafilaxia grave. Deve ser realizado quando a suspeita de reação alérgica não é elevada, os testes cutâneos forem negativos e os sintomas leves, excetuando-se as platinas pelo risco de reação mais grave. No caso do teste de provocação positivo deve ser indicada a dessensibilização.[13]

Testes *in vitro*

▪ IgE específica

Teste com IgE específico para carboplatina foi considerado mais específico, porém, menos sensível, enquanto a IgE específica para oxaliplatina apresentou maior sensibilidade e menor especificidade. Além disso, foi observado em uma série de casos, elevada taxa de IgE positiva para os três sais de platina, mesmo nos doentes sem exposição prévia, mostrando reatividade cruzada entre elas, devendo-se ter cuidado na substituição da platina. Portanto, pacientes sensibilizados à carboplatina podem tolerar a oxaliplatina, entretanto, devido à sua maior imunogenicidade, pacientes sensibilizados à oxaliplatina podem apresentar risco de reação a carboplatina ou cisplatina.[28]

▪ Teste de ativação de basófilos

O teste de ativação de basófilos (TAB) tem sido usado, particularmente, no diagnóstico das reações às platinas, visto induzirem reconhecidamente reações IgE mediadas. Porém, apesar de ser uma alternativa muito promissora, ainda não foi estabelecido sua sensibilidade e especificidade.

No estudo de Iwamoto T et al., cinco pacientes que desenvolveram anafilaxia a carboplatina tinham aumento de basófilos CD203c+, sugerindo que o basófilo CD203c pode ser um biomarcador promissor no diagnóstico de anafilaxia induzida por carboplatina.[29] A coleta de sangue para o TAB deve ser efetuada pelo menos 4 semanas após o início da reação, sendo necessária a suspensão de anti-histamínicos e corticoides 5 e 7 dias antes, respetivamente.

▪ Triptase sérica

A triptase é uma protease presente em todos os mastócitos humanos e, em pequenas quantidades, nos basófilos, sendo liberada dos grânulos dos mastócitos durante reações alérgicas e anafiláticas.

O aumento basal da triptase sérica é observado em pacientes com mastocitose sistêmica, insuficiência renal, e leucemia mieloide crônica, porém na anafilaxia ocorrem elevações agudas. A ativação de mastócitos e basófilos mediada por IgE, desencadeia a liberação de triptase dentro de 30 a 60 minutos a partir do início dos sintomas. Suas concentrações se correlacionam com a gravidade dos sintomas, observando-se valores mais elevados de triptase sérica em pacientes com hipotensão. A medição da triptase é importante para determinar o mecanismo de hipersensibilidade, além de identificar ativação de mastócitos e basófilos, com indicação de

Anafilaxia: da Definição à Prática

dessensibilização, quando suas concentrações estão elevadas. Se a triptase estiver elevada no momento da reação, deve-se realizar uma medição do seu nível basal para afastar mastocitose sistêmica.[30]

A dosagem da triptase sérica deve ser efetuada 1 a 2 horas após a reação, quando se observam níveis séricos mais elevados. Devem ser valorizados níveis acima de 11,4 ng/mL (de triptase total, uma vez que não estão habitualmente disponíveis a dosagem das subunidades α e β da triptase). Um valor elevado pode significar uma reação de tipo alérgica, devendo ser sempre comparado com um valor basal pelo menos 6 semanas após a reação. No entanto, valor normal não exclui uma reação alérgica, principalmente nos casos de anafilaxia leve a moderada.[30]

Tratamento

O manejo das reações aos quimioterápicos e biológicos foi mostrado no *Subcapítulo 9.4 – Anafilaxia por Imunobiológicos*, destacando-se que o manejo das reações dependerá da identificação do provável mecanismo da reação e gravidade das mesmas.

▪ Dessensibilização rápida

A dessensibilização *in vitro* de mastócitos e basófilos impede a liberação de mediadores pré-formados e inibe a entrada de cálcio celular, bem como a geração de prostaglandinas, leucotrienos e citocinas pró-inflamatórias.[31,32]

Com base em dados *in vitro* e *in vivo*, protocolos de dessensibilização foram gerados e usados com sucesso em várias centenas de pacientes alérgicos a medicamentos.

Como já mencionado anteriormente, a dessensibilização para os quimioterápicos como com os imunobiológicos, segue o programa de dessensibilização do Instituto de Brigham and Women's Hospital/Dana Farber Cancer que desenvolveram um protocolo padrão de 12 etapas, dobrando doses de antíge no em intervalos fixos (Figura 9.5.1 e Tabela 9.5.3).[33,34]

Nome do medicamento	*Paclitaxel*				
Dose final (mg)	300				
Volume padrão por bolsa (mL)	250				
Velocidade de infusão final (mL/h)	80				
Concentração alvo calculada (mg/mL)	1,2				
Velocidade padrão de infusão (minutos)	187,5				
				Total de mg por bolsa	Quantidade infundida da bolsa (mL)
Solução 1	250	mL de	0,012 mg/mL	3,000	9,25
Solução 2	250	mL de	0,120 mg/mL	30,000	18,75
Solução 3	250	mL de	1,191 mg/mL	297,639	250,00

FIGURA 9.5.1. Protocolo de dessensibilização de biológicos em 12 etapas. Observação: o volume total e a dose dispensada são maiores do que a dose final dada ao paciente porque muitas das soluções não foram completamente aplicadas. Fonte: Castells MC, Tennant NM, Sloane DE, Hsu FI, Barret NA, Hong DI, et al. (2008) Hypersensibility reactions to chemotherapy: outcomes and safety of rapid desensibilization in 413 cases. J Allergy Clin Immunol 122(3):574-80.

Anafilaxia: da Definição à Prática

TABELA 9.5.3. Protocolo de dessensibilização de biológicos em 12 etapas

Etapa	Solução	Velocidade (mL/h)	Tempo (min)	Volume infundido por bolsa (mL)	Dose administrada em cada etapa (mL)	Dose cumulativa (mg)
1	1	2,0	15	0,50	0,0060	0,01
2	1	5,0	15	1,25	0,0150	0,02
3	1	10,0	15	2,50	0,0300	0,05
4	1	20,0	15	5,00	0,0600	0,11
5	2	5,0	15	1,25	0,1500	0,26
6	2	10,0	15	2,50	0,3000	0,56
7	2	20,0	15	5,00	0,6000	1,16
8	2	40,0	15	10,00	1,2000	2,36
9	3	10,0	15	2,50	2,9764	5,34
10	3	20,0	15	5,00	5,9528	11,29
11	3	40,0	15	10,00	11,9056	23,20
12	3	80,0	174,375	232,50	276,8043	300,00
		Tempo total:	339,375	= 5,66 h		

Fonte: Castells MC, Tennant NM, Sloane DE, Hsu FI, Barret NA, Hong DI, et al. (2008) Hypersensibility reactions to chemotherapy: outcomes and safety of rapid desensibilization in 413 cases. J Allergy Clin Immunol 122(3):574-80.

O protocolo considera 3 bolsas do medicamento sequenciais iniciando com uma diluição de 1/100, depois uma diluição de 1/10 e uma sem diluição. Pacientes com reações de hipersensibilidade graves incluindo as anafiláticas são dessensibilizados com 16 etapas (4 bolsas) ou 20 etapas (5 bolsas). Outros protocolos foram usados com sucesso por outros grupos, sendo protocolos mais curtos com apenas 2 bolsas propostos para pacientes com reações moderadas.[35,36] Esses novos protocolos são empíricos e não se baseiam em testes *in vitro* ou de animais, devendo ser usados com extremo cuidado em pacientes altamente sensibilizados, uma vez que pequenas doses de antígeno administradas durante a fase inicial da dessensibilização permitem a progressão do teste e o alcance da dose terapêutica.[37]

Em uma série de 413 dessensibilizações, em 98 pacientes[33,34] a maioria das reações (75%) ocorreram durante a infusão da solução 3, e 51% das reações ocorreram durante a etapa 12 do protocolo de dessensibilização e todas resolveram com o tratamento e interrupção da infusão. Além disso, a frequência e a gravidade das reações diminuíram com as dessensibilizações repetidas. O tratamento de reações durante a dessensibilização deve ser feito com o objetivo de bloquear os efeitos locais e sistêmicos de mediadores de mastócitos (incluindo histamina, prostaglandinas e leucotrienos),[38,39] pausando a infusão, e administrando difenidramina ou hidroxizina (25-50 mg) e/ou ranitidina (50 mg administrado por via intravenosa). Metilprednisolona sódica succinato (0,5 mg/kg administrado por via intravenosa) pode ser usada em reações graves, e epinefrina 0,3 mL (1 mg/mL) deve estar disponível. Quando houver resolução da reação, o protocolo pode ser retomado a partir da etapa em que tinha sido pausado. Para dessensibilizações futuras, administração de pré-medicação adicional (ver *Subcapítulo 9.4 – Anafilaxia por Imunobiológicos*) ou administração entre etapas é recomendado, e adicionar ou alongar etapas antes da etapa em que ocorreu uma reação também é apropriada. Essa última opção é usada apenas quando um paciente reage, apesar da pré-medicação adicional. Quando os pacientes continuam reagindo à dessensibilização apesar da modificação do protocolo e adição de altas doses de anti-histamínicos e corticosteroides, está indicado a profilaxia com ácido acetilsalicílico oral 325 mg e montelucaste oral 10 mg. O pré-tratamento com ácido acetilsalicílico e montelucaste pode iniciar 2 dias antes e no dia da dessensibilização ou 60 minutos antes, bloqueando prostaglandinas e leucotrienos.

Pacientes com reações grau I e II e teste cutâneo positivo ou grau II e teste cutâneo negativo com comorbidades devem ser dessensibilizados em 12 etapas (3 bolsas). Pacientes com reações grau III ou com comorbidades (p. ex., asma não controlada e/ou redução significativa no VEF1, doença coronariana instável ou não controlada, usuários betabloqueadores ou grávidas devem ser dessensibilizados com protocolo de 16-20 passos em unidade de terapia intensiva. A Tabela 9.5.4 mostra as indicações, contraindicações e a avaliação do risco dos pacientes para dessensibilização.[40]

TABELA 9.5.4. Avaliação de risco, indicações e contraindicações para dessensibilização

Indicações	Pacientes com risco elevado	Contraindicações
Reações Tipo I	Anafilaxia grave (intubação)	Reações cutâneas graves a drogas
Reações Tipo IV	Doença respiratória grave	Reações imunocitotóxicas
Sem droga alternativa	Doença cardíaca grave	Vasculites
Droga mais efetiva e/ou associada com menos efeitos adversos	Doenças sistêmicas graves	Doença do soro-símile (reações tipo III)
Droga tem um único mecanismo de ação	Uso de betabloqueadores, inibidores de ECA e gravidez	

Fonte: Pedro Giavina-Biachi MVA (2015). Rapid desensibilization in immediate hypersensitivity reaction to drugs. Curr Treat Options Allergy 1.

Considerando que as doenças malignas necessitam de um tratamento rápido e eficaz, Picard M et al, desenvolveram um algoritmo para reintrodução dos taxanos em pacientes que apresentaram reações durante a dessensibilização. Utiliza-se pré-medicação e mantém-se o mesmo protocolo ou adicionam-se etapas ao protocolo. Pacientes que não apresentaram reações nas dessensibilizações seguintes são então tratados com um protocolo de dessensibilização mais curto, podendo ser provocados ou medicados com infusão regular.[41]

Considerações finais

Lembrar que nas reações adversas cutâneas graves a medicamentos está contraindicado a dessensibilização.[41]

Portanto, os pacientes precisam ser dessensibilizados a cada reexposição ao medicamento e cada protocolo de dessensibilização deve ser personalizado de acordo com a gravidade das reações, urgência do tratamento, testes cutâneos e comorbidades para que se atinja a dose terapêutica do tratamento.

Referências Bibliográficas

1. Sakaeda T, Kadoyama K, Yabuuchi H, et al. Platinum agent-induced hypersensitivity reactions: data mining of the public version of the FDA adverse event reporting system, AERS. Int J Med Sci 2011;8:332-8.

2. Kadoyama K, Kuwahara A, Yamamori M, et al. Hypersensitivity reactions to anticancer agents: data mining of the public version of the FDA adverse event reporting system, AERS. J Exp Clin Cancer Res 2011;30:93.

3. Schwartz LB. Diagnostic value of tryptase in anaphylaxis and mastocytosis. Immunol Allergy Clin N Am 2006;26:451-63.

4. Hesterberg PE, Banerji A, Oren E, et al. Risk stratification for desensitization of patients with carboplatin hypersensitivity: clinical presentation and management. J Allergy Clin Immunol 2009;123:1262-7.e1.

5. Lee CW, Matulonis UA, Castells MC. Carboplatin hypersensitivity: a 6-h 12-step protocol effective in 35 desensitizations in patients with gynecological malignancies and mast cell/IgE-mediated reactions. Gynecol Oncol 2004;95:370-6.

6. Castells MC, Tennant NM, Sloane DE, et al. Hypersensitivity reactions to chemotherapy:outcomes and safety of rapid desensitization in 413 cases. J Allergy Clin Immunol 2008;122(3):574-80.

7. del Carmen Sancho M, Breslow R, Sloane D, et al. Desensitization for hypersensitivity reactions to medications. Chem Immunol Allergy 2012;97:217-33.

8. Bryant H (2007) Anaphylaxis: Recognition, Treatment and Education Emergency Nurse 15 (2), 24-28.

9. Moon DH, Lee JM, Noonan AM, et al. Deleterious BRCA1/2 mutation is an independent risk factor for carboplatin hypersensitivity reactions. Br J Cancer 2013; 109:1072-8.

10. Wong JT, Ling M, Patil S, et al. Oxaliplatin hypersensitivity: evaluation, implications of skin testing, and desensitization. J Allergy Clin Immunol Pract 2014;2:40-5.

11. Lazzareschi I, Ruggiero A, Riccardi R, et al. Hypersensitivity reactions to carboplatin in children. J Neurooncol 2002;58:33-7.

12. Castells M. Desensitization for drug allergy. Curr Opin Allergy Clin Immunol 2006;6:476-81.

13. Banerji A, Lax T, Guyer A, et al. Management of hypersensitivity reactions to Carboplatin and Paclitaxel in an outpatient oncology infusion center: a 5-year review. J Allergy Clin Immunol Pract 2014;2:428-33.

14. 14-Feldweg AM, Lee CW, Matulonis UA, et al. Rapid desensitization for hypersensitivity reactions to paclitaxel and docetaxel: a new standard protocol used in 77 successful treatments. Gynecol Oncol 2005;96:824-9.

15. Decorti G, Bartoli Klugmann F, Candussio L, et al. Effect of paclitaxel and CremophorEL on mast cell histamine secretion and their interaction with adriamycin. Anticancer Res 1996;16:317-20.

16. . A fatal anaphylactic reaction to paclitaxel is described, which was preceded by a possible delayed reaction to the initial infusion. Allergy Asthma Proc 2011;32:79.

17. 17-Denman JP, Gilbar PJ, Abdi EA. Hypersensitivity reaction (HSR) to docetaxel after a previous HSR to paclitaxel. J Clin Oncol 2002;20:2760-1.

18. Fader AN, Rose PG. Abraxane for the treatment of gynecologic cancer patients with severe hypersensitivity reactions to paclitaxel. Int J Gynecol Cancer 2009;19: 1281-3.

19. Huddleston R, Berkheimer C, Landis S, et al. Improving patient outcomes in an ambulatory infusion setting: decreasing infusion reactions of patients receiving paclitaxel and carboplatin. J Infus Nurs 2005;28:170-2.

20. Castells M. Anaphylaxis to chemotherapy and monoclonal antibodies Immunol Allergy Clin North Am 2015 May;35(2):335-48.

21. Chanan-Khan A, Szebeni J, Savay S, Liebes L, Rafique NM, Alving CR, et al. Complement activation following first exposure to pegylated liposomal doxorubicin (Doxil): possible role inhypersensitivity reactions. Ann Oncol. 2003;14(9):1430–7.

22. Weiss RB, Bruno S. Hypersensitivity reactions to cancer chemotherapeutic agents. Ann Intern Med 1981;94:66-72.

23. Stone HD Jr, DiPiro C, Davis PC, et al. Hypersensitivity reactions to Escherichia coli-derived polyethylene glycolated-asparaginase associated with subsequent immediate skin test reactivity to E. coli-derived granulocyte colony-stimulatin factor. J Allergy Clin Immunol 1998;101:429-31.

24. Weiszhar Z, Czucz J, Revesz C, Rosivall L, Szebeni J, Rozsnyay Z. Complement activation by polyethoxylated pharmaceutical surfactants: Cremophor-EL, Tween-80 and Tween-20. Eur JPharm Sci. 2012;45(4):492–8.

25. de Souza P, Friedlander M, Wilde C, Kirsten F, Ryan M. Hypersensitivity reactions to etoposide: a report of three cases and review of the literature. Am J Clin Oncol. 1994;17(5):387-9.

26. Callahan MB, Lachance JA, Stone RL, et al. Use of cisplatin without desensitization after carboplatin hypersensitivity reaction in epithelial ovarian and primary peritoneal cancer. Am J Obstet Gynecol 2007;197:199.e1–4 [discussion:199.e4–5].

27. Wong JT, LingM, Patil S, et al. Oxaliplatin hypersensitivity: evaluation, implications of skin testing, and desensitization. J Allergy Clin Immunol Pract 2014;2:40-5.

28. Madrigal-Burgaleta R, Berges-Gimeno MP, Angel-Pereira D, et al. Hypersensitivity and desensitization to antineoplastic agents: outcomes of 189 procedures with a new short protocol and novel diagnostic tools assessment. Allergy 2013;68: 853-61.

29. Iwamoto T, Yuta A, Tabata T, et al. Evaluation of basophil CD203c as a predictor of carboplatin-related hypersensitivity reaction in patients with gynecologic cancer. Biol Pharm Bull 2012;35:1487-95.

30. Caiado J, Picard M. Diagnostic tools for hypersensitivity to platinum drugs and taxanes: skin testing, specific IgE, and mast cell/basophil mediators. Curr Allergy Asthma Rep 2014;14(8):451

31. Morales AR, Shah N, Castells M. Antigen-IgE desensitization in signal transducerand activator of transcription 6-deficient mast cells by suboptimal doses of antigen. Ann Allergy Asthma Immunol 2005;94:575-80.

32. Zhao W, Gomez G, Macey M, et al. In vitro desensitization of human skin mastcells. J Clin Immunol 2012;32:150-60.

33. Castells MC, Tennant NM, Sloane DE, Hsu FI, Barrett NA, Hong DI et al (2008) Hypersensitivity reactions to chemotherapy: outcomes and safety of rapid desensitization in 413 cases. J Allergy Clin Immunol 122(3):574-80.

34. Castells M. Desensitization for drug allergy. Curr Opin Allergy Clin Immunol 2006;6:476-81.

35. Madrigal-Burgaleta R, Berges-Gimeno MP, Angel-Pereira D, Ferreiro-Monteagudo R, Guillen-Ponce C, Pueyo C, Gomez de Salazar E, Alvarez Cuesta E. Hypersensitivity and desensitization to antineoplastic agents: outcomes of 189 procedures with a new short protocol and novel diagnostic tools assessment. Allergy. 2013;68:853-61.

36. Gastaminza G, de la Borbolla JM, Goikoetxea MJ, Escudero R, Anton J, Espinos J, C Lacasa, M Fernández-Benítez, ML Sanz, M Ferrer. A new rapid desensi-

tization protocol for chemotherapy agents. J Investig Allergol Clin Immunol. 2011;21:108-12.

37. Sancho-Serra M, Simarro M, Castells M. Rapid IgE desensitization is antigen specific and impairs early and late mast cell responses targeting FceRI internalization. Eur J Immunol. 2011;41:1004-13.

38. Chung CH, O'Neil BH. Infusion reactions to monoclonal antibodies for solid tumors: immunologic mechanisms and risk factors. Oncology (Williston Park). 2009;23:14-7.

39. Brennan PJ, Rodriguez Bouza T, Hsu FI, Sloane DE, Castells MC. Hypersensitivity reactions to mAbs: 105 desensitizations in 23 patients, from evaluation to treatment. J Allergy Clin Immunol. 2009;124:1259-66.

40. Pedro Giavina-Bianchi MVA (2015) Rapid desensitization in immediate hypersensitivity reaction to drugs. Curr Treat Options Allergy 1.

41. Picard M, Pur L, Caiado J, Giavina-Bianchi P, Galvão VR, Berlin ST, et al. (2015) Risk stratification and skin testing to guide reexposure in taxane-induced hypersensitivity reactions. J Allergy Clin Immunol. Dec 2.

9.6 Anafilaxia na Gestação

Fabiana Andrade Nunes Oliveira

Introdução

Quando a anafilaxia ocorre durante a gravidez, esta pode ser catastrófica, podendo levar ao quadro de encefalopatia hipóxico-isquêmica com danos permanentes ao sistema nervoso central, podendo ocasionar a morte, mais comumente do feto ou recém-nascido e por vezes da mãe.[1,2]

Epidemiologia

Há poucas referências sobre anafilaxia durante a gravidez. Grande parte da literatura é constituída de séries de casos, com poucos estudos internacionais capazes de estimar a real incidência do quadro.[3] As mais recentes publicações de base populacional referem-se às incidências internacionais. Nos EUA, através de banco de dados hospitalares de 2004 a 2014,[3,8] a incidência encontrada foi de por 100.000 hospitalizações durante a gravidez[4] e, em outro estudo mais recente, envolvendo países da Europa continental, a incidência foi de 1,5 por 100.000 mulheres entre quase 4,5 milhões de nascimentos. A maioria das reações ocorreram próximas ao momento do parto.[5]

Etiologia

Durante os 9 meses gestacionais, antes de iniciar o trabalho de parto e no parto em si, as etiologias da anafilaxia na gestante são semelhantes às da população geral.[6] Nos EUA, dois terços das anafilaxias em gestante são associadas às cesarianas. É provável que, antibióticos e agentes anestésicos constituam componentes substanciais dos desencadeantes. Contudo, outras intervenções cirúrgicas durante a gestação também ocasionariam exposições a esses agentes. Assim, a cesariana não é único fator associado a anafilaxia perioperatória em gestantes.[4]

Os desencadeantes mais comuns durante a gestação são antibióticos e anti-inflamatórios não esteroidais (AINEs). Dentre os antibióticos, o mais frequentemente associado é a penicilina ou outro betalactâmico utilizados para profilaxia neonatal contra infecção por Estreptococo do grupo B ou para profilaxia cirúrgica em uma cesariana. Medicações endovenosas, como ferro e vitaminas B1, B6 e B12, utilizadas em alguns países para hiperêmese gravídica; outros antibióticos, ocitocina, agentes anestésicos, clorexidina, látex e em particular, bloqueadores neuromusculares também podem estar envolvidos (Quadro 9.6.1).[2,5,6]

Fisiopatologia

A anafilaxia tem um potencial devastador na oxigenação fetal, que pode ser afetada diretamente por uma hipoxemia materna e indiretamente por um quadro de hipotensão e/ou vasoconstrição materna, levando a uma redução do fluxo sanguíneo no útero.[7] A hipoxemia fetal resultante, pode gerar encefalopatia hipóxico-isquêmica com danos graves e permanentes ao sistema nervoso central do feto.[2]

QUADRO 9.6.1. Etiologia da anafilaxia em gestantes

Durante 9 meses gestacionais, antes do trabalho de parto e parto
Alimentos
Medicações (antibióticos, AINEs, ranitidina, ferro, vitamina B1, B6 e B12)
Látex
Agentes biológicos e imunoterapias
Veneno de insetos himenópteros
Outros (contaste radiológico, exercícios, idiopática)
No trabalho de parto e parto
Antibióticos*
Látex
Bloqueadores neuromusculares
Anestésicos locais
Ocitocina
Hemoderivados

*Mais comumente penicilina e outros beta-lactâmicos injetáveis realizados no periparto. Fonte: Adaptado de Simons FE, Schatz M. Anaphylaxis during pregnancy. J Allergy Clin Immunol. 2012 Sep;130(3):597-606. doi: 10.1016/j.jaci.2012.06.035. Epub 2012 Aug 4. PMID: 22871389.

■ Anafilaxia IgE-dependente

Anafilaxia mediada por imunoglobulina E (IgE) é considerada um mecanismo clássico de anafilaxia e é o mais frequente.[1] As IgEs não atravessam a placenta e com isso o feto é relativamente protegido dos efeitos diretos da anafilaxia.[1,8]

▪ Anafilaxia não IgE-dependente

A anafilaxia não mediada por IgE pode ser imunológica ou não imunológica. Os mecanismos imunológicos não mediados por IgE podem envolver a ativação do sistema complemento, sistema de contato e coagulação, mediada por imunoglobulina G (IgG) e ativação direta do mastócito.[1]

Diagnóstico

O diagnóstico de anafilaxia é baseado em uma história detalhada do episódio e reconhecimento do início súbito e progressão rápida de sinais e sintomas característicos (Quadro 9.6.2). Na maioria, são semelhantes a população em geral (Quadro 9.6.3). No entanto, na gravidez, sinais e sintomas potenciais de anafilaxia incluem sofrimento fetal e parto prematuro.[4]

QUADRO 9.6.2. Critérios alterados para diagnóstico de anafilaxia nas gestantes

1. Início súbito (minutos a algumas horas), sintomas envolvendo pele, mucosa ou ambos. E, pelo menos, um dos seguintes: a. Comprometimento respiratório b. PA reduzida ou sintomas associados a disfunção de órgãos-alvo* c. Sintomas gastrintestinais graves
2. Início súbito (minutos a algumas horas) de hipotensão* ou broncospasmo ou envolvimento laríngeo** após a exposição a um alérgeno conhecido ou altamente provável para aquele paciente, mesmo na ausência de envolvimento cutâneo típico

*Hipotensão é definida como um decréscimo da pressão arterial sistólica maior que 30% da linha de base para idade ou PA sistólica menor que < 90 mmHg. Obs.: Os valores dos sinais vitais normais são diferentes no final da gravidez. A pressão arterial diastólica diminui 15%. Síndrome de hipotensão súbita ocorre em mais de 10% das mulheres grávidas e decorre da obstrução da veia cava inferior pelo útero grávido quando a mulher se encontra em decúbito dorsal. **Envolvimento laríngeo: estridor, alteração da voz, odinofagia. Fonte: Adaptado de Cardona et al. e Simons et al.[1,6]

QUADRO 9.6.3. Sinais e sintomas de anafilaxia em gestantes

Pele e mucosa
Urticária generalizada
Prurido e rubor
Edema de lábios-língua-úvula
Respiratório
Dispneia
Sibilância/broncospasmo
Estridor
PFE reduzido
Hipoxemia
PA reduzida* ou sintomas associados à disfunção de órgãos-alvo
Hipotonia (colapso)
Síncope
Incontinência
Gastrintestinal
Dor abdominal em cólica intensa
Vômitos repetitivos
Outros
Sofrimento fetal, parto prematuro

Sinais e sintomas únicos da gravidez estão em negrito. PFE: pico de fluxo expiratório. Fonte: Adaptado de Cardona et al e Simons et al.[1,6]

Não existem dados específicos do uso da dosagem de triptase para confirmar o diagnóstico de anafilaxia em mulheres grávidas.[6] No entanto recomenda-se, se disponível, a dosagem de triptase sérica na avaliação diagnóstica de anafilaxia. Durante o episódio, os níveis de triptase sérica aumentam de 15 minutos até 3 horas ou mais, após o início do quadro.[1]

Embora níveis elevados de triptase possam apoiar o diagnóstico de anafilaxia, níveis normais não excluem o diagnóstico.[1,6] Porém, níveis aumentados de triptase total não são específicos para anafilaxia. Eles também são encontrados em quadros de infarto agudo do miocárdio e embolia de líquido amniótico, ambos os quais devem ser considerados no diagnóstico diferencial durante trabalho de parto.[6]

Durante os 9 meses gestacionais, antes do início do trabalho de parto e do parto em si, os diagnósticos diferenciais da anafilaxia na gestação são semelhantes as pacientes não gestantes, como quadros agudo de asma, urticária e angioedema, síncope e crise de pânico ou de ansiedade. Entretanto, outros diagnósticos como mastocitose sistêmica devem ser considerados. Durante o trabalho de parto até o parto em si, deve-se considerar como diagnósticos diferenciais causas de estresse respiratório e comprometimento cardiovascular materno (Quadro 9.6.4).[6]

QUADRO 9.6.4. Diagnóstico diferencial de anafilaxia em gestantes

Nos 9 meses gestacionais, antes de iniciar o trabalho de parto
Asma, urticária e angioedema agudos: síncope, ataque de pânico, crise de ansiedade
Síndromes pré-prandiais: síndrome pólen-alimento (síndrome da alergia oral), reação ao glutamato monossódico, reação a sulfito, intoxicação alimentar
Obstrução das vias aéreas superiores por angioedema hereditário
Choque hipovolêmico, séptico ou cardiogênico
Doenças não orgânicas: disfunção de cordas vocais, hiperventilação, episódio psicossomático, estridor de Minchausen
Outros: excesso de histamina endógena, como mastocitose sistêmica/distúrbio clonal de mastócitos, síndrome de rubor, síndrome carcinoide, tumores

Continua

QUADRO 9.6.4. Diagnóstico diferencial de anafilaxia em gestantes (Continuação)

No trabalho de parto e parto
Tromboembolismo pulmonar ou edema pulmonar
Cardiopatias (adquiridas ou congênitas)
Hipotensão por bloqueio espinhal ou hemorragia (descolamento de placenta ou ruptura uterina)
Acidente vascular cerebral
Embolia de líquido amniótico
Sintomas associados à pré-eclâmpsia/eclâmpsia
Outros

Fonte: Adaptado de Simons et al.[6]

Manejo

O manejo da anafilaxia na gestante é semelhante ao da população geral, somente com algumas particularidades.[1,6,10] Diante de um quadro de anafilaxia deve-se seguir as etapas (Figura 9.6.1): remova a exposição ao desencadeante sus peito, se possível (interromper infusão de medicação ou tratamento endovenosos), verifique circulação, via aérea, respiração, consciência, pele e, simultaneamente, acione serviço de emergência, realize adrenalina intramuscular (no músculo vasto lateral da coxa) e coloque a gestante em posição de decúbito lateral esquerdo com membros inferiores elevados, a menos que isso cause aumento da dificuldade respiratória. (Observação: benefício da elevação das extremidades inferiores (posição de Trendelenburg) é controverso).[1,11] O decúbito dorsal nas gestantes, pode levar a compressão da veia cava inferior e redução do retorno venoso ao coração. É necessário monitoramento da oxigenação, pressão arterial e frequência cardíaca maternos e sinais vitais do feto.[6] A dose de adrenalina é semelhante à da não gestante: 0,3 mg, no máximo 0,5 mg, intramuscular, podendo ser repetida a cada 5 a 15 minutos se sintomas refratários, porém em casos persistentes ou com sofrimento fetal é necessária cesárea de urgência.[1,6]

Prevenção

Durante a gestação o foco da prevenção deve estar em evitar o desencadeante associado ao episódio de anafilaxia. Todas pacientes devem receber informações por escrito de como evitar a exposição, como identificar episódio de anafilaxia e como iniciar a primeira linha de tratamento.[1,6] Deve-se pesar os benefícios de testes diagnósticos, como testes cutâneos e de provocação, em relação aos riscos de um novo episódio de anafilaxia induzida por estes procedimentos.[10] Além de controle de comorbidades como asma e mastocitose sistêmica.

Investigação da anafilaxia durante a gestação

A etiologia da reatividade clínica ao alérgeno deve ser confirmada através de exames de sensibilização para os desencadeantes suspeitados pela história clínica.[6]

▪ IgE específica

As dosagens de IgE específicas, quando disponíveis, devem ser feitas sempre antes dos testes *in vivo* nos casos de reações graves, como a anafilaxia, e em pacientes de risco, como gestantes.[12]

A avaliação ainda durante a gravidez, se possível, deve se limitar a dosagem de IgE sérica específica.[10] Existem disponíveis IgE específica de alta sensibilidade para diversos alérgenos como: aeroalérgenos, alimentos, venenos de inseto (abelha, vespa e formiga) e látex.[6] Já está validada IgE específica para beta-lactâmicos e agentes bloqueadores neuromusculares (NMBA), eles têm sensibilidade variável, porém tem alta especificidade.[13]

Teste cutâneos

Os testes cutâneos para confirmação diagnóstica, devem ser realizados quando não há IgE específica disponível ou a IgE específica é negativa.[12] Há poucas publicações orientando testes diagnósticos *in vivo* em gestantes, consequentemente, deve-se adiar sua realização após o parto.[10] Porém, se necessários para auxiliar na prevenção de novos episódios de anafilaxia, principalmente ainda durante a gestação, os teste cutâneos podem ser realizados, de preferência 4 semanas após a reação, evitando assim resultados falsos negativos.[1,3] Na verdade, a não realização de testes alérgicos cutâneos na gestante é muito questionável. Testes de broncoprovocação com metacolina para documentar asma na gestação são possíveis.

▪ Teste de puntura

O teste de puntura (SPT*skin prick test*) é o teste mais seguro e mais fácil, dentre os testes cutâneos, e deve sempre ser realizado antes do teste intradérmico.[12,14] Situações em que o teste de puntura é indicado na gestação são na investigação de reações a veneno de insetos, a penicilinas, a látex, a bloqueadores neuromusculares e a anestésicos.

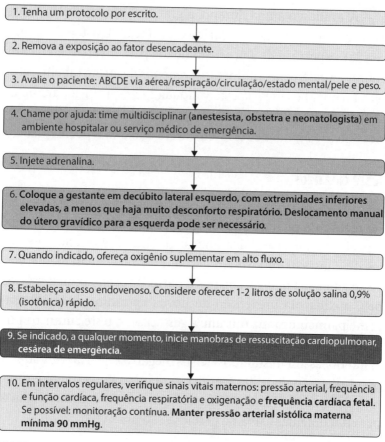

FIGURA 9.6.1. Manejo da anafilaxia em gestantes. Aspectos específicos do manejo da anafilaxia no final da gestação estão em negrito. Fonte: Adaptada de Cardona V, Ansotegui IJ, Ebisawa M, El-Gamal Y, Fernandez Rivas M, Fineman S, et al. World allergy organization anaphylaxis guidance 2020. World Allergy Organ J. 2020;13(10).

■ Teste intradérmico

O teste intradérmico (TID) é mais sensível do que o SPT, entretanto traz maior risco de induzir reações. Devido a isso, só deve ser realizado quando o SPT apresentar resultado negativo ou duvidoso e seus benefícios superarem o risco.[12]

■ Teste de provocação

Os testes de provocação são o "padrão-ouro" para o diagnóstico de hipersensibilidade, porém não devem ser realizados durante a gestação devido ao alto risco de reação grave[6].

■ Outros

Outros testes complementares, como teste de ativação de basófilos (BAT) e teste de estimulação celular ao alérgeno (CAST) estão disponíveis em alguns países, porém, em condição de pesquisa.[1]

Imunoterapia

A imunoterapia é um único tratamento imunomodulador antígeno-específico capaz de inibir a resposta IgE mediada induzida por alérgenos. A imunoterapia é eficiente em gestantes, porém não se recomenda iniciá-la durante a gestação, pelo potencial risco de efeitos adversos e reações sistêmicas durante o tratamento. Se a gravidez ocorrer durante fase de progressão da imunoterapia e a paciente estiver recebendo uma dose que provavelmente não será terapêutica, deve-se considerar interrupção da imunoterapia. Todavia, se estiver em fase de manutenção ela pode ser continuada.[15] Existem exceções em se iniciar imunoterapia na gestação, quando o benefício supera o risco, como exemplo em reações de hipersensibilidade a veneno de insetos. A decisão nesses casos, deve ser compartilhada com a paciente.

Dessensibilização

É uma abordagem alternativa que induz uma tolerância transitória a medicação que desencadeou a reação original. É indicada quando não há droga alternativa ou a droga envolvida na reação é mais eficaz. Contudo, como outros procedimentos em alergia, traz riscos, principalmente na gestação. Exemplo clínico de uso de dessensibilização na gestante é o tratamento de sífilis materna em mãe alérgica a penicilinas. A penicilina é o único antimicrobiano indicado para erradicação e prevenção da infecção congênita.[6] A penicilina atravessa as barreiras placentária e hematoencefálica.

Considerações finais

Durante toda gestação a etiologia da anafilaxia nas gestantes é igual da população em geral, com diferença apenas no período do parto, em que os medicamentos são os principais desencadeantes devido ao parto cesárea.

Os desencadeantes mais comuns durante a gestação, são antibióticos (penicilinas e outros beta lactâmicos) e anti-inflamatórios não esteroidais (AINEs). Outras medicações como: ferro; vitaminas B1, B6 e B12; medicamentos para hiperêmese gravídica; outros antibióticos; ocitocina; agentes anestésicos;

clorexidina, látex e em particular, bloqueadores neuromusculares também podem estar envolvidos.

Referências Bibliográficas

1. Cardona V, Ansotegui IJ, Ebisawa M, El-Gamal Y, Fernandez Rivas M, Fineman S, et al. World allergy organization anaphylaxis guidance 2020. World Allergy Organ J. 2020;13(10).
2. Chaudhuri K, Gonzales J, Jesurun CA, Ambat MT, Mandal-Chaudhuri S. Anaphylactic shock in pregnancy: A case study and review of the Literature. Int J Obstet Anesth [Internet]. 2008;17(4):350-7. Available from: http://dx. doi. org/10.1016/j.ijoa.2008.05.002
3. Hepner DL, Castells M, Mouton-Faivre C, Dewachter P. Anaphylaxis in the clinical setting of obstetric anesthesia: A literature review. Anesth Analg. 2013;117(6):1357-67.
4. McCall SJ, Kurinczuk JJ, Knight M. Anaphylaxis in Pregnancy in the United States: Risk Factors and Temporal Trends Using National Routinely Collected Data. J Allergy Clin Immunol Pract [Internet]. 2019;7(8):2606-2612.e3. Available from: https://doi.org/10.1016/j.jaip.2019.04.047.
5. McCall SJ, Bonnet MP, Äyräs O, Vandenberghe G, Gissler M, Zhang WH, et al. Anaphylaxis in pregnancy: a population-based multinational European study. Anaesthesia. 2020;75(11):1469-75.
6. Simons FER, Schatz M. Anaphylaxis during pregnancy. J Allergy Clin Immunol [Internet]. 2012;130(3):597-606. Available from: http://dx.doi. org/10.1016/j. jaci.2012.06.035.
7. Cousins L. Fetal oxygenation, assessment of fetal well-being, and obstetric management of the pregnant patient with asthma. J Allergy Clin Immunol. 1999;103(2 SUPPL.):343-9.
8. Markandu T, Karunakaran K. Anaphylaxis in pregnancy. Obstet Gynecol. 2020;71(3):491-3.
9. Estelle F, Simons R. The assessment and management of anaphylaxis. WAO Position Pap. 2011;50(8):619-21.
10. Gonzalez-Estrada A, Geraci SA. Allergy Medications During Pregnancy. Am J Med Sci [Internet]. 2016;352(3):326-31. Available from: http://dx.doi. org/10.1016/j.amjms.2016.05.030.
11. Merchant RM, Topjian AA, Panchal AR, Cheng A, Aziz K, Berg KM, et al. Part 1: Executive Summary: 2020 American Heart Association Guidelines for Cardiopulmonary Resuscitation and Emergency Cardiovascular Care. Circulation. 2020;142(16 2):S337-57.

12. Garvey LH, Melchiors BB, Ebo DG, Mertes PM, Krøigaard M. Medical algorithms: Diagnosis and investigation of perioperative immediate hypersensitivity reactions. Allergy Eur J Allergy Clin Immunol. 2020;75(8):1-4.

13. Mayorga C, Sanz ML, Gamboa PM, García BE. In vitro diagnosis of immediate allergic reactions to drugs: An update. J Investig Allergol Clin Immunol. 2010;20(2):103-9.

14. Garvey LH, Ebo DG, Mertes PM, Dewachter P, Garcez T, Kopac P, et al. An EAACI position paper on the investigation of perioperative immediate hypersensitivity reactions. Allergy Eur J Allergy Clin Immunol. 2019;74(10):1872-84.

15. Lei DK, Saltoun C. Allergen immunotherapy: Definition, indications, and reactions. Allergy Asthma Proc. 2019;40(6):369-71.

Capítulo
10

Diagnósticos Diferenciais de Anafilaxia

Cynthia Mafra Fonseca de Lima

Mastocitose sistêmica

Mastocitose é a denominação de um grupo heterogêneo de doenças mieloproliferativas que são caracterizadas pelo acúmulo de mastócitos anormais em vários tecidos, principalmente pele e medula óssea.

A apresentação clínica varia conforme o grau da doença e compreende desde quadros benignos com remissão espontânea, até formas mais graves e agressivas.

É classicamente dividida em cutânea e sistêmica. A forma cutânea é mais frequente na infância, enquanto a mastocitose sistêmica (MS) afeta principalmente adultos e envolve 1 ou mais órgãos extracutâneos (medula óssea, trato gastrointestinal, nódulos linfáticos e baço), com ou sem envolvimento da pele.[1,2]

A maioria dos casos de MS envolve uma autoativação anormal de mastócitos, causada por uma mutação no códon D816V do gene que codifica o c-KIT, receptor tirosina-quinase expresso na superfície dessas células.[4]

É um distúrbio raro com uma incidência anual de 0,89 por 100.000 habitantes.[3]

A liberação inadequada de mediadores pelos mastócitos anormais, leva a uma grande variedade de manifestações clínicas que compreendem prurido, urticária, angioedema, rubor, náuseas, vômitos, dor abdominal, diarreia, osteopenia/osteoporose e anafilaxia.

Os pacientes portadores de MS tendem a apresentar episódios graves e frequentes de anafilaxia, devido a maior quantidade de mediadores farmacologicamente ativos liberados pelos mastócitos anormais.[2]

Os desencadeantes de anafilaxia em adultos portadores de MS são numerosos, mas as ferroadas de himenópteros parecem ser os mais frequentes, seguidos por alimentos e medicamentos.[1]

Em raros casos de MS agressiva, as características clínicas estão relacionadas à disfunção do órgão-alvo devido à infiltração de tecidos, como hiperesplenismo, fratura óssea patológica, ascite, má absorção e citopenia.[1]

Devido às variadas apresentações clínicas, o diagnóstico pode ser difícil.[2]

O diagnóstico e a classificação da mastocitose são baseados na identificação de mastócitos neoplásicos por suas características morfológicas, imunofenotípicas e moleculares, através dos critérios da Organização Mundial da Saúde (OMS) (Tabela 10.1).[5]

Pode-se estabelecer o diagnóstico de MS se um critério maior e um menor, ou pelo menos três critérios menores estiverem presentes.[5]

TABELA 10.1. Critérios da mastocitose sistêmica

Critério maior	Infiltrados multifocais densos de MCs (> 15 mastócitos agregado) na biópsia e/ou tecidos extracutâneos
Critério menor	a. > 25% de MCs alongados ou com morfologia atípica na biópsia de MO ou de outros tecidos extracutâneos; ou > 25% de MCs imaturos na biópsia de MO b. Detecção da mutação kit codon 816 na MO, sangue ou tecido extracutâneos c. Presença de MCs na MO, sangue ou outro tecido extracutâneo com a expressão de CD2 e/ou CD25 d. Triptase sérica total persistentemente > 20 ng/mL

MO: medula óssea; MC: mastocitose. Adaptada de Valent, et al. 2017.[5]

Definição de síndrome de ativação mastocitária

Recentemente, observou-se que vários pacientes que apresentavam sintomas característicos de liberação de mediadores mastocitários, com diagnóstico de anafilaxia idiopática, apresentavam alterações clonais de mastócitos e aumento da triptase, porém, não preenchiam os critérios para serem classificados como portadores de MS.[6]

Foi proposto o termo síndrome de ativação mastocitária (MCAS) para abranger o grupo de doenças que são definidos pelos seguintes critérios, pacientes que apresentam:[7]

1) Sintomas típicos e recorrentes de liberação de mediadores mastocitários: *flushing*, urticaria, angioedema, prurido generalizado, hipotensão, cefaleia, diarreia, obstrução e prurido.

2) Aumento dos níveis de mediadores mastocitários, em especial da triptase sérica de pelo menos 20% + 2 ng/mL acima da linha basal dentro das primeiras 4 horas de um episódio sintomático.

3) Boa resposta clínica aos bloqueadores de receptores de mastócitos (cromoglicato e anti-histamínicos).

De acordo com os consensos atuais, todos os três critérios precisam ser preenchidos para que o diagnóstico de MCAS seja estabelecido. No entanto, cada um destes critérios tem potenciais falhas e limitações práticas, especialmente a dosagem de mediadores mastocitários, que podem contribuir para o subdiagnóstico dessa síndrome.[8]

Atualmente, a MCAS é considerada um distúrbio de mastócitos onde desencadeantes, desconhecidos ou inconsistentes, promovem a liberação de mediadores inflamatórios mastocitários, que levam a uma variada constelação de sintomas. São classificadas em clonais ou não clonais, conforme demonstrado na Tabela 10.2.[8]

TABELA 10.2. Classificação da síndrome de ativação mastocitária

Genética	Causa de ativação de MC	Entidades	Principais recursos diagnósticos
MCs clonais	Primárias	MS	Critérios da OMS para diagnóstico de MS
		MMAS	Apenas 1 ou 2 critérios menores da OMS preenchidos
		MC	Infiltrado de MC na pele na ausência de critérios da OMS
MCs não clonais	Secundárias	Alergia, câncer, doenças autoimunes e inflamatórias	Doenças bem estabelecidas ou condições que induzam ativação de MC na ausência de MC clonais
		AI, UCE, AEI, MCAS idiopática	Nem causas primárias. Nem secundárias são detectadas

MC: mastócitos; MS: mastocitose sistêmica; MMAS: síndrome de ativação mastocitária monoclonal; OMS: Organização Mundial de Saúde; AI: anafilaxia idiopática; UCE: urticária crônica espontânea; AEI: angioedema idiopático; MCAS: síndrome de ativação mastocitária. Adaptada de González-de-Olano D, et al. 2019.[8]

As primárias são MCAS clonais e incluem as doenças nas quais mastócitos são morfologicamente/numericamente anormais, como na mastocitose.

As secundárias ocorrem devido as causas alérgicas, autoimunes ou neoplásicas subjacentes. A sinalização para liberação de mediadores mastocitários, pode ocorrer devido a alérgenos conhecidos, proteínas do sistema complemento ou citocinas circulantes.

Na forma idiopática, não são encontrados nem alterações clonais, nem base imunológica que justifique a liberação de mediadores.[8]

Ambas as duas últimas apresentações de MCAS são formas não clonais.

Muitos pacientes diagnosticados como portadores de anafilaxia idiopática (AI), podem apresentar MCAS.

O diagnóstico de AI é feito quando um paciente apresenta sinais e sintomas consistentes com anafilaxia, mas nenhum gatilho específico pode ser identificado e outras doenças foram descartadas.

▪ Outros diagnósticos diferenciais

O diagnóstico diferencial de anafilaxia inclui distúrbios de angioedema, distúrbios não anafiláticos, distúrbios de mastócitos e distúrbio de sintomas somatoformes, como está resumido da Tabela 10.3.[2,9]

TABELA 10.3. Diagnóstico diferencial de anafilaxia idiopática

Causas conhecidas de reações imediatas generalizadas

A. IgE mediada
  1. Alimentos
  2. Medicamentos (2 exemplos listados)
    a. Penicilina
    b. Platinas

B. Anafilaxia induzida por exercício
C. Alimentos e EIA

D. Reações induzidas por medicamentos
  1. Aspirina
  2. AINE
  3. IECA
  4. Opioides

E. Reações induzidas por contraste radiográfico
Angioedema hereditário (AEH)

A. Forma clássica (também chamada tipo 1)
  1. Ausência inibidor C1
  2. Disfunção inibidor C1

B. Forma adquirida (também chamada tipo 2)
  1. Transtorno linfoproliferativo de células B
  2. Autoanticorpos contra inibidor C1

C. Angioedema hereditário com C1-INH normal (também chamado tipo 3 AEH)
Mastocitose sistêmica
Asma mascarando anafilaxia
Estridor de Munchausen
Anafilaxia de Munchausen
AI indiferenciada somatoforma
A. Prevaricação – Anafilaxia
B. Anafilaxia simulada

Continua

TABELA 10.3. Diagnóstico diferencial de anafilaxia idiopática (Continuação)

Diagnóstico miscelânea
a. Ataque do pânico
b. *Globus histericus*
c. Disfunção corda vocal
d. Rubor induzido por alimentos ricos em histamina
e. Síndrome carcinogênica
f. Feocromocitoma

Adaptada de Guo C, et al. 2019;[2] Carter MC, et al. 2020.[9]

Investigação

Todos os pacientes com suspeita de anafilaxia devem ser avaliados pelo especialista em alergia, porque todos os possíveis desencadeantes de anafilaxia e distúrbios que mimetizam anafilaxia devem ser considerados e descartados antes de fazer o diagnóstico definitivo.

O diagnóstico de anafilaxia idiopática é estabelecido somente após a realização de uma história abrangente, exame físico, revisão de registros médicos e testes laboratoriais apropriados. Dependendo do alérgeno suspeito, de acordo com a história clínica, a investigação pode envolver teste cutâneo de leitura imediata, pesquisa de IgE sérica específica para este alérgeno, diagnóstico resolvido por componente ou provocação diagnóstica.[9]

▪ Devem ser considerados na investigação:

1) Alérgenos ocultos: traços de alimentos alergênicos, identificados ou não nos rótulos de produtos industrializados como amendoim em biscoitos, nozes em molhos de salada, soja em atum enlatado.[10]

Considerar, ainda, que pacientes com alergia alimentar ocasionalmente também reagem a itens não alimentares, que contém traços de proteínas às quais esses pacientes são sensibilizados.

2) Especiarias, especialmente membros da família *Apiaceae* (*Umbelliferae*), que incluem cominho, coentro e erva-doce. Outras especiarias que têm sido implicadas em reações sistêmicas incluem alho, cebola, mostarda, açafrão, salsa e cominho. Aditivos alimentares, como pó de carmim e *psyllium*.

3) Ingestão de alimentos ou medicamentos associada a cofatores: investigar história de alergia alimentar associada a exercícios, ingestão de anti-inflamatórios não esteroidais (AINEs) ou álcool, mas sem episódios de crises quando a ingestão apenas dos alimentos ou medicamentos.[9]

4) Anafilaxia a carne vermelha: investigar ingestão de carne de mamíferos, que pode causar anafilaxia tardia (p. ex., até várias horas após a ingestão) em pacientes sensibilizados ao alérgeno de carboidrato, alfa-gal.[11]

5) Alimentos contaminados com aeroalérgenos, como farinha contaminada com alérgenos de ácaros (variavelmente chamada de síndrome da "panqueca" ou anafilaxia oral de ácaros).[12]

6) As reações alérgicas a *Anasakis simplex*, um nematoide de peixes, podem imitar alergia a peixes, mas os sintomas demoram 2 a 24 horas após a ingestão de peixes e o teste de IgE específica para peixes é negativo. No entanto, é quase exclusivamente relatado na Espanha.

7) Ingestão de medicamentos de venda livre contendo AINEs que o consumidor não reconheceu (p. ex., antigripais).[9]

8) Angioedema causado pelo uso de inibidores da enzima de conversão da angiotensina (ECA).[13]

9) Exposição ao látex e/ou a alimentos com potencial reação cruzada.[9]

Um episódio de anafilaxia pode ser confirmado, em alguns casos, por dosagem aguda de triptase sérica ou outros mediadores de mastócitos nas horas após um episódio de sintomas (Tabela 10.2). A elevação mínima no nível sérico de triptase total que é considerada indicativa de ativação de mastócitos clinicamente significativa é $\geq (2 + 1,2 \times$ níveis basais de triptase).[7] No entanto, uma triptase sérica normal não exclui o diagnóstico de anafilaxia.

Um nível de triptase total basal que está persistentemente elevado, mesmo quando não há sintomas, sugere fortemente mastocitose sistêmica.

Testes adicionais devem ser considerados para descartar agentes desencadeantes específicos de anafilaxia ou condições com sintomas semelhantes, baseados na história clínica.[9]

Para excluir um distúrbio clonal de mastócitos, a triptase sérica deve ser medida no início e após um episódio de sintomas, se ainda não tiver sido realizada. Deve ser investigado mutação no gene KIT D816V no sangue periférico.

A biópsia de medula óssea deve ser considerada em pacientes que apresentem triptase basal > 20 ng/mL na ausência de outras causas para esta elevação, que apresentem hipotensão/síncope durante as crises, porém sem urticária e angioedema, pacientes com história de anafilaxia a himenópteros e com triptase > 11,4 ng/mL, paciente onde há história de anafilaxia com evidência de urticária pigmentosa e nos pacientes onde foi identificado a presença de mutações em D816V c-kit no sangue periférico.[14]

Tratamento

O tratamento deve ser focado no controle dos sintomas, tratamento da crise, quando presente, e dependerá exclusivamente do diagnóstico.

Todos os pacientes devem portar adrenalina autoinjetável e um plano de ação individualizado para manejo da crise.

Para paciente que tem anafilaxia idiopática frequente (mais de 6 episódios de anafilaxia em 1 ano, ou mais que 2 episódios em 2 meses), há indicação de tratamento profilático, que pode ser feito com prednisona. Alguns protocolos preconizam o uso de 60 mg a 100 mg de prednisona pela manhã por 1 semana seguida de 60 mg em dias alternados por 3 semanas e por fim uma redução gradual da dose ao longo de 2 meses sempre associada a um anti-histamínico. É considerada anafilaxia idiopática corticosteroide dependente aquela onde existe a necessidade de até 20 mg de prednisona oral dia ou até 40 mg dias alternados para seu controle.[2,15]

É denominada anafilaxia maligna quando requer does acima desses valores. O uso de anti-IgE tem sido relatado com boa resposta clínica.

Para os pacientes que não conseguem descontinuar o uso de corticoide sem recorrência de sintomas, podem ser utilizadas várias medicações como omalizumab cetotifeno, cromoglicato, antileucotrienos e rituximab.

As classes de medicamentos que têm sido utilizados para profilaxia de anafilaxia idiopática estão descritas na Tabela 10.4.[16] Embora rara, a anafilaxia idiopática pode ser fatal. A grande maioria dos pacientes são tratados com sucesso, embora não sem recorrências, por esses medicamentos.[16]

TABELA 10.4. Tratamentos preventivos sugeridos para anafilaxia idiopática

Antimediadores mastocitários (anti-H1, anti-H2 e antileucotrienos)
Estabilizadores de mastócitos (cromoglicato)
Combinação de estabilizador de mastocitose e anti-histamínicos (cetotifeno)
Prednisona
Omalizumabe

"Antimetabolitos"
  a. Ciclosporina/tacrolimo
  b. Micofenolato mofetil
  c. Metotrexato
  d. Azatioprina

Adaptada de Khalid MB, et al. 2020.[16]

No caso de MCAS, o controle dos sintomas pode ser alcançado com o uso de anti-histamínicos.

Para tratamento de mastocitose sistêmica, inibidores da tirosina quinase têm sido usados. Atualmente, estes medicamentos são aprovados apenas para pacientes com mastocitose sistêmica avançada (geralmente aqueles com problemas hematológicos).

Referências Bibliográficas

1. Nallamilli S, O'Neill A, Wilson A, Sekhar M, Lambert J. Systemic mastocytosis: variable manifestations can lead to a challenging diagnostic process. BMJ Case Rep. 2019 Aug 30;12(8):e229967.
2. Guo C, Greenberger PA. Idiopathic anaphylaxis. Allergy Asthma Proc.
3. 2019 Nov 1;40(6):457-461.
4. Cohen SS, Skovbo S, Vestergaard H, et al. Epidemiology of systemic mastocytosis in Denmark. Br J Haematol 2014;166:521–8.
5. 4 Bonadonna P, Lombardo C, Zanotti R. Mastocytosis and allergic diseases. J Investig Allergol Clin Immunol. 2014;24(5):288-97; quiz 3 p preceding 297.
6. Valent P, Akin C, Metcalfe DD, Mastocytosis. 2016 updated WHO classification and novel emerging treatment concepts. Blood. 2017;129:1420e1427.
7. Akin C, Scott LM, Kocabas CN, Kushnir-Sukhov N, Brittain E, Noel P, Metcalfe DD. Demonstration of an aberrant mast-cell population with clonal markers in a subset of patients with "idiopathic" anaphylaxis. Blood. 2007 Oct 1;110(7):2331-3.
8. Valent P, Akin C, Arock M, Brockow K, Butterfield JH, Carter MC, et al. Definitions, criteria and global classification of mast cell disorders with special reference to mast cell activation syndromes: a consensus proposal. Int Arch Allergy Immunol. 2012;157(3):215-25.
9. González-de-Olano D, Matito A, Alvarez-Twose I. Mast cell activation syndromes and anaphylaxis: Multiple diseases part of the same spectrum. Ann Allergy Asthma Immunol. 2020 Feb;124(2):143-145.e1.
10. Carter MC, Akin C, Castells MC, Scott EP, Lieberman P. Idiopathic anaphylaxis yardstick: Practical recommendations for clinical practice. Annals of Allergy, Asthma & Immunology: Official Publication of the American College of Allergy, Asthma, & Immunology. 2020 Jan;124(1):16-27.
11. Baker G, Saf S, Tsuang A, Nowak-Wegrzyn A. Hidden allergens in food allergy. Ann Allergy Asthma Immunol. (2018) 121:285–92.
12. Carter MC, Ruiz-Esteves KN, Workman L, Lieberman P, Platts-Mills TAE, Metcalfe DD Allergy. Identification of alpha-gal sensitivity in patients with a diagnosis of idiopathic anaphylaxis. 2018;73(5):1131.
13. Hidden allergens and oral mite anaphylaxis: the pancake syndrome revisited. Curr Opin Allergy Clin Immunol. 2015 Aug;15(4):337-43.
14. Sondhi D, Lippmann M, Murali G. Airway compromise due to angiotensin- -converting enzyme inhibitor-induced angioedema: Clinical experience at a large community teaching hospital. Chest. 2004 Aug;126(2):400-4.

15. Fernandez J, Akin C. Management of Idiopathic Anaphylaxis: When Is Bone Marrow Examination Essential? Current Treatment Options in Allergy (2014) 1:221–31.

16. Boxer MB , Greenberger PA, Patterson R. The impact of prednisone in life--threatening idiopathic anaphylaxis: reduction in acute episodes and medical costs. Ann Allergy. 1989;62(3):201.

17. Khalid MB, Lieberman P. Mast cell disorders and idiopathic anaphylaxis: Evaluation and management. Allergy Asthma Proc. 2020 Mar 1;41(2):90-8.

Capítulo
11

Tratamento na Urgência

Chayanne Andrade de Araujo

Introdução

O principal objetivo da terapia na anafilaxia deve ser o reconhecimento precoce e o tratamento adequado para prevenir a progressão de sinais e sintomas respiratórios e/ou cardiovasculares, incluindo o choque.[1]

Qualquer indício clínico sugestivo de anafilaxia, com sinais e sintomas que preencham os critérios clínicos, percebido por pacientes ou profissionais de saúde deve levar ao tratamento imediato.[2]

Este também se faz necessário pelo fato de que os pacientes parecem ser mais responsivos quando tratados prontamente, nas fases iniciais. O retardo na administração da adrenalina está associado à evolução para desfecho fatal.[3]

Em pacientes com história de anafilaxia prévia, o manejo agudo consiste em duas etapas:

1) Autogestão do paciente através de um **plano de ação** bem estabelecido, no qual é importante enfatizar o papel fundamental da adrenalina intramuscular.

2) Intervenções adicionais dadas por profissionais de saúde após a chegada de ajuda médica, que deve incluir mais adrenalina, caso os sintomas de anafilaxia estiverem progressivos.

A base para o sucesso no tratamento de um episódio agudo de anafilaxia é a rapidez das ações. Para isso, é necessário que o médico e a equipe de emergência estejam familiarizados com a identificação dos primeiros sinais e sintomas dessa condição e com os procedimentos terapêuticos para controlá-la.[4]

Neste capítulo, abordaremos o manejo da anafilaxia na urgência, enfatizando a adrenalina como padrão ouro no tratamento, seu mecanismo de ação e o manejo nas situações especiais.

Medidas iniciais

A anafilaxia é uma reação variável e imprevisível. Pode ser leve e se resolver espontaneamente devido à produção endógena de mediadores compensatórios ou pode ser grave e progredir em minutos para comprometimento respiratório ou cardiovascular e morte.

No início de um episódio anafilático, não é possível prever quão grave ele se tornará, quão rapidamente irá progredir e se terá resolução rápida e completa ou não, porque os fatores que determinam o curso da anafilaxia em um paciente individual não são totalmente compreendidos. Por causa dessas variáveis, é importante iniciar o manejo a partir do momento em que o paciente ou quem o socorrer perceberem a reação anafilática, realizando o passo a passo de cuidados e ações para que o quadro clínico não progrida.[1,2]

Quando acontece o primeiro episódio de anafilaxia, essa sucessão de atos não é totalmente clara, mas quando o paciente já apresentou reações alérgicas prévias com o alérgeno suspeito, ele deve seguir as orientações do **plano de ação** fornecido pelo médico alergista que o acompanha.

A sequência para um socorro imediato consiste em (Figura 11.1):

- Remoção do provável desencadeante da reação anafilática, quando possível (exemplo: interromper a infusão de um medicamento ou ingestão de alimento suspeito).
- Solicitar ajuda (chamar ambulância 192 – SAMU ou número equivalente de serviços médicos de emergência ou procurar diretamente um pronto atendimento de emergência médica).
- Manter as vias aéreas pérvias.
- Avaliar e reavaliar sinais vitais.
- Aplicação de adrenalina (epinefrina) por via intramuscular (IM) através de dispositivo autoinjetável.
- Posicionar o paciente em posição confortável e segura: decúbito dorsal de preferência, a menos que haja edema proeminente das vias aéreas superiores que o incite a permanecer de pé (e frequentemente inclinado para frente).
- Se o paciente estiver vomitando, a colocação do paciente semi inclinado com as extremidades inferiores elevadas pode ser preferível. Pacientes grávidas devem ficar em decúbito lateral esquerdo. Se estiver inconsciente, coloque na posição de recuperação.
- Retorne o paciente para a posição supina se houver qualquer deterioração na consciência.
- Administração de oxigênio suplementar.
- Reanimação volêmica com fluidos (solução salina isotônica 0,9%) via intravenosa (IV) ou intraóssea.

Os passos 4, 5 e 6 devem ser feitos simultânea e rapidamente

1. **Seguir um "Plano de Ação"** para reconhecimento e tratamento da anafilaxia, que deve ser revisto regularmente.

2. **Remover o alérgeno se possível.**
   Ex.: descontinuar o agente terapêutico que está sendo administrado e que parece ser o responsável pelo quadro

3. **Avaliar o paciente: ABC (Vias aéreas/ Respiração / Circulação), estado mental, pele e estime seu peso**

   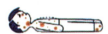

4. **Pedir ajuda:** time de ressuscitação (hospital) ou serviço médico de emergência (192), se disponível

5. **Injetar adrenalina** por via intramuscular na região ântero-lateral média da coxa, 0,01 mg / kg de adrenalina 1: 1.000 (1 mg / mL), solução, máximo de 0,5 mg (adulto) ou 0,3 mg (criança): **registrar o hora da dose e repita a cada** 5-15 minutos, se necessário.
   A maioria dos pacientes responde a 1 ou 2 doses.

   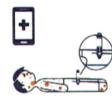

6. **Colocar o paciente em decúbito dorsal** ou em posição de conforto se houver dificuldade respiratória e / ou vômito; eleve as **extremidades inferiores:** pode ocorrer óbito em segundos se o paciente se levantar ou sentar repentinamente.

7. **Quando indicado, forneça oxigênio suplementar de alto fluxo** (6-8 L/minuto), através de máscara facial ou máscara laríngea.

   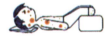

8. **Estabeleça o acesso intravenoso** usando agulhas ou cateteres com cânula de calibre largo (calibre 14-16). **Considere dar 1-2 litros de solução salina a 0,9% (isotônica)** rapidamente, por exemplo, 5-10 ml/kg nos primeiros 5-10 minutos para um adulto; 10 ml/kg para uma criança)

   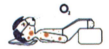

Em adição

9. **Se indicado, ressuscitação cardiopulmonar em qualquer período** com compressão torácica contínua

10. **Em intervalos regulares e frequentes, monitorar o paciente: PA, FC, FR e oxigenação** (monitoração contínua, se possível)

    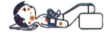

FIGURA 11.1. Manejo inicial na anafilaxia. Adaptada de World Allergy Organization Anaphylaxis Guidance, 2020.

Manejo das vias aéreas

A intubação deve ser realizada em caráter de emergência se houver estridor ou dificuldade respiratória devido ao comprometimento das vias aéreas superiores.

Os preparativos para a intubação precoce devem ser feitos se houver qualquer envolvimento das vias aéreas ou edema significativo da língua, tecidos orofaríngeos, incluindo a úvula, ou se tiver ocorrido alteração na voz (disfonia), especialmente se tais sintomas se iniciaram num intervalo de tempo curto desde a exposição. A presença precoce de edema das vias aéreas superiores representa um comprometimento das vias aéreas em rápido desenvolvimento, exigindo ação imediata.

Em uma minoria de casos, uma cricotireoidotomia de emergência pode ser necessária para proteger as vias aéreas se o edema grave das vias aéreas superiores impedir o acesso à abertura glótica, mesmo com o uso de um videolaringoscópio.[1,2,5]

Fluidos intravenosos

O acesso intravenoso (IV) deve ser obtido em todos os casos de anafilaxia. Extravasamento maciço de fluidos pode ocorrer rapidamente devido ao aumento da permeabilidade vascular, com transferência de até 35 por cento do volume intravascular para o espaço extravascular em minutos. Qualquer paciente cuja hipotensão não responda pronta e completamente à adrenalina IM deve receber ressuscitação com fluido de grande volume. Os seguintes princípios devem guiar a terapia:[5]

- A ressuscitação com fluidos deve ser iniciada imediatamente em pacientes que apresentam hipotensão à ortostase, ou resposta incompleta à adrenalina IM.
- Os adultos devem receber 1 a 2 litros de solução salina normal em acesso venoso calibroso, com fluxo o mais rápido possível nos primeiros minutos de tratamento. Grandes volumes de fluido (p. ex., até 7 litros) podem ser necessários.
- As crianças devem receber solução salina em bólus de 20 mL/kg, por 5 a 10 minutos, e repetidos, conforme necessário. Grandes volumes de fluido (até 100 mL/kg) podem ser necessários.
- A solução fisiológica 0,9% é preferida dentre outras soluções na maioria das situações porque outras soluções apresentam algumas desvantagens em potencial.
- Solução com Ringer Lactato pode contribuir potencialmente para a alcalose metabólica, embora grandes volumes de solução salina possam causar acidose metabólica hiperclorêmica. Portanto, se volumes muito grandes de solução salina forem necessários, alguns médicos fazem a troca para Ringer Lactato.

Tratamento farmacológico

▪ Adrenalina

A preocupação acerca dos conhecimentos médicos sobre o uso da adrenalina foi destacada na maioria dos estudos envolvendo anafilaxia publicados nos últimos anos. Com isso, o uso desta medicação consolidou-se e estudos farmacológicos, observacionais clínicos e em modelos animais nos últimos 30 anos no cenário internacional, têm apontado esta droga como primeira escolha para o tratamento de emergência da anafilaxia.[6]

Metabolismo da adrenalina

A adrenalina, também chamada de epinefrina, é uma catecolamina produzida pela glândula adrenal, com ação simpatomimética, tendo múltiplas ações que podem reverter os sintomas da anafilaxia.

As catecolaminas são sintetizadas a partir da tirosina. Essa síntese ocorre nas terminações nervosas simpáticas e em menor extensão nos corpos celulares neuronais. A síntese de adrenalina ocorre predominantemente na medula da glândula suprarrenal.

A tirosina, precursora das catecolaminas é transportada para dentro dos neurônios por meio de um transportador de aminoácidos aromáticos por intermédio da membrana neuronal.

O metabolismo das catecolaminas envolve duas enzimas, a monoaminaoxidase (MAO) presente na mitocôndria, existente em duas isoformas – MAO-a, seletiva para serotonina, norepinefrina e epinefrina e MAO-b, seletiva para dopamina; e a catecol-o-metiltransferase (COMT), enzima citosólica expressa primariamente no fígado.[7]

▪ Mecanismos de ação da adrenalina

Em situações de medo repentino ou de risco de vida, a adrenalina endógena é liberada pelas adrenais e atua em estruturas inervadas simpaticomimeticamente em todo o corpo.

Sua atividade beta-1 adrenérgica produz efeitos inotrópicos e cronotrópicos, aumentando a frequência e a força das contrações cardíacas. Os níveis de pressão arterial sobem. O fluxo sanguíneo é redistribuído da pele e tecido subcutâneo para os músculos esqueléticos, circulação esplâncnica e cérebro. Os brônquios e pupilas dilatam. A oxigenação e a glicemia no sangue aumentam, e o corpo está preparado para estar em alerta no modo "lutar ou fugir".[8]

Na anafilaxia, a adrenalina age como um agonista nos receptores alfa-1 para mediar o aumento da vasoconstrição, aumento da resistência vascular periférica, aumento da pressão arterial e diminuição do edema da mucosa.

Os efeitos agonistas nos receptores beta-2 resultam em broncodilatação, e diminuição da liberação de mediador de mastócitos e basófilos. O fluxo sanguíneo é redistribuído da pele e tecido celular subcutâneo para a musculatura esquelética, circulação esplênica e cérebro.[8-10]

Outro mecanismo proposto para explicar a atuação da adrenalina em casos de anafilaxia seria a sua ação em diminuir os níveis de PAF (fator de ativação plaquetária). O PAF é um dos principais mediadores liberados durante a ativação de mastócitos e basófilos. Seu efeito biológico inclui aumento da permeabilidade vascular, diminuição do débito cardíaco, colapso circulatório, contração de músculo liso como do intestino, útero e brônquios. Além disso, o PAF potencializa a ação de outros mediadores mastocitários. Tudo isso faz com que tal substância, cuja ação ocorre através de receptores em várias células do organismo, seja a maior responsável por casos de anafilaxia grave e protraída. Expressão dos receptores de PAF são regulados pelo nível de cAMP intracelular. Quanto mais cAMP, menos receptores de PAF e menos mRNA para a síntese desses receptores. Sendo a adrenalina droga adrenérgica beta-agonista cuja ação farmacológica inclui aumento dos níveis de cAMP intracelular, é fácil entender como esta catecolamina reduz os níveis de PAF. Isso explica também o pior prognóstico nos casos em que há retardo no uso de adrenalina, já que as ações do PAF se encontram em curso e, por isso, a *down regulation* não é tão efetiva.[10,11]

▪ Posologia e vias de administração da adrenalina

A injeção intramuscular na face médio anterolateral da coxa é recomendada como a via de escolha da administração de adrenalina na anafilaxia. A epinefrina tem efeito vasodilatador na musculatura esquelética, o que facilita a rápida absorção na circulação central.[12]

Em contraste, o poderoso efeito vasoconstritor da adrenalina injetada no tecido subcutâneo retarda a absorção de adrenalina neste local e o início de ação da droga. Este atraso pode ser clinicamente relevante na anafilaxia.[9,12,13]

A dose recomendada é de 0,01 mg/kg de uma solução 1:1000 (1 mg/mL) até um máximo de 0,5 mg em adultos e adolescentes e 0,3 mg em crianças, descrito com mais detalhes na Tabela 11.1. As doses podem ser repetidas pelo menos uma ou duas vezes em intervalos de 5 a 15 minutos, quando a reação estiver progredindo rapidamente e não houver resposta à primeira dose ou na anafilaxia bifásica.[1,10,15,16]

TABELA 11.1. Doses recomendadas de adrenalina intramuscular de acordo com a faixa etária

Crianças menores de 10 kg	0,01 mg/kg = 0,01 mL/kg de 1 mg/mL (1:1.000)
Crianças entre 1-5 anos	0,15 mg = 0,15 mL de 1 mg/mL (1:1.000)
Crianças entre 6-12 anos	0,3 mg = 0,3 mL de 1 mg/mL (1:1.000)
Adolescentes e adultos	0,5 mg = mL de 1 mg/mL (1:1.000)

O uso de um dispositivo de adrenalina autoinjetável (AAI) é recomendado para o tratamento de anafilaxia sempre que o mesmo estiver disponível. Isso pode economizar tempo e garantir a entrega da dose pronta. O uso de AAI não é um procedimento médico e a injeção pode ser realizada pelo próprio paciente ou por um profissional não médico. Considerando as autorizações de comercialização para AAI, o dispositivo com a dose de 0,15 mg é recomendado para pacientes com peso de 15-30 kg e o de 0,30 mg para quem pesa mais de 30 kg. Porém, a Academia Europeia de Asma e Imunologia Clínica (EAACI) recomenda que pacientes com peso entre 7,5-25 kg devem receber uma dose de 0,15 mg e pacientes com peso superior a 25 kg a dose de 0,30 mg.[2]

Os dispositivos de adrenalina autoinjetáveis não têm fabricação e comercialização no Brasil, sendo necessária a importação dos mesmos. Tal fato dificulta amplamente o manejo, a execução do "plano de ação" e a autogestão das reações anafiláticas fora do ambiente hospitalar.

Pacientes que não respondem às doses iniciais de adrenalina via intramuscular e reanimação com fluídos, devem receber a adrenalina administrada por via intravenosa, de preferência por um médico que seja treinado e tenha experiência na administração de um vasopressor por bomba de infusão, com titulações de dose e monitoramento de níveis pressóricos, frequência cardíaca e oximetria de pulso.[1,2]

Efeitos adversos da adrenalina

Efeitos adversos farmacológicos da adrenalina em doses terapêuticas são bem conhecidos, transitórios e previsíveis. Taquicardia, dor de cabeça, palidez, tremores e palpitações ocorrem potencialmente após a administração por qualquer via e não podem ser dissociadas de seus efeitos farmacológicos benéficos. Efeitos adversos graves como arritmias ventriculares, edema pulmonar, hipertensão maligna e hemorragia intracraniana são raros e geralmente decorrentes de superdose em qualquer via, mais comumente após uma injeção intravenosa em bólus, uma infusão intravenosa excessivamente rápida ou uma injeção intravenosa errônea.[15-17]

O risco de efeitos adversos pode ser aumentado nas seguintes condições:

- Uso de antidepressivos tricíclicos, inibidores da monoamina oxidase ou cocaína.
- Algumas doenças cardiovasculares, do sistema nervoso central ou da tireoide preexistentes. Os exemplos incluem cirurgia intracraniana, aneurisma agudo ou hipertireoidismo não tratado.

Não existe contraindicação formal do uso de adrenalina no tratamento da anafilaxia. O risco de morte ou sequelas neurológicas graves de encefalopatia hipoxicoisquêmica devido à anafilaxia tratada inadequadamente geralmente supera outras preocupações.

Contudo, o risco-benefício deve ser avaliado em algumas situações:

- Pacientes com doença cardiovascular subjacente.[18-20]
- Pacientes recebendo inibidores da monoamina oxidase (que bloqueiam o metabolismo da adrenalina) ou antidepressivos tricíclicos (que prolongam a duração da ação da adrenalina).
- Portadores de condições pré-existentes, como cirurgia intracraniana recente, aneurisma da aorta, hipertireoidismo não controlado ou hipertensão, ou outras condições que possam colocá-los em maior risco de efeitos adversos relacionados à adrenalina.
- Pacientes recebendo medicamentos estimulantes (p. ex., anfetaminas ou metilfenidato usados no tratamento do transtorno de déficit de atenção e hiperatividade) ou abusando da cocaína, que pode colocá-los em maior risco de efeitos adversos da adrenalina.

Medicações de segunda linha

Vários medicamentos podem ser usados como tratamento adicional da anafilaxia, após administração de adrenalina (Tabela 11.2). Nenhum deles deve ser usado isoladamente, como tratamento de primeira linha, porque eles não têm seu efeito global e potencial de reverter os sintomas sistêmicos de uma reação anafilática. A necessidade de qualquer medicamento adicional deverá ser individualizada, e vai depender da resposta à adrenalina.[1,2,18]

TABELA 11.2. Dosagem e vias de administração das drogas usadas na anafilaxia

Grau de recomendação na anafilaxia	Tratamento	Vias	Doses
Primeira linha de tratamento	Adrenalina	Intramuscular	• Crianças 7,5-25 kg: 0,15 mg • Crianças > 30 kg: 0,3 mg • Adolescentes e adultos: 0,01 mg/kg, até 0,5 mg (repetir a cada 15 minutos, se necessário)
		Via inalatória	2,5 mL, 1 mg/mL
Segunda linha de tratamento	Glucanon	Intravenosa	• Crianças: 1 mg/kg até 50 mg • Adultos: 50 mg
	Salbutamol	Via inalatória	• 200-600 mcg/10 min
Anti-histamínicos anti-h1			
	Difeniframina	Via intravenosa	• Crianças < 30 kg: 5 mg/dia • Crianças > 30 kg e adultos: 10 mg/dia
	Corticosteroides		
	Metilprednisolona	Via intravenosa	1-2 mg/kg/dia
	Hidrocortisona	Via intravenosa	5 mg/kg/dia, até 200 mg
	Prednisolona	Via oral	1-2 mg/kg/dia

▪ Agonistas beta-2-adrenérgicos

Broncodilatadores (p. ex., salbutamol) podem ser úteis para o tratamento do broncoespasmo refratário à adrenalina, ou ainda por ação adicional ao efeito da mesma. Eles podem ser administrados por nebulizador ou espaçador, conforme necessário. No entanto, a administração de broncodilatadores nunca deve atrasar a administração de epinefrina, porque eles não atuam na regressão do edema da mucosa nas vias aéreas superiores ou nos efeitos vasculares mediados por receptores alfa1-adrenérgicos.[1,2,20]

Não há evidências para o papel dessas drogas na anafilaxia, então a recomendação para o uso de broncodilatadores é extrapolada para quando existe exacerbação da asma em concomitância.[20]

▪ Glucagon

Pacientes em terapia com betabloqueadores podem apresentar uma menor resposta à adrenalina durante a anafilaxia. Nesses pacientes, a adrenalina pode causar efeitos predominantemente alfa-adrenérgicos. O glucagon é um hormônio peptídico fisiologicamente produzido por células do pâncreas, com atividade inotrópica e cronotrópica. Sua administração pode reverter hipotensão e broncoespasmo refratários associados à anafilaxia, uma vez que o glucagon ativa diretamente a adenilil ciclase.[20,21]

Assim sendo, embora a adrenalina seja a terapia de primeira linha para pacientes que tomam betabloqueadores, glucagon é recomendado para aqueles que são refratários ao uso da epinefrina e, portanto, seu uso é reforçado em diretrizes internacionais.[1,2,21]

A dosagem para adultos é de 1 a 5 mg em bólus IV lento ao longo de cinco minutos, podendo ser seguida por uma infusão titulada de 5 a 15 mcg/minuto.

Para a faixa etária pediátrica a dosagem recomendada é de 20 a 30 mcg/kg (máximo de 1 mg) em bólus IV lento durante cinco minutos. Pode ser seguida por uma infusão de 5 a 15 mcg/minuto titulada para o efeito (ou seja, não com base no peso).

A administração rápida de glucagon pode induzir vômitos, resultando em um risco aumentado de broncoaspiração. Portanto, a proteção das vias aéreas é importante em pacientes com nível alterado de consciência.

Tratamento adjuvante

As medicações que podem ser administradas como terapias adjuvantes à adrenalina no tratamento da anafilaxia incluem anti-histamínicos H1, anti-histamínicos H2, broncodilatadores e glicocorticoides. Nenhuma dessas drogas deve ser usada como tratamento inicial ou único, porque elas não aliviam a obstrução do trato respiratório superior ou inferior, hipotensão ou choque e não salvam vida.

▪ Anti-histamínicos H1

Esses medicamentos aliviam o prurido e a urticária. Não amenizam a obstrução das vias aéreas superiores ou inferiores, hipotensão ou choque e, em doses padrão, não inibem a liberação do mediador pelos mastócitos e basófilos. Uma revisão sistemática da literatura não conseguiu evidenciar ensaio clínico randomizado que apoiasse o uso de anti-H1 na anafilaxia. Além disso, o início da ação dos anti-histamínicos é mais lento (30-40 min) do que a adrenalina, demorando muito para fornecer uma resposta imediata.[15,22]

Embora o anti-H1 acrescido da adrenalina seja razoável do ponto de vista do controle dos sintomas, os anti-histamínicos devem ser administrados para anafilaxia somente após a administração de epinefrina.

Os anti-H1 de segunda geração têm a vantagem de serem menos sedativos do que os agentes de primeira geração (p. ex., difenidramina, hidroxizina). No Brasil, apenas os anti-histamínicos de primeira geração (difenidramina e prometazina) estão disponíveis em formulações para administração por via, intravenosa ou intramuscular, enquanto anti-histamínicos não sedantes (p. ex., cetirizina, bilastina, levocetirizina, loratadina, desloratadina, fexofenadina) estão disponíveis apenas em formas orais.[22]

Na anafilaxia, a via intravenosa é a preferível inicialmente. Se o acesso intravenoso ainda não estiver estabelecido e o paciente estiver consciente e sem risco de aspiração, a administração oral pode ser considerada.

▪ Anti-histamínicos H2

Há evidências de que o efeito dos anti-histamínicos H2 (p. ex., ranitidina), quando administrados simultaneamente com anti-H1, pode fornecer alívio adicional da urticária. No entanto, ensaios controlados randomizados não apoiaram esses achados, para urticária ou anafilaxia. Em qualquer caso, os anti-H2 não teriam qualquer efeito na obstrução das vias aéreas e no choque.[15,24]

▪ Glicocorticoides

Os glicocorticoides são comumente administrados no tratamento da anafilaxia; no entanto, há pouca evidência de benefício. O início da ação dos glicocorticoides leva várias horas. Portanto, esses medicamentos não aliviam os sintomas e sinais iniciais de anafilaxia. Uma justificativa para administrá-los, teoricamente, é prevenir as reações bifásicas ou prolongadas que ocorrem em alguns casos de anafilaxia. No entanto, revisões sistemáticas não encontraram evidências para esse efeito.[25,26]

Por outro lado, os glicocorticoides podem ser benéficos para pacientes com sintomas graves que requerem hospitalização ou para aqueles com asma diagnosticada e broncoespasmo significativo que persiste após a diminuição de outros sinais e sintomas de anafilaxia.

Se administrada, uma dose de metilprednisolona de 1 a 2 mg/kg/dia por um a dois dias é suficiente. Os glicocorticoides podem ser interrompidos depois disso sem redução gradual.

▪ Azul de metileno

Vasoplegia (vasodilatação profunda) pode estar presente em alguns casos de anafilaxia refratária. Alguns relatos de casos e outras publicações apoia o uso de azul de metileno, um inibidor da óxido nítrico sintase e guanilato ciclase, em anafilaxia grave, principalmente em ambientes perioperatórios.

A eficácia e a dose ideal de azul de metileno são desconhecidas, mas um único bólus de 1 a 2 mg/kg administrado em 20 a 60 minutos foram descritos em cirurgia cardíaca. A melhora da vasoplegia (p. ex., aumento da resistência vascular sistêmica, redução da dose do vasopressor) foi observada dentro de uma a duas horas no contexto da cirurgia cardíaca, mas poucos dados estão disponíveis sobre anafilaxia.[27,28]

Esse medicamento não deve ser administrado a pacientes com hipertensão pulmonar, deficiência de glicose-6-fosfato desidrogenase subjacente ou lesão pulmonar aguda. Deve-se observar com cautela potenciais interações medicamentosas com agentes serotoninérgicos. O azul de metileno e outros corantes vitais também raramente são a causa de anafilaxia perioperatória.[28,29]

▪ Outros vasopressores

Recomendações para usar outros vasopressores (p. ex., vasopressina, norepinefrina e dopamina) em hipotensão refratária à adrenalina e fluidos são sugeridos na maioria das diretrizes internacionais. Apesar disso, não há estudos de alta qualidade disponíveis. Devido a gravidade do quadro o paciente, já deve ser manejado em ambiente de cuidados intensivos, com um especialista em cuidados intensivos para manejar tais drogas.[15]

Situações especiais

■ Tratamento no paciente cardíaco

O número e a densidade dos mastócitos cardíacos são aumentados em pacientes com cardiopatia isquêmica e cardiomiopatias dilatadas. Essa observação pode ajudar a explicar por que essas condições são os principais fatores de risco para anafilaxia fatal. Na anafilaxia, o coração é tanto uma fonte de mediadores de inflamação quanto um alvo para esses mediadores.[18,30]

A anafilaxia é mais grave e pode ser mais frequentemente fatal em pacientes com doença arterial coronariana por pelo menos três mecanismos:

1) Os mastócitos são mais abundantes e produzem mais mediadores em corações com cardiomiopatia isquêmica.

2) Lesões ateroscleróticas tornam as artérias coronárias mais suscetíveis aos efeitos de mediadores derivados de mastócitos e basófilos.

3) Medicamentos usados com frequência por pacientes com cardiopatia isquêmica, como betabloqueadores e inibidores da ECA, podem agravar os sintomas ou limitar a eficácia do tratamento da anafilaxia.

Por essas razões, o uso da adrenalina em pacientes com doença cardiovascular, especialmente aqueles com síndrome coronariana aguda, pode representar um dilema para os médicos, porque as preocupações sobre potenciais efeitos adversos cardíacos, precisam ser ponderadas em contraponto às preocupações com a morte por anafilaxia não tratada.[30]

Analisando individualmente um paciente com doença cardiovascular e um episódio anafilático agudo e decidir se devemos administrar epinefrina, mesmo na dose relativamente baixa e segura de 0,3 mg via IM, pode ser dilema terapêutico e o risco-benefício deve ser pesado. No entanto, a presença de coronariopatia não "proíbe" o uso de adrenalina na anafilaxia, porque nenhum outro medicamento tem os efeitos que podem evitar uma anafilaxia fatal.

■ Tratamento da anafilaxia na gestante

Em um estudo descritivo na Inglaterra, a maioria das grávidas foi tratada de acordo com o algoritmo de anafilaxia e receberam oxigênio de alto fluxo, epinefrina, hidrocortisona e clorfenamina (Figura 11.2).[31]

As extremidades inferiores devem ser elevadas e o decúbito lateral esquerdo é recomendado para evitar que o útero gravídico comprima a veia cava inferior e obstrua o retorno venoso ao coração. O deslocamento manual do útero (colocando as mãos do lado direito do abdômen e empurrando suavemente o útero para a esquerda) pode ser necessário.

Sugere-se que a adrenalina pode inibir o fluxo sanguíneo uteroplacentário. No entanto, a sobrevivência fetal é maximizada por meio da ressuscitação materna. Portanto, recomenda-se que a adrenalina deve ser o tratamento de primeira linha para anafilaxia na gravidez.[32] Há relatos muito raros de teratogenicidade pela epinefrina.

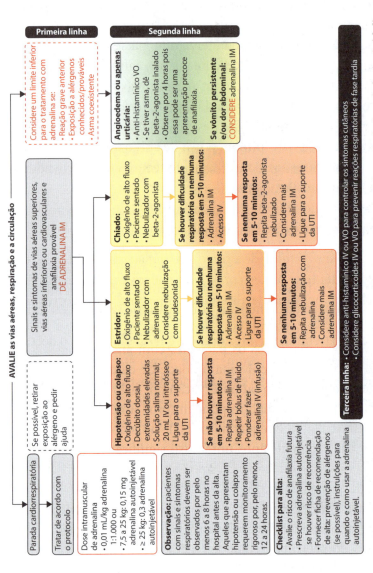

FIGURA 11.2. Fluxograma do manejo e tratamento da anafilaxia na urgência. Adaptada do Anaphylaxis: Guidelines from the European Academy of Allergy and Clinical Immunology.

Observação e internação pós-tratamento

Todos os pacientes com anafilaxia devem ser observados até que os sintomas tenham desaparecido completamente. Não há consenso sobre o período de observação ideal para um paciente que foi tratado com sucesso para anafilaxia em um serviço de pronto-atendimento hospitalar.

A principal preocupação com a alta prematura é que uma reação bifásica pode ocorrer, embora as evidências disponíveis sugiram que essa se desenvolve em apenas cerca de 5% dos pacientes. Os fatores de risco para reações bifásicas não são conhecidos com certeza, mas uma metanálise demonstrou que os pacientes com uma apresentação inicial grave (como hipotensão) ou com a necessidade de mais de uma dose de adrenalina podem ter risco aumentado de sintomas recorrentes.[33] Anafilaxia bifásica ou protraída podem ser causadas pela não administração da epinefrina, administração tardia (> 60 minutos) ou emprego de subdose em eventos anafiláticos.

Idealmente, todos os pacientes com anafilaxia grave devem ser internados em uma unidade de cuidados intensivos. Sugere-se internação ou observação por pelo menos 12 horas para pacientes que não respondem prontamente à adrenalina intramuscular, que requerem mais de uma dose ou receberam adrenalina somente após um atraso significativo (> 60 minutos), pois essas características podem ser fatores de risco para uma resposta bifásica.[33]

Os períodos de observação no pronto-atendimento podem ser personalizados com base na gravidade da reação e no acesso do paciente a cuidados médicos de emergência. Além disso, todos pacientes devem ser dispensados com prescrição de adrenalina autoinjetável e encaminhados ao especialista para investigação diagnóstica.

Considerações finais

A adrenalina é a medicação de primeira linha para o tratamento da anafilaxia na urgência. Glicocorticoides e anti-histamínicos devem ser usados apenas como tratamento de segunda linha nas reações anafiláticas. A administração de tais drogas nunca deve atrasar a injeção de adrenalina na anafilaxia.

Disseminar conhecimentos em relação à anafilaxia dentre profissionais de saúde poderá melhorar o seu diagnóstico e manejo, aumentando a segurança dos pacientes e diminuindo a morbidade e mortalidade.

Referências Bibliográficas

1. Cardona V, Ansotegui IJ, Ebisawa M, El-Gamal Y, Fernandez Rivas M, Fineman S, et al. World allergy organization anaphylaxis guidance 2020. World Allergy Organ J [Internet]. 2020;13(10):100472. Available from: https://doi.org/10.1016/j. waojou.2020.100472.

2. Muraro A, Robert G, Worm M, et al. Anaphylaxis: guidelines from the European Academy of Allergy and Clinical Immunology. Allergy Eur J Allergy Clin Immunol. 2014;69:1026-1045. Available from: https://onlinelibrary.wiley.com/doi/ full/10.1111/all.12437.

3. Sheikh A, Shehata YA, Brown SGA, Simons FER. Adrenaline for the treatment of anaphylaxis: cochrane systematic review. Allergy Eur J Allergy Clin Immunol. 2009: 64: 204-212. Available from: https://pubmed.ncbi.nlm.nih.gov/19178399/.

4. Bernd LA, Solé D, Pastorino AC, Prado EA, Castro FFM, Rizzo MC, et al. Anafilaxia: guia prático para o manejo. Rev. bras. alerg. Imunopatol - Vol. 29, N. 6, 2006. Available from: http://www.sbai.org.br/image-Bank/RevSbai_Anafilaxia-Guia-Pratico-para-Manejo.pdf.

5. Lieberman P et al. Anaphylaxis - a practice parameter update 2015. Ann Allergy Asthma Immunol. 2015;115(5):341. Available from: https://www.aaaai.

org/ Aaaai/media/MediaLibrary/PDF%20Documents/Practice%20and%20 Parameters/2015-Anaphylaxis-PP-Update.pdf.

6. Ribeiro ML, Chong Neto HJ, Rosário Filho NA, Korniewicz DM, Chookaew N, El-Masri M, et al. Diagnosis and treatment of anaphylaxis: there is an urgent needs to implement the use of guidelines. Einstein. 2017; 15(4):500-6. Available from: https://pubmed.ncbi.nlm.nih.gov/29236793/.

7. Kuhar MJ, Couceyro PR, Lambert PD. Biosynthesis of Catecholamines. In: Siegel GJ, Agranoff BW, Albers RW, et al., editors. Basic Neurochemistry: Molecular, Cellular and Medical Aspects. 6th edition. Philadelphia: Lippincott-Raven; 1999. Available from: https://www.ncbi.nlm.nih.gov/books/NBK27988/.

8. Westfall TC, Westfall DP. Adrenergic agonists and antagonists. In: Brunton LL, Lazo JS, Parker KL, editors. Goodman & Gilman's: The pharmacological basis of therapeutics, 11th ed. New York, New York: McGraw-Hill; 2006. pp. 237-47.

9. Simons KJ, Simons FE. Epinephrine and its use in anaphylaxis: current issues. Curr Opin Allergy Clin Immunol. 2010; 10(4): 3054. Available from: https:// pubmed.ncbi.nlm.nih.gov/20543673/.

10. Silva EGM. Anafilaxia e uso de adrenalina. Braz J Allergy Immunol. 2014; 2(6):223-6. Available from:http://aaaiasbai.org.br/detalhe_artigo.asp?id=708.

11. Vadas P, Perelman B. Effect of epinephrine on platelet-activating factor-stimulated human vascular smooth muscle cells. J Allergy Clin Immunol. 2012;129:1329-33.

12. Palosuo T, Antoniadou I, Gottrup F, Phillips P. Latex Medical Gloves: Time for a Reappraisal. Int Arch Allergy Immunol [Internet]. 2011;156(3):234-46. Available from: https://www.karger.com/Article/FullText/323892.

13. Soar J, Pumphrey R, Cant A, et al. Emergency treatment of anaphylactic reactions: guidelines for healthcare providers. Resuscitation 2008; 77:157-169. Available from: https://pubmed.ncbi.nlm.nih.gov/18358585/.

14. Brown SGA, Mullins RJ, Gold MS. Anaphylaxis: diagnosis and management. Med J Aust 2006; 185:283-89. Available from: https://www.mja.com.au/ journal/2006/185/5/2-anaphylaxis-diagnosis-and-management.

15. Tanno LK, Alvarez-Perea A, Pouessel G. (2019). Therapeutic approach of anaphylaxis. Current Opinion in Allergy and Clinical Immunology, 19 (4), 393–401. Available from: https://journals.lww.com/ co-allergy/Abstract/2019/08000/ Therapeutic_approach_of_anaphylaxis.19.aspx.

16. Lieberman P, Nicklas RA, Oppenheimer J, et al. The diagnosis and management of anaphylaxis practice parameter: 2010 update. J Allergy Clin Immunol 2010; 126:477–480. Available from: https://pubmed.ncbi.nlm.nih.gov/20692689/.

17. Cardona V, Ferre´-Ybarz L, Guilarte M, et al. Safety of adrenaline use in anaphylaxis: a multicentre register. Int Arch Allergy Immunol 2017; 173:171–177. Available from: https://pubmed.ncbi.nlm.nih.gov/28793302/.

18. Triggiani M, Patella V, Staiano RI, et al. Allergy and the cardiovascular system. Clin Exp Immunol 2008; 153:7–11. Available from: https://onlinelibrary. wiley.com/doi/full/10.1111/j.1365-2249.2008.03714.x.

19. Castells M. Diagnosis and management of anaphylaxis in precision medicine. J Allergy Clin Immunol 2017; 140:321–333. Available from: https://pubmed.ncbi. nlm.nih.gov/28780940/.

20. Kemp AM, Kemp SF. Pharmacotherapy in refractory anaphylaxis. Curr Opin Allergy Clin Immunol 2014; 14:371–378. Available from: https://pubmed.ncbi. nlm.nih.gov/24945376/.

21. Dhami S, Panesar SS, Roberts G, et al. Management of anaphylaxis: systematic review. Allergy Eur J Allergy Clin Immunol 2014; 69:168–175. Available from: https://pubmed.ncbi.nlm.nih.gov/24251536/.

22. Sheikh A, Ten Broek V, Brown SG, Simons FE. H1-antihistamines for the treatment of anaphylaxis: Cochrane systematic review. Allergy. 2007;62(8):830.

23. Kulthanan K, Tuchinda, P, Chularojanamontri L et al. Clinical practice guideline for the diagnosis and management of urticaria. Asian Pac J Allergy Immunol 2016;34:190-200.

24. Nurmatov UB, Rhatigan E, Simons FE, Sheikh A. H2-antihistamines for the treatment of anaphylaxis with and without shock: a systematic review. Ann Allergy Asthma Immunol. 2014 Feb;112(2):126-31. Epub 2013 Dec 5.

25. Shaker MS, Wallace DV, Golden DBK et al. Anaphylaxis-a 2020 practice parameter update, systematic review, and Grading of Recommendations, Assessment, Development and Evaluation (GRADE) analysis. J Allergy Clin Immunol. 2020;145(4):1082. Epub 2020 Jan 28.

26. Grunau BE, Wiens MO, Rowe BH, et al. Emergency department corticosteroid use for allergy or anaphylaxis is not associated with decreased relapses. Ann Emerg Med 2015; 66:381-9.

27. Francuzik W, Dolle S, Worm M. Risk factors and treatment of refractory anaphylaxis: a review of case reports. Expert Rev Clin Immunol 2018; 14:307-14.

28. Bauer CS, Vadas P, Kelly KJ. Methylene blue for the treatment of refractory anaphylaxis without hypotension. Am J Emerg Med. 2013 Jan;31(1):264.e3-5. Epub 2012 May 23.

29. Methylene blue and epinephrine: a synergetic association for anaphylactic shock treatment. Zheng F, Barthel G, Collange O, Montémont C, Thornton SN, Longrois D, Levy B, Audibert G, Malinovsky JM, Mertes PM. Methylene blue and epinephrine: a synergetic association for anaphylactic shock treatment. Crit Care Med. 2013;41(1):195.

30. Simons FE. Anaphylaxis and cardiovascular disease: therapeutic dilemmas. Clin Exp Allergy 2015; 45:1288–1295. Available from: https://pubmed.ncbi. nlm. nih.gov/25711241/.

31. McCall S, Bunch K, Brocklehurst P, D'Arcy R, Hinshaw K, Kurinczuk, J. Knight M. The incidence, characteristics, managements and outcomes of anaphylaxis in pregnancy: a population -based descriptive study. BJOG: An International Journal of Obstetrics & Gynecology. 2018; 125 (8),965-71.
32. Simons FER, Schatz M. Anaphylaxis during pregnancy. Journal of Allergy and Clinical Immunology, 2012; 130 (3), 597-606.
33. Shaker et al. Anaphylaxis-a 2020 practice parameter update, systematic review, and Grading of Recommendations, Assessment, Development and Evaluation (GRADE) analysis. J Allergy Clin Immunol. 2020; 145 (4): 1082.

Capítulo
12

Adrenalina Autoinjetável

Alexandra Sayuri Watanabe

Pacientes que têm risco de anafilaxia devem receber prescrições de um plano de ação e de dispositivos de adrenalina autoinjetável, de acordo com o peso do paciente.[1]

No plano de ação o paciente deve receber instruções de quais sintomas configuram emergência e quais medicamentos administrar no momento da reação.

Medicamentos que devem ser colocados no kit de emergência:

- Anti-histamínico H1.
- Glicocorticoide.
- Broncodilatador B2 inalado.
- Adrenalina auto injetável.

Os medicamentos prescritos devem levar em consideração: capacidade de tomar um xarope ou engolir uma cápsula/comprimido e a preferência individual.

O plano de ação deve ser individualizado, e deve então descrever as condutas a serem adotadas numa situação de reação aguda alérgica.[2] Deve incluir:

- Identificação do paciente e detalhes de contato de emergência.
- Uma lista constando os alérgenos específicos que o paciente reage.
- Detalhes de contato do médico.
- Data que foi elaborado o plano (a ser atualizado anualmente).
- Informações sobre características da anafilaxia e condutas adequadas de emergência.

- Nomes dos medicamentos e dose (ajustar dose de acordo com peso, se criança).
- Para crianças, uma cópia do plano deve ser dada a membros da família, professores e outros cuidadores.
- Treinar para o reconhecimento precoce de reações alérgicas e conduta aconselhada em cada situação.
- No site www.anafilaxiabrasil.com.br há informações sobre prescrição de adrenalina autoinjetável, as quais podem ser impressas juntamente com o plano de ação, apresentado nas Figuras 12.1 e 12.2.

Adrenalina autoinjetável

Os dispositivos autoinjetores foram introduzidos na década de 1980. Existem vários tipos de autoinjetores disponíveis comercialmente, que diferem em dose, manuseio, mecanismo de injeção e comprimento da agulha.[3]

Esses aparelhos contêm uma agulha conectada a uma mola que sai da ponta do dispositivo (em alguns casos, através de uma membrana estéril) após retirada de capas de segurança permitindo que a agulha penetre a pele do receptor, para fornecer o medicamento por meio de injeção intramuscular. Aguardam-se de 5 a 10 segundos (dependendo do modelo do dispositivo) e então retira-se o dispositivo. Muitos deles já apresentam o reencape automaticamente e, em alguns modelos, a capa protetora da agulha deve ser colocada manualmente.

PLANO DE AÇÃO EM CASO DE ANAFILAXIA

Nome do paciente:

Contatos (nome e telefone):

SOU ALÉRGICO A _____

A anafilaxia é uma reação aguda, muito rápida que em poucos minutos pode matar. Assim, é muito importante usar a medicação correta aos primeiros sintomas. Se você já teve um quadro de anafilaxia, deve saber reconhecer os sintomas e usar a adrenalina autoinjetável assim que começar uma próxima crise. E lembre-se: essa próxima crise não será necessariamente igual à anterior (pode ser igual, mais fraca ou mais forte). Não deixe de levar sua caneta de adrenalina onde quer que você vá e tenha sempre duas ao seu dispor, pois caso os sintomas persistam, você poderá usar a segunda dose em 5-10 minutos.

RECONHEÇA OS SINTOMAS DA ANAFILAXIA:

SINTOMAS GRAVES

- **PULMÃO:** dificuldade para respirar, tosse seca e repetitiva, chiado.
- **CARDIOVASCULAR:** palidez ou cianose (pele meio azulada), desmaio, tontura.
- **GARGANTA:** sensação de aperto na garganta, rouquidão, cornagem (barulho grosseiro ao respirar); se bebê: choro rouco, "tosse de cachorro".
- **CAVIDADE ORAL:** intenso edema (inchaço) de língua e lábios.
- **PELE:** vermelhidão intensa no corpo todo com muita coceira e/ou placas de urticária aparecendo na maior parte do corpo, de maneira rápida (em alguns minutos).
- **TRATO DIGESTÓRIO:** diarreia persistente, com cólicas e vômitos.
- **SISTEMA NERVOSO:** sensação de "cabeça vazia" (ficar ouvindo sons como se estivesse longe); ansiedade, agitação; se bebês: criança molinha, sem muita reação ou extremamente agitada

Na grande maioria dos casos esses sintomas ocorrem combinadamente, mas se você tem certeza (ou uma forte probabilidade) que teve contato com o agente causador da anafilaxia, mesmo se os sintomas forem isolados há uma grande chance de ser mesmo uma reação alérgica do tipo anafilática.

SINTOMAS MODERADOS

- **TRATO RESPIRATÓRIO SUPERIOR:** nariz coçando, espirros, coriza, olhos avermelhados e coçando
- **CAVIDADE ORAL:** discreto edema de lábios, coceira na boca, discreta vermelhidão à volta da boca.
- **PELE:** aparecimento de placas de urticária de forma esparsa pelo corpo, com coceira não muito intensa.
- **TRATO DIGESTÓRIO:** apenas náusea e sensação de desconforto abdominal

FIGURA 12.1. Plano de ação em caso de anafilaxia (parte 1). Fonte: www.anafilaxiabrasil.com.br.

Anafilaxia: da Definição à Prática

AJA O MAIS RÁPIDO POSSÍVEL!

SINTOMAS GRAVES

1- Use imediatamente sua adrenalina autoinjetável.
2- Chame ajuda. Acione o SAMU (192)
3- Deite-se e se possível levante as pernas (por exemplo, deite-se no chão com as pernas sobre o sofá)
4- Não se levante! Nem mesmo para ir ao hospital. Alguns casos de parada cardíaca ocorrem quando a pessoa se levanta antes de estar estabilizada. Vire a cabeça de lado em caso de vômito. Se diarreia, NÃO se levante nem para ir ao banheiro.
5- Assim que possível use o Anti-Histamínico _____ nas dose _____ e o corticoide _____ na dose _____
6- Se estiver com tosse, chiado e/ou falta de ar , use o broncodilatador _____ na dose _____ assim que possível.
7- Se não estiver melhor em 5-10 minutos, use a segunda dose de adrenalina.
8- Procure o Pronto Socorro mais próximo assim que possível. Todo paciente com anafilaxia deve ser observado por pelo menos 4 horas, pois os sintomas podem voltar.

SINTOMAS MODERADOS

1- Chame ajuda, alguém próximo que possa tomar uma atitude caso você piore.
2- Observe cuidadosamente seus sintomas para ver a progressão. A qualquer momento, caso sintomas piorem: use a adrenalina autoinjetável.
3- Em caso de sintomas nasais /ou cutâneos, use o Anti-Histamínico _____ na dose _____ e o corticoide _____ na dose de _____
4- Em caso de náusea, use : _____, na dose: _____

(Adaptado de: Food Allergy Research & Education® -FARE)

FIGURA 12.2. Plano de ação em caso de anafilaxia (parte 2).
Fonte: www.anafilaxiabrasil.com.br.

Cada dispositivo contém uma dose pré-determinada de adrenalina: 0,1 mg, 0,15 mg, 0,3 mg ou 0,5 mg do ingrediente ativo, numa concentração de 1:1.000. Em 2012, o FDA (Food and Drug Administration) americano aprovou uma nova versão de dispositivo chamado Auvi Q®. Esse apresenta formato retangular: 8,6 cm × 5,1 cm × 1,3 cm, possui um chip com áudio gravado do passo a passo da aplicação para auxiliar na utilização adequada do aparelho e outro diferencial é o tempo menor que se espera para liberação total da medicação no músculo (5 segundos).

Em recente estudo publicado,[4] as indicações para prescrição de uma adrenalina autoinjetável são:

- Pacientes com reações alérgicas sistêmicas e asma brônquica (mesmo sem história de anafilaxia).
- Gravidade progressiva dos sintomas da reação alérgica sistêmica.
- História de reações anafiláticas anteriores a desencadeantes que não podem ser confiavelmente evitados.
- Alergia sistêmica com sintomas extracutâneos a alérgenos potentes; como amendoim, nozes, leite e gergelim.
- Sensibilização alta com risco aumentado de anafilaxia antes do teste de provocação (quando há um intervalo de várias semanas ou meses entre o momento da indicação e a realização dos testes de provocação oral, os pacientes podem receber um autoinjetor de adrenalina nesse ínterim).
- Pacientes que reagem a pequenas quantidades de alérgeno.
- Adultos com mastocitose sistêmica (também sem anafilaxia conhecida).

Esse mesmo estudo orienta prescrever uma caneta adicional de adrenalina autoinjetável (segundo autoinjetor) em:

- História de anafilaxia extremamente grave.
- Obesidade > 100 kg de peso corporal.
- Asma brônquica não controlada.
- O atendimento médico de emergência mais próximo é pouco acessível.
- Risco especialmente alto de anafilaxia grave (p. ex., adultos com mastocitose sistêmica após anafilaxia).
- Organizacional: segundo injetor automático para creche e escolas, local de trabalho, e no caso de pais separados.

A disponibilidade de autoinjetores com novas dosagens (0,1 mg para bebês) permite maior acurácia na dose, entretanto, a dose de 0,15 mg é amplamente prescrita para infantes em risco de anafilaxia.[5,6]

Principalmente em locais onde o auto injetor de 0,1 mg não está disponível, o autoinjetor de 0,15 mg pode justificar essa compensação na precisão da dosagem ao invés de utilizar seringa preenchida com adrenalina, especialmente em crianças pesando > 7,5 kg.[5,6]

Dependendo da resposta da aplicação inicial, a dose pode ser repetida após 5-15 minutos.[7]

Prescrição de auto injetores de acordo com peso recomendado pelas principais sociedades européias:[8]

- 7,5 a 25 kg: 0,15 mg.
- 25 a 30 kg: 0,3 mg.
- > 60 kg: 0,5 mg.

Estudos guiados por ultrassom sugerem que as agulhas dos dispositivos de 0,3 mg podem ser curtas e não atingir o músculo em alguns pacientes que pesam mais que 30 kg e, por outro lado, há o risco de injeção intraóssea pelos autoinjetores de 0,15 mg em crianças que pesam menos de 15 kg.[9]

Pelas dificuldades que alguns dispositivos apresentam: lacerações descritas na literatura, adequação ao peso, espessura do coxim adiposo *versus* comprimento da agulha e considerando que muitos pacientes tem fobia de agulha, muitas empresas pesquisam novas vias de administração da adrenalina. Está em desenvolvimento um comprimido sublingual que dissolve rapidamente na boca contendo adrenalina como uma alternativa a injeções, mas ainda não está aprovado para uso.[10] Outra alternativa potencial seria a epinefrina nebulizada e em *spray*.

Apesar da importância de o paciente portar um dispositivo autoinjetável de adrenalina, esse não está disponível na maioria dos países, sendo limitado a apenas 32% deles, principalmente em países desenvolvidos.[11]

O custo elevado também contribui para que não esteja presente em muitos países. O custo mesmo nos EUA aumentou substancialmente nos últimos anos, de $35,59 dólares por dose única em 1986, para $87,92 dólares em 2011 e $350 dólares em 2021.[12]

Famílias em classes sociais mais baixas tiveram menos prescrições de autoinjetores regularmente do que famílias de classe média e alta, sendo que a chance de prescrição de adrenalina autoinjetável foi 8,35 maior de ocorrer nessas últimas classes econômicas descritas.[13]

Outra questão em relação aos autoinjetores diz respeito a carregar dispositivos com validade vencida. Muitos desses produtos permanecem sem uso durante longo período de tempo.

A probabilidade é muito alta do paciente transportar esse medicamento com validade expirada. Um estudo com 10 famílias com crianças apresentando alergia alimentar encontrou que 71% delas possuía autoinjetores de adrenalina, mas 10% delas estavam com validade vencida.[5]

Em outro estudo realizado na Alemanha[14] em pacientes com reações sistêmicas a venenos de insetos, que sempre foram instruídos a carregar adrenalina autoinjetável com eles, em 54% dos *kits* de emergência, esse medicamento estava fora da validade.

Há muitas marcas de dispositivos autoinjetores (Epipen®, Anapen®, Penepin®, Jext®, AuviQ®, entre outros), a maioria dos pacientes retêm informações de como usar o autoinjetor por 3 meses, portanto em toda consulta devem ser relembrados da importância e como usá-los. Além disso, toda equipe profissional deve ser treinada para saber usá-los também.[15]

Deve-se orientar muito bem os responsáveis por crianças, para que contenham com firmeza o membro inferior da criança a fim de que não haja movimento das pernas e possível laceração causada pela agulha.[15]

Quando um autoinjetor de adrenalina não está disponível ou acessível, alguns médicos orientam seringas preenchidas com adrenalina.

Ampolas de adrenalina

A preocupação com ampolas ou frascos de 1 mg de adrenalina é que o conteúdo de acordo com o peso deve ser colocado em uma seringa. Durante uma situação de emergência, o estresse e a ansiedade podem levar a um erro de administração da dose e pode ocorrer atraso também na administração dessa, o que pode ser prejudicial para alguns pacientes. Em uma revisão de mais de 600 casos reportados em um sistema de segurança da Pensilvânia (EUA), ocorreram erros na via de administração em 25,4% de todos eventos adversos relatados, p. ex., troca da via intramuscular ou subcutânea pela endovenosa.[16]

Seringas preenchidas com adrenalina

Uma revisão sistemática[17] foi realizada para estudar a estabilidade e esterilidade da adrenalina quando armazenada em seringas. De 466 estudos, apenas 3 estudos preencheram os critérios de inclusão.

Desses 3 estudos, apenas um deles[18] avaliou a adrenalina na concentração de 1 mg/mL, como normalmente seria usado para tratar anafilaxia. Nenhuma degradação significativa do medicamento foi encontrada em seringas preenchidas até os 3 meses de armazenamento estudado.

Um segundo estudo[19] comparou a estabilidade da adrenalina armazenada em seringas preenchidas com duas concentrações diferentes:

Seringas com a concentração de 0,7 mg/mL de adrenalina permaneceram estáveis por 8 semanas de estudo, enquanto na concentração de 0,1 mg/mL houve degradação clinicamente significativa em 14 dias. As seringas foram armazenadas com agulhas 18G anexadas, que expuseram a adrenalina ao ar na agulha durante o armazenamento.

O terceiro estudo[20] incluído avaliou a adrenalina na concentração de 0,1 mg/mL e não encontrou degradação clinicamente significativa em qualquer ponto ao longo das 24 semanas de duração do estudo.

Nesse estudo, as seringas foram armazenadas sem agulhas, hermeticamente fechadas com uma tampa plástica e protegidas dentro de um plástico à prova de luz e calor.

Dois dos três estudos incluídos realizaram testes para determinar a esterilidade das amostras durante o período de estudo e não houve detecção de crescimento bacteriano ou fúngico em qualquer amostra.

Em algumas seringas, algumas partículas marrons foram encontradas na tampa da agulha. Essas partículas foram cultivadas e não foram encontradas bactérias nem fungos e foi considerada a hipótese da reação ocorrer entre o medicamento e o ar, formando esse tampão de cor marrom, bloqueando a saída do líquido de dentro da seringa para a agulha.

Sob armazenamento em condições recomendadas, 1 mg/mL de adrenalina é estável em uma seringa por até 3 meses.

Sabe-se que armazenar o medicamento sob alta temperatura e alta umidade aceleram a degradação da adrenalina,[17] por isso, dependendo da região do Brasil e da estação do ano, deve-se ter muito cuidado nessa forma de prescrição. Além disso, os testes realizados nesses estudos foram realizados com número limitado de amostras e apenas 3 meses de armazenamento. Portanto, os dados não podem ser extrapolados para a esterilidade a longo prazo. Quais quer seringas preenchidas e distribuídas aos pacientes ou usadas no ambiente hospitalar precisariam ser adequadamente testadas para demonstrar esterilidade como é realizado para um produto comercial.

Por outro lado, os dispositivos autoinjetores diminuem erros na administração da dose e mantém a adrenalina em um recipiente selado que a protege da exposição ao oxigênio e à luz, permitindo que o medicamento permaneça farmacologicamente estável por pelo menos 1 ano após a sua produção. Alguns estudos inclusive mostraram a estabilidade da medicação por mais de 1 ano, embora os resultados variassem de acordo com o dispositivo.[21-23]

Além disso, os autoinjetores diminuem a ansiedade e o medo frente a um *kit* contendo agulha e seringa, diminuindo a barreira ao seu uso.[24]

Considerações finais

Resumo dos aspectos importantes no manuseio do paciente com anafilaxia:

- Identificação do desencadeante.
- Recomendações para prevenção de novas reações.
- Recomendações sobre tratamento medicamentoso, incluindo o treinamento constante no uso da adrenalina autoinjetável.
- Recomendações para o dia a dia: informar escolas, creches, restaurantes e hotéis sobre cuidados com o paciente, sobre alérgenos escondidos em alguns alimentos, sobre cuidados nutricionais. Cuidados adicionais em viagens de avião.

Além disso, seria importante, pensando em políticas de saúde, que a população tivesse acesso a autoinjetores em parques, *shopping centers*, transporte público e restaurantes.

Anafilaxia: da Definição à Prática 415

Referências Bibliográficas

1. Bock SA, Muñoz-Furlong A, Sampson HA. Fatalities due to anaphylactic reactions to foods. J Allergy Clin Immunol 2001; 107: 191-3.
2. World Allergy Organization, Simons FE, Ardusso LR, Dimov V, Ebisawa M, El-Gamal YM et al. World Allergy Organization Anaphylaxis Guidelines:2013update of the evidence base. In tArch Allergy Immunol. 2013;162:193-204.
3. Guerlain S, Hugine A, Wang L. A comparison of 4 epinephrine autoinjector delivery systems: usability and patient preference. Ann Allergy Asthma Immunol. 2010;104:172-7.
4. Pfaar O, Bachert C, Bufe A, Buhl R, Ebner C, Eng P, et al. Guideline on allergen-specific immunotherapy in IgE-mediated allergic diseases: S2k Guideline of the German Society for Allergology and Clinical Immunology (DGAKI), the Society for Pediatric Allergy and Environmental Medicine (GPA), the Medical Association of German Allergologists (AeDA), the Austrian Society for Allergy and Immunology (ÖGAI), the Swiss Society for Allergy and Immunology (SGAI), the German Society of Dermatology (DDG), the German Society of OtoRhino-Laryngology, Head and Neck Surgery (DGHNO-KHC), the German Society of Pediatrics and Adolescent Medicine (DGKJ), the Society for Pediatric Pneumology (GPP), the German Respiratory Society (DGP), the German Association of ENT Surgeons (BV- HNO), the Professional Federation of Paediatricians and Youth Doctors (BVKJ), the Federal Association of Pulmonologists (BDP) and the German Dermatologists Association (BVDD). Allergo J Int. 2014;23(8):282-319. doi: 10.1007/s40629-014-0032-2. PMID: 26120539; PMCID: PMC4479478.
5. Sicherer SH, Forman JA, Noone SA. Use assessment of self-administered epinephrine among food-allergic children and pediatricians. Pediatrics 2000;105:359-62.
6. Sicherer SH, Simons FER. Epinephrine for first-aid management of anaphylaxis. Pediatrics 2017;139:e20164006.
7. Simons FE, Ardusso LR, Bilo MB, El-Gamal YM, Ledford DK, Ring J, et al. World Allergy Organization anaphylaxis guidelines: summary. J Allergy Clin Immunol 2011;127:587-93.e1-22.
8. 8. Ann Allergy Immunol 2018 Feb 27pii S1081-S1206(18)30155-8.
9. Brown JC. Epinephrine, auto-injectors, and anaphylaxis: challenges of dose, depth, and device. Ann Allergy Asthma Immunol. 2018;121:53-60.
10. Rawas-Qalaji MM, Werdy S, Rachid O, Simons FER, Simons KJ. Sublingual diffusion of epinephrine microcrystals from rapidly disintegrating tablets for the

potential first-aid treatment of anaphylaxis: in vitro and ex vivo study. AAPS Pharm SciTech. 2015;16:1203-12.

11. Tanno LK, Simons FER, Sanchez-Borges M, et al. Applying prevention concepts to anaphylaxis: a call for worldwide availability of adrenaline auto-injectors. Clin Exp Allergy. 2017;47. https://doi.org/10.1111/cea.12973.

12. Westermann-Clark E, Fitzhugh DJ, Lockey RF. Increasing cost of epinephrine autoinjectors. J Allergy Clin Immunol. 2012;130:822-823

13. Coombs R, Simons E, Foty RG, Stieb DM, Dell SD. Socioeconomic factors and epinephrine prescription in children with peanut allergy. Paediatr Child Health. 2011;16:341-344.

14. Fischer J, Knaudt B, Caroli UM, Biedermann T. Factory packed and expired - about emergency insect sting kits. J Dtsch Dermatol Ges. 2008;6:729-33.

15. Lowry F. Patients forget how to use EpiPen after 3 months. November 20, 2012. Medscape Medical News. Available at: www.medscape.com/viewarticle/774843. Accessed October 23, 2017.

16. Pennsylvania Patient Safety Authority. An update in the "Epi"demic: events involving EPINEPHrine. Pa Patient Safe Advis 2009;6(3):102-3.

17. Parish HG, Morton JR, Brown JC. A systematic review of epinephrine stability and sterility with storage in a syringe. Allergy Asthma Clin Immu- nol. 2019 Feb 21;15:7. doi: 10.1186/s13223-019-0324-7. PMID: 30828350; PMCID: PMC6383228.

18. Kerddonfak S, Manuyakorn W, Kamchaisatian W, Sasisakulporn C, Teaw- somboonkit W, Benjaponpitak S. The stability and sterility of epinephrine prefilled syringe. Asian Pac J Allergy Immunol. 2010;28(1):53-7.

19. Donnelly RF, Yen M. Epinephrine stability in plastic syringes and glass vials. Can J Hosp Pharm. 1996;49(2):62-5.

20. Zenoni D, Priori G, Bellan C, Invernizzi RW. Stability of diluted epinephrine in prefilled syringes for use in neonatology. Eur J Hosp Pharm Sci Pract. 2012;19(4):378-80.

21. Rachid O, Simons FER, Wein MB, Rawas-Qalaji M, Simons KJ. Epinephrine doses contained in outdated epinephrine auto-injectors collected in a Florida allergy practice. Ann Allergy Asthma Immunol. 2015;114(4):354-6.e1.

22. Simons F, Gu X, Simons K. Outdated EpiPen and EpiPen Jr autoinjectors: past their prime? J Allergy Clin Immunol. 2000;105(5):1025–30.

23. Cantrell FL, Cantrell P, Wen A, Gerona R. Epinephrine concentrations in EpiPens after the expiration date. Ann Intern Med. 2017;166(12):918–9.

24. di Cantogno EV, Russell S, Snow T. Understanding and meeting injection device needs in multiple sclerosis: a survey of patient attitudes and practices. Patient Prefer Adherence. 2011;5:173-80.

Capítulo

13

Condutas Específicas

13.1 Conduta na Anafilaxia por Alimentos

Renata Parrode Bittar

Conduta na urgência

Frequentemente, durante o atendimento de urgência não é possível identificar o alérgeno responsável. Entretanto, a história de ingestão de um alimento suspeito, em paciente com antecedentes de reações clínicas anteriores desencadeadas pelo mesmo alimento ou alimentos com reatividade cruzada (situação reprodutível), deve direcionar a restrição imediata da ingestão ou do contato com o alimento envolvido. Os casos mais graves ou com história prévia de anafilaxia devem permanecer em observação até que haja alívio completo dos sintomas. Deve-se avaliar atentamente a necessidade de hospitalização. Sinais como edema laríngeo e/ou choque distributivo anafilático demandam assistência mais criteriosa.[1]

Quadro cutâneo isolado como urticária e/ou angioedema, geralmente não necessita de adrenalina intramuscular, e pode ser solucionado com anti-histamínico associado ou não a corticosteroide por via oral. Em geral, os pacientes devem ser liberados com a prescrição de anti-histamínico oral por período de alguns dias e curso rápido de corticosteroide pode ser necessário em casos mais persistentes.[1]

É importante ressaltar que os casos de anafilaxia fatal se devem na maioria das vezes à administração tardia de adrenalina, às complicações respiratórias, às complicações cardiovasculares ou ambas.[2,3]

A principal causa das anafilaxias atendidas nos serviços de emergência nos Estados Unidos são por alergia alimentar, em especial na população mais jovem e ainda assim pouca importância é dada aos treinamentos de equipes e formatação de protocolos para atendimento desse cenário.[2]

As reações bifásicas são definidas como a recorrência dos sintomas horas após o evento inicial, sem nova exposição ao agente desencadeante são mais comuns nas anafilaxias desencadeadas por picadas de insetos e alimentos. O curso bifásico pode ocorrer em 11% dos casos[4] e por esse motivo é tão importante a permanência do paciente em observação mínima de 4 horas. Nos casos de sintomas respiratórios esse tempo passa para 6 a 8 horas e se colapso circulatório para 12 a 24 horas. Evolução protraída (estado de mal anafilático) é rara e descrita como sintomas com duração superior a dias.[4] A administração oral de prednisona (1 a 2 mg/kg até 75 mg) pode ser útil na prevenção das reações bifásicas.

Alta da emergência

No momento da alta do paciente o médico deverá:

1) Prescrever de medicamentos como anti-histamínicos associados ou não a curso rápido de corticosteroides orais. Alertar sobre o risco de reação bifásica.

2) Fornecer plano de ação, personalizado, por escrito e com linguagem clara. Deve constar o nome do paciente, os principais contatos familiares e dos médicos responsáveis pelo seguimento, além do nome do alérgeno

conhecido ou suspeito. As medicações e doses a serem administradas também são importantes para o rápido tratamento de novas reações.

3) Orientar o paciente sobre a prioridade quanto a consulta com o especialista visando a investigação e confirmação do alérgeno alimentar/cofatores, orientação dietética (alimentos substitutos, reatividade cruzada, alérgenos ocultos etc.), educação do paciente e de familiares (manifestações de anafilaxia e uso de dispositivo autoinjetor de adrenalina), além da avaliação do prognóstico (desenvolvimento de tolerância).[4]

Prevenção da recorrência de episódio de anafilaxia

A única terapia comprovada como eficaz no tratamento da alergia alimentar é a restrição na dieta do alimento implicado na reação. A imunoterapia oral com alimentos processados e mesmo alimentos *in natura* é uma alternativa com critérios específicos de indicação e obrigatoriamente realizada em ambiente apropriado e com equipe preparada para o atendimento de reações graves como a anafilaxia.[5,6]

Aos pacientes e familiares faz-se necessário:

• Educação e informações bem detalhadas sobre como garantir a exclusão do alérgeno alimentar (p. ex., leitura de rótulos), evitando assim situações de risco e ingestão acidental.

• Ensinar como reconhecer os sintomas e instituir o tratamento precoce de possíveis reações anafiláticas.[7]

- Plano de ação individualizado, constando doses apropriadas e medicações recomendadas para tratamento precoce.
- A prescrição de adrenalina autoinjetável é fundamental para pacientes com histórico de reações graves. A recomendação para pacientes com asma moderada ou grave é portar uma segunda dose desse dispositivo.[8]

Tratamento dietético

Na prevenção da recorrência de anafilaxia por alimentos os cuidados quanto a vigilância da restrição do alérgeno envolvido necessitam ser rigorosos e contínuos, com orientação por escrito com relação à reatividade entre alimentos, antígenos ocultos e reforçando para os pacientes e familiares a importância da leitura periódica dos rótulos dos produtos, incluindo aqueles que já são consumidos rotineiramente, pelo risco de mudança em sua composição. A ANVISA publicou no DOU n° 125 a Resolução RDC n° 26, de 02 de julho de 2015, que dispõe sobre os requisitos para rotulagem obrigatória dos principais alimentos que causam alergias alimentares.[9]

Fórmulas substitutas do leite de vaca para pacientes com anafilaxia ao leite

A primeira opção para lactentes com anafilaxia ao leite é o uso de fórmulas de aminoácidos, pela sua maior segurança, e a segunda opção são as fórmulas extensamente hidrolisadas. As fórmulas parcialmente hidrolisadas não são recomendadas por apresentarem potencial alergênico pela presença de proteínas intactas do leite de vaca. Preparados à base de soja também não devem ser empregados para os lactentes por não atenderem recomendações nutricionais para a faixa etária (proscrita em lactentes abaixo de 6 meses) e por não conterem proteínas isoladas e purificadas.[9] Assim como os produtos à base de leite de cabra, ovelha e outros mamíferos (pela similaridade antigênica) são proscritos para essa finalidade.[10]

A assistência por equipe multiprofissional, com suporte de nutricionista/nutrólogo, é fundamental para a orientação dietética adequada e prevenção de distúrbios nutricionais. O apoio psicológico é determinante para uma melhor qualidade de vida, pois o temor do paciente e da família de um novo episódio de anafilaxia é frequente na prática clínica e tem grande impacto na vida escolar e social.

Imunoterapia oral com alimentos

Tentativas de dessensibilização para alimentos empregaram Imunoterapia oral (ITO), Imunoterapia sublingual (ITSL) e a Imunoterapia por via epicutânea (EPI)[15] como perspectivas promissoras no tratamento de alergia alimentar. A ITSL e EPI são consideradas abordagens mais seguras, por suas reações serem locais na cavidade oral ou cutâneas, mas há descrição de anafilaxia em ITSL para amendoim.[11]

É provável que estes tratamentos tenham que ser mantidos indefinidamente para conservar o estado de proteção.[11] A ITO é uma terapia intensiva que requer o compromisso dos pacientes e seus familiares e o alinhamento com o conhecimento de riscos e benefícios. A imunoterapia pode não ser o tratamento certo para todos os pacientes e, embora a identificação de bons candidatos ainda seja uma área rica em oportunidades de pesquisa, a experiência de coortes e ensaios clínicos fornece alguns conhecimentos. Em 2020, um produto de imunoterapia oral (ITO) para alergia a amendoim, foi aprovado pela Food and Drug Administration, e um adesivo de imunoterapia epicutânea de amendoim estava sob revisão.[12]

Protocolos com alimentos *"baked"*

A estratégia de indução de tolerância com alimentos *"baked"* vem sendo muito utilizada para alimentos como leite e ovo através da oferta de produtos termicamente tratados, contendo esses alérgenos, especialmente na dieta de crianças com alergias IgE mediadas. Conhecer os protocolos disponíveis e ter atenção aos hábitos de alimentação saudável são fatores importantes para sua correta aplicação. Preferir preparações caseiras no lugar de alimentos processados e ultraprocessados, respeita as recomendações do Guia Alimentar para a População Brasileira. Oferecer uma dieta variada e adaptada a realidade das rotinas da família, sobretudo aceitação do paciente permeiam essa proposta de tratamento.[13]

Vale lembrar que a maioria das crianças alérgicas ao leite e ao ovo desenvolvem tolerância espontânea. É sensato portanto evitar terapias de "dessensibilização" antes dos 4-a 5 anos para pacientes com esse perfil.[14]

No entanto, para a alergia persistente, a indução da tolerância oral pode ser uma opção de tratamento para casos em que há maior risco de ingestão acidental e reações graves.[14]

Imunobiológicos e alergia alimentar

Embora a ITO muitas vezes possa ser realizada com quantidades relativamente baixas de recursos e relativa facilidade em pacientes com uma alergia leve a um único alimento, geralmente não é o caso para aqueles com alergias alimentares graves e múltiplas. Nesses pacientes, as reações em ambiente domiciliar e anafilaxia são mais prováveis, frequentemente exigindo um esquema de dosagem prolongado com suporte contínuo do paciente e monitoramento de segurança intenso. Esse cenário leva ao esgotamento familiar e diminuição da qualidade de vida.[15] Aqui entra o crescente papel dos imunobiológicos. Quando usado como adjuvante da ITO, um curso curto de omalizumabe pode permitir um aumento rápido e seguro das doses de alimentos.[16]

Omalizumabe é um anticorpo monoclonal anti-IgE, atualmente aprovado para asma e urticária crônica espontânea, que demonstrou aumentar drasticamente o limiar de tolerância a alérgenos alimentares.[17] Esse anticorpo monoclonal se liga a IgE circulante livre em seu domínio Fcε3 e impede sua ligação ao receptor de alta afinidade de IgE (FcεRI) em basófilos ou mastócitos.[16] Em doses terapêuticas, também foi demonstrado que ele é capaz de dissociar ativamente a IgE específica ligada de seu receptor no mastócito. O omalizumabe como terapia adjuvante à ITO foi recentemente revisada em ensaios não controlados até o momento, indexados no MEDLINE e conduzidos para leite (n= 26),[18] amendoim (n = 39),[19] ovo (n = 12)[20] e múltiplos alérgenos alimentares (n = 25).[20] Todos concluem sobre a segurança do uso de omalizumabe para alcançar uma rápida dessensibilização com taxas de sucesso para alcance de manutenção superiores a 93%.

Ressalta-se ainda que esse imunobiológico não compromete a eficácia e nem está associado à indução de tolerância imunológica (hiporresponsividade persistente).[26] É documentado que o omalizumabe aumenta o limiar para a reação alérgica ao alimento no TPO em até 80 vezes.[21]

História natural da alergia alimentar

As alergias mediadas por anticorpos IgE habitualmente levam mais tempo para aquisição de tolerância, enquanto as manifestações gastrointestinais de alergias mediadas por mecanismos celulares costumam ter resolução espontânea até os 2-3 anos de idade.[22] As perspectivas para pacientes alérgicos parecem melhores para os próximos anos. Imunoterapia por diversas vias de administração, alérgenos modificados, imunobiológicos e biomarcadores, são alguns recursos que modificarão a história do tratamento da alergia alimentar.

Compreender a história natural das diferentes formas de alergia alimentar, permite ao médico individualizar quando e como avaliar a tolerância, através do teste de provocação oral com o alimento. É necessário o acompanhamento sistemático multiprofissional das crianças com alergia alimentar. Este seguimento exige além da avaliação da evolução da alergia, monitoramento rigoroso da condição nutricional.

Variáveis que influenciam no período de duração da dieta de exclusão são:

- Idade do paciente.
- Aderência ao tratamento.

- Mecanismos envolvidos – IgE mediada ou não.
- Tipo de manifestação clínica.
- Antecedente familiar de alergia.[23]

Apesar da maioria das crianças com alergia alimentar desenvolver tolerância clínica até os 6 amos, a indução de tolerância pode ser mais tardia ou ainda não ocorrer nas reações mediadas por IgE, particularmente na anafilaxia alimentar. Além disso, nos casos de anafilaxia por alimentos como amendoim, nozes e frutos do mar, o desenvolvimento de tolerância é raro e a maioria dos quadros são persistentes ao longo da vida dos pacientes.[9]

O diagnóstico molecular (diagnóstico resolvido por componente – CRD) pode ser útil para avaliar o risco de persistência, gravidade e reatividade cruzada entre alimentos (*Subcapítulo 8.1 – Diagnóstico na Anafilaxia por Alimentos*). No caso de anafilaxia ao leite e ovo, a sensibilização, respectivamente, à caseína e ovomucoide está associada a maior risco de persistência da alergia clínica.

Considerações finais

A anafilaxia alimentar é a principal causa de anafilaxia em pacientes pediátricos. A identificação do agente etiológico e cofatores, frequentemente, não é possível no atendimento de emergência. Assim sendo, torna-se necessário o encaminhamento urgente ao especialista para a identificação do alérgeno e prevenção de reexposição ao alimento e recidiva do quadro. Igualmente importante é a orientação sobre o reconhecimento de sintomas e a prescrição para o uso de adrenalina na recidiva da anafilaxia, preferencialmente, autoaplicador de adrenalina.

O desenvolvimento de tolerância imunológica aos alérgenos alimentares pode ocorrer em uma parcela de pacientes pediátricos com anafilaxia alimentar, em especial naqueles com anafilaxia ao leite de vaca. O desenvolvimento de tolerância nos quadros de anafilaxia com início na adolescência e vida adulta são raros. Por outro lado, pacientes com anafilaxia ao amendoim, nozes, peixes e frutos do mar, independente da faixa etária, também evoluem em sua maioria com persistência ao longo da vida. É importante monitorar clínica e laboratorialmente a evolução dos pacientes. O teste de provocação oral deve ser utilizado para a confirmação do desenvolvimento de tolerância aos alérgenos alimentares.

Considerando a gravidade da anafilaxia, impacto nutricional e na qualidade de vida, várias estratégias estão sendo empregadas, com destaque para a imunoterapia oral, dessensibilização com alimentos *"baked"* (leite e ovo) e imunobiológicos em associação à imunoterapia oral.

Implementar recomendações de diretrizes na prática clínica de rotina é um desafio. As Diretrizes da World Allergy Organization (WAO)[24] para Avaliação e Gerenciamento de Anafilaxia em ambientes de saúde e comunitários constituem um excelente recurso e necessitam ser amplamente difundida e empregadas na prática clínica.[1] Quanto mais médicos, especialistas ou não, buscarem a familiarização com esses conceitos, mais e melhores diagnósticos serão alcançados por esses pacientes que tanto merecem viver em segurança.

Referências Bibliográficas

1. Sampson HA, Furlong AM, Campbell RL, Adkinson NF, Bock SA, Branum A, et al. Symposium of the definition and management of anaphylaxis: summary report. J Allergy Clin Immunol. 2005;115:584-9.
2. Stephen F. Kemp, Richard F. Lockey, F. Estelle R. Simons, on behalf of the World Allergy Organization ad hoc Committee on Epinephrine in Anaphylaxis. Organização Mundial de Alergia (WAO), Vol. 1 S18-S26 Publicado na edição: 2008
3. Simons F, Ardusso L, Bilò M. World Allergy Organization Guidelines for the Assessment and Management of Anaphylaxis. World Allergy Organization Journal. 2011.
4. Muraro A, Roberts G, Worm M, Bilò MB, Brockow K, Fernández Rivas M, et al. Anaphylaxis: guidelines from the European Academy of Allergy and Clinical Immunology. Allergy. 2014;69(8):1026-45.
5. Goldberg MR, Nachshon L, Appel MY, Elizur A, Levy MB, Eisenberg E, et al. Efficacy of baked milk oral immunotherapy in baked milk-reactive allergic patients. J Allergy Clin Immunol. 2015;136(6):1601-6.
6. Leonard SA. Baked Egg and Milk Exposure as Immunotherapy in Food Allergy. Curr Allergy Asthma Rep. 2016;16(4):32.
7. Sicherer SH, Simons FER. Section on Allergy and Immunology. Epinephrine for first-aid management of anaphylaxis. Pediatrics 2017;139(3). pii: e20164006.
8. Keet CA, Wood RA. Emerging therapies for food allergy. J Clin Invest. 2014;124:1880-6.
9. Brazilian Consensus on Food Allergy: 2018 Part 2 - Diagnosis, treatment and prevention. Joint position paper of the Brazilian Society of Pediatrics and the Brazilian Association of Allergy and Immunology.
10. Oldaeus G, Bradley CK, Bjorksten B, Kjellman NI. Allergenicity screening of "hypoallergenic" milk-based formulas. J Allergy Clin Immunol. 1992;90:133-5.
11. Dupont C, Kalach N, Soulaines P, Legoué-Morillon S, Piloquet H, Benhamou P-H. Cow's milk epicutaneous immunotherapy in children: a pilot trial of safety, acceptability, and impact on allergic reactivity. J Allergy Clin Immunol. 2010;125:1165-7.
12. Leonard SA, Laubach S, Wang J. Integrating oral immunotherapy into clinical practice. J Allergy Clin Immunol. 2021 Jan;147(1):1-13. doi: 10.1016/j.jaci.2020.11.011. Epub 2021 Jan 5. PMID: 33436161.
13. Venter C, Brown T, Meyer R, Walsh J, Shah N, Nowak-Węgrzyn A, et al. Better recognition, diagnosis and management of non-IgE-mediated cow's milk allergy in infancy: iMAP-na international interpretation of the MAP (Milk Allergy in Primary Care) guideline. Clin Transl Allergy. 2017;7:26.

14. Pajno GB, Fernandez-Rivas M, Arasi S, Roberts G, Akdis CA, Alvaro-Lozano M, et al. EAACI Guidelines on allergen immunotherapy: IgE-mediated food allergy. Allergy. 2017 Sep 27. doi: 10.1111/all.13319.
15. Epstein-Rigbi N, et al. Quality of life of food-allergic patients before, during, and after oral immunotherapy. J Allergy Clin Immunol Pract. 2019;7(2):429-36.e2.
16. Begin P, et al. Os resultados da fase 1 de segurança e tolerabilidade em um protocolo de imunoterapia oral urgente para vários alimentos usando omalizumabe. Allergy Asthma Clin Immunol. 2014; 10 (1): 7.
17. Langlois A, Lavergne MH, Leroux H, et al. Protocolo para um ensaio clínico duplo-cego, randomizado e controlado sobre a eficácia relacionada à dose de omalizumabe em imunoterapia oral com vários alimentos Allergy Asthma Clin Immunol 16, 25 (2020). https://doi.org/10.1186/ s13223-020-00419-z.
18. Takahashi M, et al. Oral immunotherapy combined with omalizumab for high--risk cow's milk allergy: a randomized controlled trial. Sci Rep. 2017;7(1):17453.
19. Brandstrom J, et al. Individually dosed omalizumab: an effective treatment for severe peanut allergy. Clin Exp Allergy. 2017;47(4):540-50.
20. Martorell-Calatayud C, et al. Anti-IgE-assisted desensitization to egg and cow's milk in patients refractory to conventional oral immunotherapy. Pediatr Allergy Immunol. 2016;27(5):544-6.
21. Dahdah L, Ceccarelli S, Amendola S, Campagnano P, Cancrini C, Mazzina O, et al. IgE immunoadsorption knocks down the risk of food-related anaphylaxis. Pediatrics. 2015;136:1617-20.
22. Czaja-Bulsa G, Bulsa M. The natural history of IgE mediated wheat allergy in children with dominant gastrointestinal symptoms. Allergy, Asthma Clin Immunol. 2014;10:12.
23. Parrish CP, Kim EH, Bird JA. Interventional Therapies for the Treatment of Food Allergy. Immunol Allergy Clin North Am. 2018;38(1):77-88.
24. Cardona V, Ansotegui IJ, Ebisawa M, El-Gamal Y, Rivas MF, Fineman F et al. World Allergy Organization Anaphylaxis Guidance 2020. Disponível em https://www.worldallergyorganizationjournal.org/article/S1939-4551(20)30375-6/fulltext. Acesso em 11/03/22.

13.2 Conduta na Anafilaxia a Medicamentos

Marisa Rosimeire Ribeiro

Introdução

A anafilaxia por medicamentos é a principal causa de anafilaxia em adultos e idosos. A utilização simultânea de vários fármacos dificulta a identificação do agente etiológico no atendimento de emergência por médicos não especialistas e pode induzir a diagnósticos errôneos. Além disso, outras causas de anafilaxia são confundidas com hipersensibilidade a medicamentos. Frequentemente, pacientes são rotulados como alérgicos a antibióticos, sem ter sido realizada a confirmação desse diagnóstico.

O tratamento padrão preconizado para quadro agudo de anafilaxia deve ser o mesmo, independente da causa, com exclusão imediata do agente suspeito e adrenalina intramuscular como primeira linha antes de qualquer outra intervenção. A dosagem de triptase de 15 minutos a 3 horas após início do quadro é muito útil na confirmação diagnóstica, especialmente se comparada com níveis basais do paciente.[1]

Manejo do paciente após o episódio de anafilaxia

Na suspeita de reação de hipersensibilidade imediata (RHI) a medicamentos, a história clínica detalhada é fundamental e irá direcionar a indicação de exames e testes de investigação. A pesquisa de IgE específica deve ser solicitada, embora não seja disponível ou tenha papel limitado para a maioria dos medicamentos. Testes cutâneos para o medicamento suspeito devem ser realizados se houver apresentação parenteral, em concentrações não irritativas, preferencialmente se forem padronizados. Se positivos, irão confirmar mecanismo mediado por IgE e; caso sejam negativos, o teste de provocação poderá confirmar hipersensibilidade. Neste caso, sua indicação deverá levar em conta os riscos e benefícios, dependendo da gravidade da reação[2] (vide classificação de gravidade das RHI na Quadro 13.2.1).

QUADRO 13.2.1. Gravidade das RHI

Grau	Gravidade	Descrição dos sintomas
I	Leve	Limitados à pele ou envolvendo único órgão ou sistema – e leves
II	Moderada	Pelo menos 2 órgãos ou sistemas envolvidos, mas sem redução importante de PA ou saturação de oxigênio
III	Grave	Tipicamente, 2 órgãos ou sistemas envolvidos. Há redução importante de PA (sistólica < 90 mmHg e/ou síncope) ou SO_2 (< 92%)

Adaptado de Brown et al.[2]

Na anafilaxia por medicamentos, educação e manejo devem ser personalizados de acordo com a apresentação clínica, considerando idade do paciente, comorbidades, medicações concomitantes e agentes envolvidos. Além disso, é fundamental o controle dos fatores de risco para fatalidade como asma e doenças cardiovasculares.[1,3]

Uma vez que um medicamento (ou classe) seja identificado como agente etiológico, é fundamental fazer profilaxia de exposição a agentes com reatividade cruzada para prevenção de novos episódios, fornecer plano de ação caso haja exposição inadvertida, mas também é necessário prover alternativas seguras ao paciente que necessite de determinadas classes ou proceder dessensibilização à droga (DD) caso não haja outro com eficácia comprovada (Figura 13.2.1).[1]

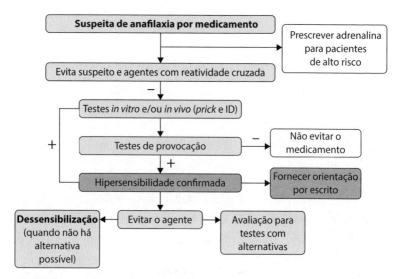

FIGURA 13.2.1. Manejo do paciente com história de anafilaxia por medicamentos. Adaptada de Markovic et al.[4]

Na educação para autocuidado, é fundamental conscientizar o paciente e familiares sobre gravidade e risco de desfecho fatal, a fim de que não se exponha inadvertidamente a agentes suspeitos e/ou confirmados. É necessário orientações de como identificar o princípio ativo em todas as embalagens, especialmente dos medicamentos compostos; e alertar sobre possibilidade de sua presença também em medicamentos tópicos. Deve ser fornecida lista de exclusão de grupos com reatividade cruzada e de alternativas seguras para uso. Identificação com braceletes ou outra forma de alerta para reconhecimento do medicamento ao qual o paciente é sensibilizado é recomendada.[1]

É necessário deixar plano de ação por escrito, que ilustre como reconhecer sintomas de anafilaxia, a fim de evitar complicações e desfecho fatal para uso em caso de recorrência. A maioria dos pacientes com RHI a medicamentos pode não necessitar de adrenalina autoinjetável mas, apesar de não estar disponível em muitas regiões, deve ser indicada para um subgrupo com fenótipo de alergia a múltiplos medicamentos, onde o risco de reações em drogas não relacionadas é alto, e para pacientes com diagnóstico presumido que ainda não completaram investigação. É necessário explicar por que, quando e como utilizar adrenalina via intramuscular, seja autoinjetável ou disponível em serviços de pronto-atendimento.[1,5]

Quando pacientes com história de RHI necessitam especificamente do uso do medicamento suspeito e ainda não foram investigados, é necessário avaliar possibilidade/disponibilidade de teste e riscos para decisão entre administração supervisionada em forma de provocação ou DD (ver Figura 13.2.2).

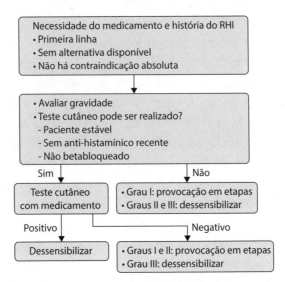

FIGURA 13.2.2. Algoritmo para pacientes com RHI a medicamento e necessidade de uso.[4]

Dessensibilização a medicamentos

A dessensibilização a medicamentos foi desenvolvida para prevenir a ocorrência de reação de hipersensibilidade grave em pacientes sensibilizados, especialmente em reações IgE-mediadas, quando a substituição por alternativas não é possível.[1]

O primeiro relato de DD é de 1942. Ocorreram avanços e em 1980 o primeiro protocolo com penicilina oral e endovenosa foram criados. A segurança e eficácia da DD com penicilina foram difundidas, sem relatos de mortes ou anafilaxia mesmo quando utilizada em pacientes de alto risco, como gestantes com sífilis que requeriam tratamento, mas tinham história e testes cutâneos demonstrando alergia à penicilina. O protótipo dos protocolos modernos para DD é de 1987, realizado com penicilina endovenosa, com aumento da concentração em 10 × em cada solução, em intervalos de 20 minutos.[6-9]

A DD consiste em induzir estado de tolerância temporária no paciente que apresenta hipersensibilidade, através de incrementos escalonados de doses subótimas da droga envolvida, até alcançar a dose requerida para tratamento. A hiporresponsividade é mantida durante a exposição de até 2 meias-vidas. Assim, dependendo do intervalo de tempo, pode haver necessidade de repetir o procedimento até nova administração. Há muitos protocolos disponíveis para diferentes tipos de medicamentos, em especial antibióticos e quimioterápicos como taxanos e platinas, sendo mais escassos em pediatria.[1,4]

Dessensibilização é conceitualmente direcionada a pacientes com mecanismo IgE-mediado demonstrado por teste cutâneo ou IgE sérica específica positiva, entretanto, pacientes com RHI a taxanos e outros quimioterápicos nos quais esse mecanismo pode não ser demonstrado, também se beneficiam desse procedimento.[10]

Os protocolos disponíveis para RHI para drogas são de DD rápida, com mastócitos, basófilos e envolvidos. É importante lembrar que há protocolos de DD lenta, reservada para reações tipo IV, com envolvimento de linfócitos T, porém é contraindicada em pacientes com história sugestiva de reações cutâneas tardias graves como síndrome de Stevens Johnson, necrólise epidérmica tóxica, síndrome de hipersensibilidade à droga com eosinofilia e pustulose exantemática aguda. Também não é considerada para doença do soro e anemia hemolítica.[11]

Mecanismos efetores

Entender os mecanismos moleculares da RHI, comorbidades do paciente, resultado dos testes cutâneos e marcadores genéticos é fundamental para determinar se a dessensibiliação será indicada e o potencial risco do procedimento.[11,12]

Durante as RHI, os mastócitos e basófilos podem ser ativados por vários tipos de mecanismos. Podem ser estimulados pela ligação de anticorpos IgE alérgeno-específicos (formados em contato prévio com o medicamento) a receptores de alta afinidade (FcεRI) em sua superfície.[12]

Pequenas moléculas de medicamentos podem também induzir reações sistêmicas não IgE-mediadas através da ativação do receptor de macrógafo acoplado a proteína G (MRGPRX2).[13,14]

Outras vias de estímulo de mastócitos seriam através de ativação de complemento levando a produção de anafilotoxinas C3a e C5a.[15]

Ativação direta de receptores de membrana no caso de opioides e estrógenos representam mecanismo não imunológico.[16] Finalmente, pode ocorrer também mecanismo de inibição de ciclo-oxigenase-1, como na doença respiratória exacerbada por aspirina.[17]

Ou seja, mastócitos são os efetores em respostas IgE e não IgE mediadas e são considerados os alvos primários na dessensibilização, que é associada a inibição de sua desgranulação e liberação de citocinas.[18]

A fosforilação da subunidade ITAM iniciará a cascata de sinalização intracelular após a ligação da IgE com antígeno específico e seu receptor FCεRI na superfície do mastócito, que culminará no aumento da concentração de íon cálcio (Ca^{2+}) no citosol.[19]

Acreditava-se que mastócitos parassem de responder após dessensibilização como consequência da internalização de FCRI através de ligação cruzada progressiva com baixas concentrações de antígeno, mas estudos recentes mostram que o antígeno/IgE/FCRI pode permanecer na superfície celular. Ou seja, há IgE suficiente na superfície da célula para se ligar a antígenos e potencialmente causar degranulação. A hiporresponsividade seria atribuível, pelo menos parcialmente, à supressão do influxo de Ca^{2+}, um determinante da desgranulação e produção de citocinas pelo mastócito.[18,20]

Doses baixas de antígeno induzem redução de cálcio intracelular e de forma repetida, poderiam levar alterações conformacionais nos canais de cálcio. Essas modificações estruturais bloqueariam ainda mais entrada de cálcio e transdução de sinal. A organização e distribuição espacial da actina é crítica para a mobilização de Ca^{2+} em vários tipos de células, incluindo macrófagos. Durante dessensibilização, ocorre hiporresponsividade mediada pelo remodelamento altamente estável do citoesqueleto de actina e por moléculas de transdução de sinal circundantes. Esta remodelação aberrante da actina foi proposta como um regulador negativo, impedindo a liberação de cálcio, além de promover compartimentação, que permite a exclusão somente de receptores dessensibilizados.[20] Testes *in vivo* e *in vitro* mostram que os mastócitos não são ativados pelo medicamento ao qual o paciente foi dessensibilizado, mas não deixam de ser ativados por outros antígenos.[21]

Atualmente são propostos outros mecanismos a partir de observações clínicas de que reações são menos frequentes após várias dessensibilizações, pois muitas vezes os e pacientes toleram protocolos mais curtos após a segunda dessensibilização.[22]

Estudos mostram aumento nos níveis séricos de IL-10 após 24 horas de dessensibilização para várias drogas orais ou parentais, especialmente quimioterápicos, com tendência de manter níveis mais elevados após múltiplos ciclos, sem alterações nos níveis de IL-4, IL-5 e IFN A elevação de IL-10 tem papel anti-inflamatório e regulatório, o que sugere que levaria a redução das respostas efetoras observadas durante dessensibilização de forma semelhante ao que ocorre durante a imunoterapia com aeroalérgenos.[21,23,24]

Estudo com um paciente com anafilaxia por infliximabe, mostrou redução gradual da proliferação de células T específicas durante dessensibilização, com título de anticorpos IgE específicos também reduzido ao longo dos ciclos.

No mesmo estudo, foi observado aumento da IL-35 sérica após cada ciclo.[21] Tal resposta à alta dose de antígeno é provavelmente comparável ao que ocorre em imunoterapia alérgeno-específica, na qual foi descrito papel da IL-35, com ações supressivas e anti-inflamatórias, o que confirma a importância de citocinas reguladoras na dessensibilização.[21,25,26]

Embora haja poucos dados até o momento, sugere-se que células T regulatórias tenham papel na indução de tolerância na DD.[21]

Orientações gerais

Na decisão sobre a dessensibilização, as indicações, co-morbidades, medicamentos contínuos e pré-medicação devem ser avaliados para entender a reação inicial e estratificar o risco do procedimento, pois alguns medicamentos podem alterar o risco da reação, plano de tratamento ou mascarar a gravidade de uma reação inicial.[27] (Tabela 13.2.1).

TABELA 13.2.1. Indicações e contraindicações para DD[27]

Indicações	Contraindicações relativas (pacientes de alto risco)	Contraindicações absolutas
Sem alternativa Medicação é mais efetiva ou tem menos efeitos adversos Mecanismo de ação único	Anafilaxia grave Doença respiratória grave ou não controlada (asma) Cardiopatia grave ou não controlada Uso de betabloqueadores, IECA Gestação	Reações tardias graves Reações tipos II e III e de Gell e Coombs

Sintomas leves e testes negativos estão associados a menor risco de reação, enquanto reações moderadas a graves e/ou testes cutâneos positivos indicam risco mais alto. Isso tem sido mostrado para carboplatina, penicilinas e taxanos, entretanto, é necessário validar testes cutâneos com alguns quimioterápicos, anticorpos monoclonais e outras drogas. Testes *in vitro* como IgE específica e teste de ativação de basófilos, além de farmacogenética têm sido propostos para predizer desfechos em dessensibilização.[27] Dados recentes demonstraram associação entre mutação em BRCA1/2 em pacientes tratados com carboplatina e aumento de reações IgE mediadas.[28]

As vias de administração oral e parenteral (IV, IM e SC) podem ser usadas para DD, apresentando eficácia semelhante. Alguns estudos sugerem que a via oral para pacientes alérgicos à penicilina pode ser mais segura, mais fácil e menos cara, embora estudo recente mostre boa segurança com protocolo com DD para penicilina EV em gestantes com sífilis.[27,29] Existem protocolos combinando DD oral e IV para betalactâmicos.

Planejamento e execução do procedimento

A dessensibilização deve sempre ser realizado em ambiente hospitalar, com equipe treinada e material de emergência disponível. Os pacientes ou familiares devem ser orientados com relação aos riscos e benefícios do procedimento e assinar o Termo de Consentimento Livre e Esclarecido.[27,30]

Após estratificação do risco, é escolhido protocolo flexível, de 4 a 16 etapas, tipicamente 12 para pacientes de baixo risco e reações graus I e II e 16-20 se paciente de risco alto e reações grau III; neste caso, em leito de UTI preferencialmente. Inicia-se o escalonamento de doses de 2 a 2,5 vezes a cada 15 minutos. Geralmente, a concentração inicial da solução em um protocolo de 4 bolsas em 16 etapas é de 1/1.000 e de 3 bolsas em 12 etapas, é de 1/100, alcançando a dose alvo ao final do procedimento.[4] As doses iniciais podem ser menores (até 1/1.000.000) em pacientes de risco muito alto. Em pacientes com teste cutâneo positivo para concentração não irritante de um medicamento, a dose inicial pode ser determinada com base na titulação do teste. Assim, pode ser iniciada com a concentração 10-1.000 vezes menor que a que resulte teste intradérmico positivo nas reações IgE mediadas, com aumento em intervalos regulares (definidos de acordo com o protocolo utilizado) até que a dose terapêutica seja alcançada. Pode levar de 6 h a alguns dias dependendo da dose inicial, via de administração e sintomas induzidos que requeiram modificação da programação inicial.[27,31]

Segurança

Pode ser realizada em pacientes de qualquer idade e em gestantes quando as terapias alternativas não são possíveis ou quando atraso da terapia possa acarretar redução da sobrevida. A anafilaxia é o maior risco durante a dessensibilização, uma vez que os pacientes são expostos ao agente ao qual apresentam hipersensibilidade, principalmente as últimas etapas, em que as concentrações do medicamento são maiores. Como já foi mencionado, sintomas leves e testes negativos estão associados a menor risco de reação, enquanto reações moderadas a graves e/ou testes cutâneos positivos indicam risco mais alto.[27]

Grandes séries demonstram que a maioria das reações são leves e menos graves do que a reação inicial do paciente, e não são conhecidas fatalidades resultantes de procedimentos de DD malsucedidos, mas todas as DD devem ser realizadas por um alergista especialista familiarizado com o protocolo e reações potenciais.

A segurança das dessensibilizações é fundamental e os pacientes com reações iniciais graves podem ser dessensibilizados com reações mínimas se forem seguidos corretamente os protocolos validados.[4,32,33]

Pré-medicação

Anti-histamínicos bloqueadores H1, H2, antileucotrienos e corticosteroides podem ser considerados em casos selecionados, particularmente em casos mais difíceis e aqueles mais prováveis de não serem mediados por IgE. Embora a experiência clínica apoie o uso de regimes de pré-medicação para diminuir a incidência, frequência e gravidade das reações, ensaios clínicos formais comparando protocolos de pré-medicação são escassos. Pré-medicação pode não prevenir anafilaxia dependente de IgE, mas pode ajudar a tratar e prevenir a progressão das reações.[4]

Bons resultados foram mostrados em DD com antibióticos em combinação com omalizumabe em pacientes com fibrose cística, assim como para quimioterápicos.[34]

Considerações sobre DD por classes de medicamentos

▪ Betalactâmicos

Especificamente para penicilina, que é a maior causa de anafilaxia medicamentosa com mecanismo mediado por IgE, se houver história típica de anafilaxia (sintomas, triptase elevada, uso de adrenalina) e necessidade de uso de urgência, a orientação é dessensibilização. Caso contrário, procedem-se os testes cutâneos (*prick* e intradérmico de leitura imediata) e teste de provocação se os testes cutâneos forem negativos. Até terminar a investigação, penicilinas e outros betalactâmicos devem ser evitados, liberando-se apenas aztreonam. Caso a investigação com teste de provocação seja negativa, o grupo todo é liberado para uso. Caso seja confirmada alergia, se houver necessidade de uso de penicilina, procede-se a dessensibilização. Para prover alternativas seguras, testes com agentes de cadeias laterais diferentes são realizados para liberação (já que a reatividade cruzada é principalmente através dessas cadeias e não pelo anel betalactâmico).[4,35] Como a penicilina benzatina tem meia-vida longa, mantendo altos níveis plasmáticos mesmo após 3 semanas, pacientes com dessensibilizados com sucesso durante a administração da primeira dose podem tomar as duas doses subsequentes como infusões regulares.[27] Vários protocolos têm sido adaptados a partir do protocolo de Wendel (Tabela 13.2.2).

TABELA 13.2.2. Protocolo do Serviço de Alergia e Imunologia Clínica do HCFMUSP[27]

Passos	Penicilina (UI/mL)	Tempo (/min)	mL	UI	Dose cumulativa
1	1.000	15	0,1	100	100
2	1.000	15	0,3	300	400
3	1.000	15	0,6	600	1.000
4	5.000	15	0,3	1.500	2.500
5	5.000	15	0,7	3.500	6.000
6	50.000	15	0,1	5.000	11.000
7	50.000	15	0,3	15.000	26.000
8	50.000	15	0,6	30.000	56.000
9	50.000	15	2,0	100.000	156.000
10	50.000	15	4,0	200.000	356.000
11	50.000	15	8,0	400.000	756.000
12	50.000	15	8,0	400.000	1.156.000
Penicilina IM 13	–	60	8,0	2.400.000	3.556.000

Adaptada de Wendel et al.[35]

▪ Quimioterápicos (QT)

Platinas

Compostos de platina são usados em câncer de ovário, colorretal, endometrial, glioblastoma, pulmão e câncer pancreático como quimioterapia inicial e como segunda linha ou resgate. A carboplatina é a mais utilizada e oxaliplatina parece ser mais imunogênica.[36]

Pacientes portadores de mutações genéticas BRCA 1 e 2 têm risco aumentado de reações de carboplatina, que podem ocorrer com menos exposições.[46,47] A maioria das reações às platinas ocorre durante ou logo após a infusão da droga e o fenótipo é o de reação tipo I.[28]

O teste cutâneo para platinas é útil para demonstrar mecanismo IgE mediado. Para pacientes expostos a seis ou mais cursos de carboplatina nos últimos 6 meses, o valor preditivo positivo é de até 86%. Já o teste para oxaliplatina pode negativo em até 50% dos pacientes que apresentam reações tipo I, indicando outros mecanismos.[36]

Um estudo demonstrou que IgE para platinas pode ser de curta duração, uma vez que os testes cutâneos são negativos em muitos pacientes com história de reação antiga para carboplatina, mas a reexposição leva à ressensibilização e reações graves.[37] Quando as platinas são consideradas terapia de primeira linha, a DD é uma opção segura, pois o aumento da pré-medicação por si só não previne a anafilaxia e troca para outro agente à base de platina não pode ser recomendado devido à alta taxa de reações cruzadas.[38] Esses pacientes devem ser submetidos a teste cutâneo, estratificação de risco e, se indicado,

DD. A dessensibilização provou ser uma forma segura e eficaz de capacitar um paciente para continuar a quimioterapia.[39]

Taxanos

São usados em câncer ginecológico, pulmão, mama e próstata. Os principais são paclitaxel e docetaxel e, mais recentemente, como cabacitaxel e abraxene vêm se tornando populares. Mecanismo das reações é incerto e pode ser mais de um. O plactaxel é um composto insolúvel originalmente isolado de uma árvore (teixo do pacífico), e solubilizado em Cremophor® RH 40, composto por um solubilizador não iônico e agentes emulsionantes que são obtidos por reação de óleo de rícino hidrogenado com óxido de etileno) e o docetaxel é uma molécula semissintética solubilizada em polissorbato 80. Os solventes podem causar ativação de complemento com produção de anafilatoxinas e ativação de mastócitos, mas mecanismo mediado por IgE também foi relatado. Reações por ativação de receptor MRGPRX2 são possíveis. Inicialmente as reações eram frequentes e levaram ao uso de pré-medicação com corticosteroides e anti-histamínicos. Com pré-medicação e taxas de infusão mais baixas, reações hipersensibilidade se reduziram para menos de 10% e, quando presentes, em 80% dos pacientes ocorrem na primeira ou segunda infusão. Os fenótipos das reações incluem sintomas do tipo I, como aperto na garganta, rubor, hipotensão e dispneia, mas podem ocorrer sintomas atípicos, como dor no peito, dorso e pelve.[36]

O teste cutâneo foi positivo em 71% dos 145 pacientes reativos ao taxano em um estudo. Pacientes com teste cutâneo negativo que foram provocados eram susceptíveis a tolerar infusões de taxano sem DD. Atopia estava presente em mais de 40% dos pacientes e por reagirem na primeira ou segunda exposição, foi sugerida sensibilização anterior ou reatividade cruzada com alérgenos ambientais.[40]

A estratificação de risco com base em biomarcadores, como o teste cutâneo, pode orientar com segurança o manejo para as reações do taxano e permite que muitos pacientes retomem as infusões regulares. Para pacientes com teste cutâneo positivo e reação inicial significativa que necessitem de taxanos como terapia de primeira linha, a dessensibilização deve ser considerada.[28,40]

Um protocolo para DD para QT está exemplificado na Tabela 13.2.3.

▪ Anticorpos monoclonais (MAbs)

Os MAbs começaram a ser comercializados em 1980 e o primeiro uso terapêutico foi aprovado em 1986. Desde então, vários tipos foram aprovados para entrar no mercado, numa taxa de cerca de 4 por ano. Em torno de 70 estavam no mercado em 2020 e respondem por 30% de todas as drogas em desenvolvimento atualmente.[34]

Reações a MAbs dependem de sua estrutura e variam de quiméricos de camundongo-humano, humanizado, a totalmente humano.

A imunogenicidade dos anticorpos monoclonais depende do conteúdo humano, mas MAbs totalmente humanos, como adalimumab e ofatumumab podem induzir reações graves provavelmente devido à padrões de glicosilação demonstrados *in vitro* e geração de neoantígenos. Isso é melhor exemplifica-

TABELA 13.2.3. Modelo de protocolo de DD para QT de 3 bolsas e 12 etapas (4 etapas por bolsa), com doses duplicadas a cada 15 minutos, para fornecer a dose-alvo de 300 mg após 5,66h, quando a última etapa é concluída[28]

Step	Solução	Taxa (mL/h)	Tempo (min)	Volume infundido por step (mL)	Dose administrada com esse step (mg)	Dose cumulativa (mg)
1	1	2,5	15	0,63	0,0075	0,0075
2	1	5	15	1,25	0,015	0,0225
3	1	10	15	2,5	0,03	0,0525
4	1	20	15	5	0,06	0,1125
5	2	5	15	1,25	0,15	0,2625
6	2	10	15	2,5	0,3	0,5625
7	2	20	15	5	0,6	1,1625
8	2	40	15	10	1,2	2,3625
9	3	10	15	2,5	2,9764	5,3325
10	3	20	15	5	5,9528	11,2916
11	3	40	15	10	11,9055	23,1971
12	3	80	174,375	232,5	276,8029	300
Total				5,66h		

do em reações ao cetuximabe, que pode ocorrem na primeira exposição em pacientes sensibilizados, através por picadas de carrapatos, ao epítopo de oligossacarídeo de mamíferos não primatas, galactose-alfa-1,3-galactose (alfa-gal).[41]

Os fenótipos das reações de MAbs incluem reações limitadas durante infusão, reações mediadas por IgE, reações semelhantes à doença do soro, reações semelhantes a tempestades de citocinas e reações mistas. Durante a infusão são caracterizadas por náuseas, calafrios, febre e mal-estar e para o trastuzumabe essas reações podem ocorrer em até 40% de pacientes. As reações semelhantes a tempestades de citocinas são mais graves, como ocorre com o rituximabe, um anti-CD20 quimérico. Considera-se que citocinas pró-inflamatórias (como IL-6 e TNF) estejam envolvidas e podem estar associadas a hipotensão e dessaturação, requerendo tratamento com esteroides e inibidores de COX-1.[28]

Anticorpos monoclonais usados por via subcutânea podem induzir reações no local poucas horas após a injeção e persistir por muitos dias. O fenótipo dessas reações inclui eritema local, calor, queimação, prurido, dor, urticária, enduração local, variando de 0,8% a 4,5% com certolizumabe até 45% com omalizumabe.[41]

Se ocorrer reação durante a infusão, esta deve ser interrompida e deve ser feita coleta de triptase e citocinas inflamatórias se disponíveis, para entender o mecanismo. Testes cutâneos são indicados para reações do tipo I e reações mistas, em geral, 2-4 semanas após quadro agudo, para evitar resultados falsos negativos, em particular em reações anafiláticas em que a DD natural pode ocorrer. Uma consideração importante é o custo do MAbs; não há reagentes disponíveis no momento para a avaliação das reações e usar um frasco de tratamento é extremamente caro, muitas vezes inviabilizando testes cutâneos para diagnóstico.

Paciente com teste cutâneo positivo ou com teste negativo, mas com reações iniciais mais graves, são candidatos à dessensibilização e protocolos subcutâneos estão disponíveis.[28]

▪ Aspirina

São vários os tipos de reações de hipersensibilidade à aspirina (ácido acetilsalicílico – ASA) e outros anti-inflamatórios (AINEs) não esteroidais. Os AINEs são alguns dos medicamentos mais importantes como causa de anafilaxia induzida por drogas em vários países.[42]

São muitos os tipos de reações, classificadas de acordo com as características clínicas e mecanismos envolvidos: doença respiratória exacerbada por aspirina ou AINEs (DREA), doença cutânea exacerbada por AINEs, urticária/angioedema induzidos por AINEs, urticária/angioedema ou anafilaxia induzida por um único AINE, reações celulares tardias, além de lesões órgão-específicas (p. ex., hepatite) e cutâneo-específicas (como erupção fixa). Os três primeiros tipos envolvem respostas de intolerância com reatividade cruzada entre grupos de AINEs, já as demais envolvem mecanismos imunes, com especificidade para um grupo isolado.[43]

Uma vez que AINEs não são indicados diariamente na maioria das vezes e podem ser substituídos por outras classes de drogas, como corticosteroides ou opioides, a dessensibilização não é uma opção para a maioria dos pacientes. Além disso, muitos pacientes com reações não imunomediadas irão tolerar paracetamol na dose de até 500 mg ou mesmo inibidores seletivos de COX2, como os coxibes, que poderão ser liberados por meio da história de uso sem sintomas mesmo após reações com outros grupos ou por meio de teste de provocação negativo. Por outro lado, aspirina pode ser indicada diariamente em DREA e doença cardiovascular ou neurovascular e DD tem papel importante nessas condições.[27,43]

Doença respiratória exacerbada por aspirina (DREA) ou por medicamento anti-inflamatório não esteroidal

Definida como o conjunto: asma, rinossinusite crônica, polipose nasal, e intolerância a medicamentos anti-inflamatórios não esteroides (AINEs), como aspirina. Uma revisão sistemática mostrou prevalência de 9% entre pacientes com sintomas de vias aéreas superiores e inferiores através de teste de provocação. A ingestão desses medicamentos resulta em níveis superiores e inferiores provoca manifestações de congestão nasal, rinorreia, conjuntivite, laringospasmo e/ou broncospasmo.[44] Foram descritas também hipotensão, urticária e dor abdominal.

A primeira descrição é de 1922 e, desde então, estudos mostram resultados em pacientes que foram dessensibilizados à aspirina seguida por terapia contínua.[45]

Asmáticos intolerantes à aspirina frequentemente apresentam sintomas graves e doença progressiva das vias aéreas superiores e/ou inferiores, apesar de múltiplas procedimentos cirúrgicos dos seios da face e tratamento agressivo com corticosteroides inalados e/ou sistêmicos e antileucotrienos.

Após DD, ocorre redução do número de infecções e cirurgias nos seios da face, melhora do olfato e sintomas de asma, com redução de medicamentos. ADD é útil principalmente em pacientes com controle subótimo de sintomas respiratórios com medicamentos, ou que requerem múltiplas intervenções devido a pólipos nasais ou sinusites. Além disso, a DD é indicada em pacientes com DREA que requerem aspirina ou AINEs para doenças cardiovasculares concomitantes, artrite, ou outras indicações médicas.[46] A maioria dos protocolos preconiza

Anafilaxia: da Definição à Prática

a dose final de 650 mg/dia em 2 ou 3 dias. Há protocolos que utilizam cetorolaco em *spray* nasal nas primeiras etapas e só depois aspirina via oral. A recomendação é reduzir para até 325 mg/dia após melhora da doença respiratória. Lembrando que há dessensibilização cruzada em pacientes para outros AINEs, embora somente aspirina esteja associada à melhora clínica. A provocação para confirmar o diagnóstico é considerada positiva se o paciente apresentar reações como: sintomas naso-oculares isolados ou redução de 15% no VEF1; ou sintomas respiratórios inferiores com redução de 20% no FEV1; edema laríngeo com qualquer um dos sinais citados acima; ou reação sistêmica. Se houver alguma reação, o teste é interrompido e o paciente é tratado O protocolo continua depois que os sintomas são resolvidos. Neste caso, a dose provocadora deve ser repetida e, caso não ocorra reação, as doses continuam a ser administradas. A DD é concluída e é possível dar 650 mg como primeira dose de manutenção.[27,46]

DD com aspirina é segura e pode ser realizada ambulatorialmente, uma vez que seja conduzida por profissionais experientes. Deve ser evitada se os valores de FEV1 forem inferiores a 60% do predito ou inferior a 1,5 L. Assim, os pacientes devem utilizar antileucotrieno antes, pois protegem de reações graves durante o procedimento, sem mascarar reação positiva. Os pacientes também devem manter medicamentos contínuos como corticosteroides tópicos e broncodilatadores de longa ação. No entanto, anti-histamínicos, descongestionantes e beta-agonistas inalados de curta ação devem ser interrompidos antes do teste de aspirina porque eles podem mascarar potencial reação positiva.[27]

Há protocolos utilizando omalizumabe, com redução importante de sintomas durante o procedimento, com aumento do olfato, menor crescimento de pólipos e estabilização dos sintomas de asma.[34] Além disso, pode reduzir a sensibilidade do paciente à aspirina mesmo sem dessensibilização, o que ocorre também com dupilumabe.[45]

Doença cardiovascular ou doença neurovascular

Aspirina é a primeira escolha como terapia antiplaquetária, além de mais barata. Além disso, muitos pacientes precisam de terapia antiplaquetária dupla, que inclui aspirina, como aqueles submetidos à intervenção coronária percutânea (ICP), com indicação de uso de clopidogrel associado à aspirina. A DD é uma boa alternativa e, nesse caso, doses baixas (como 75 mg/dia) mostraram eficácia.[46]

Existem muitos protocolos de DD para aspirina, começando com 1 a 5 mg e atingindo doses de 75 a 325 mg por dia. Ainda é controverso se IECA e beta-bloqueadores devem ser suspensos antes porque têm muitos benefícios em doenças cardiovasculares. Uso de anti-histamínicos e corticosteroides como pré-medicação é controverso. Se a dose for atingida, não deve ser interrompida para que a tolerância à aspirina seja mantida.[46] Uma metanálise mostrou que a taxa agrupada de sucesso de dessensibilização para aspirina em dose antiagregante plaquetária foi de 98,3%. Não houve diferença estatística nos resultados entre os protocolos de menos de 2 horas e mais de 2 horas de duração, mas protocolos com mais de 6 etapas de escalonamento de dose foram associados a maiores taxas de sucesso em comparação com os de menos de 6 doses.

No acompanhamento (em média, por 12 meses), não houve reações. Consequentemente, nenhuma interrupção do AAS foi relacionada a hipersensibilidadade.[47] As diferenças entre a DD para aspirina em DREA e doenças cardiovasculares estão na Tabela 13.2.4.

TABELA 13.2.4. Diferenças na DD com aspirina para DREA e doença cardiovascular[27]

Características	DREA	Doença cardiovascular
Dose inicial (mg)	20-40	1-5
Dose final (mg)	325	75-325
Dose de manutenção (mg/dia)	650-1300	75-325
Dessensibilização cruzada	Sim	Sim/não (dose dependente)
Período refratário (h)	48-72	0-72
Pré-medicação	Antileucotrieno	Antileucotrieno (se asma)

Considerações finais

O diagnóstico do agente etiológico da anafilaxia por medicamentos é um desafio na emergência, nos pacientes hospitalizados e para o especialista no manejo ambulatorial após o episódio. Os principais obstáculos incluem o frequente uso de múltiplas classes de fármacos simultaneamente, a diversidade de mecanismos imunológicos e não imunológicos envolvidos, a paucidade de métodos laboratoriais disponíveis, a baixa sensibilidade dos testes cutâneos, a necessidade de recursos humanos capacitados e infraestrutura hospitalar para a realização de testes de provocação. Esses obstáculos, frequentemente, levam ao superdiagnóstico ou subdiagnóstico na prática clínica, acarretando proibição desnecessária de fármacos importantes e implicando em limitações terapêuticas ou deixando o paciente em risco de recidiva de episódios de anafilaxia.

Nas últimas décadas, ocorreram grandes progressos no manejo de pacientes com anafilaxia por medicamentos, com destaque para a validação de algoritmos diagnósticos, incluindo testes cutâneos e de provocação, e protocolos de dessensibilização para diferentes classes de fármacos. Esses protocolos, embora com riscos, quando realizados por profissional capacitado e em locais com recursos para o tratamento de eventuais reações adversas demonstram grande utilidade e boa segurança. O médico alergista e imunologista deve estar capacitado para a correta investigação e orientação de pacientes com histórico de anafilaxia por medicamentos.

Referências Bibliográficas

1. Cardona V, Ansotegui IJ, Ebisawa M, El-Gamal Y, Rivas MF, Fineman S et al. World allergy organization anaphylaxis guidance 2020. World Allergy Organization Journal 2020 13:100472.
2. Brown SG. Clinical features and severity grading of anaphylaxis. J Allergy Clin Immunol 2004;114:371-6.
3. Broyles AD, Banerji A, Castells M. Practical Guidance for the Evaluation and Management of Drug Hypersensitivity: General Concepts. J Allergy Clin Immunol Pract. 2020;8(9S):S3-S15.
4. Markovic MA, Gomes E, Cernadas JR, du Toit G, Kidon M, Kuyucu S et al. Diagnosis and management of drug induced anaphylaxis in children: An EAACI position paper. Pediatr Allergy Immunol. 2019;30:269-276.
5. Sullivan TJ, Yecies LD, Shatz GS, Parker CW, James Wedner H. Desensitization of patients allergic to penicillin using orally administered B-lactam antibiotics. J. Allergy Clin. Immunol. 1982, 69, 275-282.

6. Wendel GDJr, Stark BJ, Jamison RB, Molina RDST. Penicillin allergy and desensitization in serious infections during pregnancy. N. Engl. J. Med. 1985, 312, 1229-1233.

7. Borish L, Tamir R, Rosenwasser LJ. Itravenous desensitization to B-lactam antibiotics. J. Allergy Clin. Immunol. 1987, 80, 314-319.

8. de Las Vecillas Sánchez L, Alenazy LA, Garcia-Neuer M, Castells MC. Drug Hypersensitivity and Desensitizations: Mechanisms and New Approaches. Int J Mol Sci. 2017 20;18(6):1316.

9. Madrigal-Burgaleta R, Bernal-Rubio L, Berges-Gimeno MP, Carpio-Escalona LV, Gehlhaar P, Alvarez-Cuesta et al. A large single hospital experience using drug provocation testing and rapid drug desensitization in hypersensitivity to antineoplastic and biological agents. J. Allergy Clin. Immol. Pract. 2019: 7, 618-632.

10. Castells MC. A new era for drug desensitizations. J. Allergy Clin. Immunol. Pract. 2015 3, 639-640.

11. Sánchez LV, Alenazy LA, Garcia-Neuer M, Castells MC. Drug Hypersensitivity and Desensitizations: Mechanisms and New Approaches Int. J. Mol. Sci. 2017: 18, 1316.

12. McNeil BD, Pundir P, Meeker S, Han L, Undem BJ, Kulka M, Dong X. Identification of a mast cell specific receptor crucial for pseudoallergic drug reaction. Nature 2015, 519, 237-241.

13. Gonçalvez DG, Giavina-Bianchi P. Receptor MrgprX2 nas anafilaxias não alérgicas. Arq Asma Alerg Imunol. 2018;2(4):423-6.

14. Jimenez-Rodriguez T, Garcia-Neuer M, Alenazy LA, Castells M. Anaphylaxis in the 21st century: phenotypes, endotypes, and biomarkers. J. Asthma Allergy 2018: 11, 121-142.

15. Spoerl D, Nigolian H, Czarnetzki C, Harr T. Reclassifying anaphylaxis to neuromuscular blocking agents based on the presumed patho-mechanism: IgE-mediated, pharmacological adverse reaction or "innate hypersensitivity"? Int. J. Mol. Sci 2017: 18, 1223.

16. Taniguchi M, Mitsui C, Hayashi H, Ono E, Kajiwara K, Mita H, et al. Aspirin-exacerbated respiratory disease (AERD): Current understanding of AERD. Allergol Int. 2019;68(3):289-295.

17. Gladys Ang WX, Church AM, Kulis M, Choi HW, Wesley Burks A, Abraham SN. Mast Cell Desensitization Inhibits Calcium Flux and Aberrantly Remodels Actin. J. Clin. Investig. 2016: 126, 4103-4118.

18. Nam JH, and Kim WK The role of TRP channels in allergic inflammation and its clinical relevance. Curr. Med. Chem. 2020: 27, 1446-1468.

19. Morales A R, Shah N, Castells M. Antigen-IgE desensitization in signal transducer and activator of transcription 6-deficient mast cells by suboptimal doses of antigen. Ann. Allergy Asthma Immunol. 2005: 94, 575-580.
20. Vultaggio A, Nencini F, Bormioli S, Dies L, Vivarelli E, Maggi E et al. Desensitization modulates humoral and cellular immune response to infliximab in a patient with an immediate hypersensitivity reaction. J. Allergy Clin. Immunol. Pract. 2020: 8, 1764-1767.
21. Sloane D, Govindarajulu U, Harrow-Mortelliti J, Barry W, Hsu FI, Hong D, et al. Safety, costs, and efficacy of rapid drug desensitizations to chemotherapy and monoclonal antibodies. J. Allergy Clin. Immunol. Pract. 2016:2016: 4, 497-504.
22. Gelincik A, Demir S, Ben S, Bozbey UH, Olgaç M, Ünal D et al. Interleukin-10 is increased in successful drug desensitization regardless of the hypersensitivity reaction type. Asia Pac Allergy 2019: 28, 9.
23. Tüzer C, Sari M, Aktas Çetin, Nazie AK, N Büyüköztürk S, Çolakoglu B et al. Rapid drug desensitization for platinum-based chemotherapy drugs significantly increases peripheral blood IL-10 levels. Allergy 2020; 11: 2942-45.
24. Shamji MH, Durham S R. Mechanisms of allergen immunotherapy for inhaled allergens and predictive biomarkers. J. Allergy Clin. Immunol. 2017: 140, 1485-1498.
25. Shamji M H, Kappen J, Abubakar-Waziri H, Zhang J, Steveling E, Watchman S, et al. Nasal allergen-neutralizing IgG. J. Allergy Clin. Immunol. 018: 143, 1067-1076.
26. Giavina-Bianchi P, Aun MV, Galvã VR, Castells M. Rapid Desensitization in Immediate Hypersensitivity Reaction to Drugs. Curr Treat Options Allergy 2015, 2: 268-285.
27. Galvão VR, Phillips E, Giavina-Bianchi P, Castells MC. Carboplatin-allergic patients undergoing desensitization: prevalence and impact of the BRCA 1/2 mutation. J Allergy Clin Immunol Pract (2017) 5(3):816-8.
28. Garcia JF, Aun MV, Kalil J, Giavina-Bianchi P. Desensitization to penicillin is safe and effective in allergic pregnant women with syphilis. World Allergy Organization Journal 2020; 8: 100395.
29. Mirakian R, Ewan PW, Durhamw SR, Youltenz LJF, Dugué P, Friedmann PS et al. BSACI guidelines for the management of drug allergy. Clinical and Experimental Allergy 2009: 39, 43–61.
30. Torres MJ, Blanca M. The complex clinical picture of beta-lactam hypersensitivity: penicillins, cephalosporins, monobactams, carbapenems, ad clavams. MedClin North Am. 2010;94:805-20.

31. Sloane D, Govindarajulu U, Harrow-Mortelliti J, Barry W, Hsu FI, et al. Safety, Costs, and Efficacy of Rapid Drug Desensitizations to Chemotherapy and Monoclonal Antibodies. J Allergy Clin Immunol Pract. 2016;4(3):497-504.

32. Castells MC. Diagnosis and management of anaphylaxis in precision medicine. J. Allergy Clin. Immunol. 2017: 140, 321.

33. Tanno LK, Martin B. Biologic Agents for the Treatment of Anaphylaxis. Immunol Allergy Clin North Am. 2020;40(4):625-633.

34. Castells M, Khan DA, Phillips EJ. Penicillin Allergy. N Engl J Med 2019; 381: 2338-2351.

35. Wendel GDJ, Stark BJ, Jamison RB, Molina RD, Sullivan TJ. Penicillin allergy and desensitization in serious infections during pregnancy. N Engl J Med. 1985;312:1229-32.

36. Wang AL, Patil SU, Long AA, Banerji A. Risk-stratification protocol for carboplatinand oxaliplatin hypersensitivity: repeat skin testing to identify drugallergy. Ann Allergy Asthma Immunol 2015;115(5):422-8.

37. Barbosa MP, Castells M. Carboplatin-, oxaliplatin-,and cisplatin-specific IgE: cross-reactivity and valuein the diagnosis of carboplatin and oxaliplatin allergy. J Allergy Clin Immunol Pract. 2013;1:494-500.

38. Polyzos A, Tsavaris N, Gogas H, Souglakos J, Vambakas L, Vardakas N, et al. Clinical features of hypersensitivity reactions to oxaliplatin: a 10 year experience. Oncology. 2009;76(1):36-41.

39. Picard M, Pur L, Caiado J, Giavina-Bianchi P, Galvão VR, Berlin ST, et al. Risk stratification and skin testing to guide re-exposure in taxane-induced hypersensitivity reactions. J Allergy Clin Immunol 2016; 137(4):1154-64.

40. Castells MC, Tennant NM, Sloane DE, Ida Hsu F, Barrett NA, Hong DI, et al. Hypersensitivity reactions to chemotherapy: outcomes and safety of rapid desensitization in 413 cases. J Allergy Clin Immunol. 2008;122:574-80.

41. Chung CH, Mirakhur B, Chan E, Le QT, Berlin J, Morse M, et al. Cetuximabi nduced anaphylaxis and IgE specific for galactose-alpha-1,3-galactose. N Engl J Med (2008) 358(11):1109-17.

42. Blanca-Lopez N, Soriano V, Garcia-Martin E, Canto G, Blanca M. NSAID-induced reactions: classification, prevalence, impact, and management strategies. J Asthma Allergy. 2019 Aug 8;12:217-233.

43. Waldram J, Walters K, Simon R, Woessner K, Waalen J, White A. Safety and outcomes of aspirin desensitization for aspirin-exacerbated respiratory disease: a single-center study. J Allergy Clin Immunol 2018; 141(1):250-256.

44. Lang DM, Aronica MA, Maierson E, Wang XF, Vasas DC, Hazen S. Omalizumab inhibits aspirin-provoked respiratory reaction in patients with aspirin exacerbated respiratory disease. J Allergy Clin Immunol 2016; 137(suppl):AB91.

45. Mustafa SS, Vadamalai K. Dupilumab increases aspirin tolerance in aspirin-exacerbated respiratory disease. Ann Allergy Asthma Immunol. 2021;126(6):738-739.

46. Cortellini G, Romano A, Santucci A, Barbaud A, Bavbek S, Bignardi D, et al. Clinical approach on challenge and desensitization procedures with aspirin in patients with ischemic heart disease and nonsteroidal anti-inflammatory drug hypersensitivity. Allergy 2017;72:498-506.

47. Chopra AM, Díez-Villanueva P, Córdoba-Soriano JG, Lee JKT, Al-Ahmad M, et al. Meta-Analysis of Acetylsalicylic Acid Desensitization in Patients With Acute Coronary Syndrome. Am J Cardiol. 2019 1;124(1):14-19.

13.3 Conduta na Anafilaxia ao Látex

Alex Eustáquio de Lacerda

Introdução

A alergia ao látex da borracha natural é causada pela sensibilização a proteínas presentes em produtos derivados da substância semelhante a seiva da seringueira *Hevea brasiliensis* (Hev b). Representa um problema de saúde pública e na maioria dos pacientes a sensibilização ocorre pela exposição a luvas de borracha ou outros produtos derivados do látex presentes principalmente no ambiente da área da saúde ou ocupacional.[1]

A principal causa para sensibilização ao látex parece ser a exposição frequente e prolongada a produtos que contenham suas proteínas.[2] Por isso, o tratamento mais eficaz e menos oneroso da alergia ao látex, principalmente nos grupos de risco, é a eliminação do contato com a substância.[3,4]

A alergia ao látex pode envolver tanto sintomas relacionados à resposta imunológica IgE mediada ou Tipo I (urticária, angioedema, anafilaxia) quanto mediada por linfócitos ou Tipo IV (dermatite de contato) e o tratamento medicamentoso é guiado pelo mecanismo no quadro clínico.[5,6.]

Além de medidas preventivas, o manejo do paciente com alergia ao látex envolve o tratamento dos sintomas e ou reações, imunoterapia e uso de anti-IgE.[1,6]

Neste capítulo, abordaremos as principais medidas de manejo do paciente com história de alergia ao látex com enfoque nas reações com mecanismo IgE mediado, que é o relacionado à anafilaxia. O tratamento medicamentoso do episódio de anafilaxia por látex na emergência é o tratamento padrão recomendado, que independe do agente etiológico e já foi abordado no *Capítulo 11 – Tratamento na Urgência*.

Prevenção

O principal tratamento da alergia ao látex é evitar a exposição aos produtos que contenham suas substâncias, tanto para pacientes que já possuam o diagnóstico quanto para os grupos de risco.

A prevenção primária significa a redução da exposição ao látex para prevenir a sensibilização e alergia em trabalhadores suscetíveis e populações em risco. A principal medida nesse sentido é a adoção de luvas que reduzam ou eliminam a exposição as proteínas do látex, com luvas sem a presença de pó e com baixo teor de proteínas ou de material sintético (vinil, silicone, neoprene, nitrila ou poliuretano), além da evicção de qualquer dispositivo que contenha látex.[2,6] Essas medidas, adotadas em centro cirúrgico e serviços médicos, já demonstraram capacidade de reduzir drasticamente o número de casos de sensibilização[7,8] e de sintomas no contato com o látex[9] e, apesar do maior custo inicial com material, podem reduzir os custos com saúde a longo prazo.[10] Nos EUA todos os centros de atendimento médico, ambulatoriais e hospitalares, proíbem o uso de luvas de látex.

A eliminação completa das luvas de látex com a adoção de luvas sintéticas, como visto em algumas localidades,[11] apesar de parecer ideal para prevenção primária ainda é objeto de controvérsia já que as luvas de látex oferecem melhores características de impermeabilidade biológica, elasticidade, qualidade tátil e sustentabilidade.[12] O avanço na identificação de alérgenos do látex e na tecnologia de fabricação de luvas permitiram o desenvolvimento de luvas de borracha sem pó (< 2 mg de pó por luva) e com baixo teor de proteínas, que podem ser alternativas para prevenção e que mantém as características do látex.[13]

A utilização de fontes alternativas (não Hevea) de borracha natural podem ser medidas potenciais de prevenção de sensibilização e alergia ao látex. O guaiúle, um arbusto mexicano da família *Asteraceae*, tem um baixo teor proteico (< 1%) e não apresenta reatividade cruzada, *in vivo* ou *in vitro*, com alérgenos de látex da *Hevea brasiliensis*.[14,15] Nos EUA, a Food and Drug Administration (FDA), aprovou luvas com este material com rótulo de livres de látex *Hevea* e, portanto, potencialmente seguras para pacientes com alergia ao látex.[1,6]

O cuidado no uso de luvas de látex também pode ser uma medida de prevenção, já que o uso de creme ou loções nas mãos podem provocar deterioração da luva, além de facilitar a sensibilização por via cutânea.[2]

Em paciente com mielomeningocele, espinha bífida e alterações urológicas, é indicado desde o nascimento, como medida de prevenção primária, que procedimentos cirúrgicos sejam realizados em ambiente com ausência de látex (látex *safe*), além das demais medidas já descritas.[16,17]

A prevenção secundária significa a eliminação da exposição ao látex nos pacientes que já foram diagnosticados com alergia ao látex, em que o mínimo contato com suas proteínas é capaz de desencadear reações graves, como a anafilaxia.[18,19]

Além das luvas, o látex pode estar presente em mais de 40.000 produtos presentes no ambiente doméstico e médico/odontológico[20,21] e, também, devem ser evitados. Exemplos estão presentes no Quadro 13.3.1. Uma das necessidades mais importantes para pacientes alérgicos é a correta rotulagem de todos os produtos de látex, a fim de facilitar imediatamente a identificação e, assim, permitir que o indivíduo evite o contato.[22] No Brasil, a RDC 37/2015 emitida pela Agência Nacional de Vigilância Sanitária (Anvisa) trata sobre informações de conteúdo e látex em produtos médicos.[23] Do mesmo modo, é necessário que o paciente tenha conhecimento sobre uma lista de produtos seguros, sem a presença de látex, que sejam substitutos em ambiente hospitalar e doméstico.[24]

QUADRO 13.3.1. Fontes potenciais de látex[1]

Ambiente domiciliar	Luvas de látex para lava-louças, balões, preservativos, diafragmas, bandagens (adesivos) chupetas/bicos de mamadeira/argolas de dentição, borrachas, elásticos (fonte secundária), cimento de borracha, travesseiros e colchões de espuma
Ambiente médico	Luvas, manguitos de pressão arterial, torniquetes cateteres, equipamento previamente manuseado com luvas de látex, bolsas de ostomia
Ambiente de emergência	Máscaras de oxigênio e cânulas nasais, saco auto inflável, monitor de pressão sanguínea, medicamentos de emergência (lacres de látex), biomembrana de látex
Ambiente odontológico	Gutta Balota (usado para selar canais radiculares), barragens dentais, algumas cunhas, cartuchos de anestésico local, copos de polimento para profilaxia, elásticos ortodônticos, equipamento de anestesia geral/sedação (tubos, máscaras faciais, adereços), paradas endodônticas, ponteiras de amálgama, adesivos e curativos e suas embalagens

Medidas individuais de prevenção devem ser orientadas aos pacientes com alergia a látex. Neste sentido devem portar identificação ou alerta médico sobre sua alergia, como pulseira, bracelete ou cartão, além de carregar luvas sintéticas, que podem não estar disponíveis em serviços de emergência. Quadros prévios de reação sistêmica ao látex indicam a prescrição de adrenalina autoinjetável.[1,2,6,25]

Medidas institucionais envolvem o reconhecimento da importância de controlar a exposição ao látex em pacientes e funcionários com diagnóstico de alergia, na tentativa de criar um ambiente seguro. É indicado formação de um comitê hospitalar multidisciplinar de látex, composto por especialistas com conhecimento em questões jurídicas, compras e segurança ocupacional para que se possa estabelecer um programa institucional rígido, associado a educação continuada, para eliminação de exposições a alérgenos do látex.[26,27]

Um ambiente completamente desprovido de látex, ou "látex *free*", não é facilmente alcançável, porém, a prevenção institucional eficaz dos alérgenos do látex pode ser alcançada estabelecendo um ambiente seguro ou "látex-*safe*".[1]

Apesar da redução de casos nos últimos anos, o látex se mantem como importante causa de anafilaxia perioperatória, sendo que em algumas populações, como em pacientes com espinha bífida, ele é a principal causa.[28] Medidas de preparo do ambiente cirúrgico isento de látex são fundamentais (Quadro 13.3.2), além de estabelecer que a cirurgia seja a primeira do dia, para reduzir a exposição de partículas dispersas do látex por via inalatória.[29,30]

QUADRO 13.3.2. Cuidados para um ambiente isento de látex[2]

Uso de luvas sintéticas por toda a equipe (cirurgiões, anestesistas, enfermeiros). Mesmo luvas de látex sem pó são proibidas para prevenção secundária
Materiais e equipamentos contendo látex não devem ter contato com o paciente
Máscaras, tubos endotraqueais, circuitos para ventilação mecânica, sondas uretrais e nasogástricas e demais materiais que tenham contato com o paciente devem ser isentos de látex
Cateteres, equipos e seringas para infusão intravenosa não devem conter látex
Tampas de látex de frascos de medicações não devem ser perfuradas e sim retiradas

Pacientes com alergia ao látex devem ser orientados quanto a alta probabilidade de reação cruzada com alimentos, destacando-se que a síndrome látex-fruta, que pode acometer 30 a 50% dos indivíduos sensibilizados ao látex.[31] Em alimentos manuseados com luvas, pode ocorrer a transferência de proteínas do látex e sua ingestão pode provocar anafilaxia.[22]

O uso de pré-medicação em pacientes com alergia a látex não é indicado, pois além de não efetivo para impedir reações de anafilaxia, pode mascarar sintomas iniciais de uma reação.[2,25]

Mesmo com medidas de exclusão do látex, já foi demonstrado que, após 5 anos, profissionais alérgicos se mantém com sensibilidade cutânea.[32]

Imunoterapia

Desde os primeiros estudos com imunoterapia alérgeno-específica (IT) com extratos de pólen, há mais de 100 anos,[33,34] essa modalidade de tratamento se mostrou eficaz e segura no tratamento de diversas doenças alérgicas. A exposição ao alérgeno de forma contínua e em regime de aumento de doses é capaz de inibir a resposta imunológica por IgE (tipo 1) pela mudança no balanço de Th1/Th2, a favor de Th1, mediada por células T reguladores com o aumento dos níveis de IgG4 e na produção de interleucina [10] (IL-10) e interferon γ (IFNγ) e indução de células T e B reguladoras.[35-37]

A única terapia etiológica capaz de influenciar a história natural da alergia ao látex é a dessensibilização ou IT específica.[38] O primeiro relato de caso com o uso de imunoterapia subcutânea (ITSC) para látex, ocorreu em 1999 em que uma profissional da área da saúde tolerou a dose máxima administrada, porém, apesar de efetivo, o tratamento foi relacionado com reações sistêmicas.[39] Outros estudos com ITSC para látex mostraram o mesmo perfil, que apesar de potencialmente eficaz, é relacionada a alta frequência de eventos adversos[40-42] e, por isso, a via subcutânea foi amplamente abandonada.[6]

A via percutânea já foi sugerida como meio para dessensibilização. Patriarca et al. elaboraram um protocolo de aumento progressivo de exposição ao látex. Inicialmente, os pacientes faziam uso diário de luvas por período crescentes, após a dessensibilização, 5 pacientes mantiveram o uso de luvas por 60 minutos três vezes por semana. Um ano depois, todos conseguiam utilizar as luvas diariamente por mais de 1 hora sem eventos adversos. Três dos pacientes voltaram a ingerir alimentos que apresentavam reação cruzada prévia sem sintomas clínicos.[43]

A imunoterapia sublingual (ITSL) é a modalidade de IT mais utilizada atualmente, porém não está presente em todas as localidades. Na Europa, há a disponibilidade de extrato comercial sublingual padronizado (ALK-Abelló) com a presença de alguns dos alérgenos mais importantes, Hev b 6.01, Hev b 6.02 e quantidades residuais de Hev b 2 e Hev b 3, porém, no Brasil a aquisição destes produtos é limitada por restrições de importação.[2] A partir dos primeiros estudos com ITSL para látex no início dos anos 2000, houve um aumento do uso desta via, principalmente pela menor associação com eventos adversos.[6] O esquema mais utilizado é o de indução rápida (*rush*), com protocolos de dois, três e quatro dias já descritos. A fase de indução deve ser realizada sob supervisão médica e os efeitos adversos parecem estar relacionados com o tipo de protocolo e não com parâmetros individuais, sendo o de dois dias pouco tolerado. A dose de manutenção é a máxima concentração tolerada administrada três vezes na semana (Tabela 13.3.1).[38,44-46]

TABELA 13.3.1. Protocolo de dessensibilização sublingual rápida no tratamento de alergia ao látex[38]

Dia	Concentração	Dose administrada	Dose total
1	De 10^{-18} a 10^{-10}	1 gota/administração	28 por 10^{-10} μg
2	De 10^{-9} a 10^{-1}	1 gota/administração	2,8 μg
3	Não diluído (500 μg/mL)	1, 2, 3, 4, 5, 10 gotas	500 μg

Dose de manutenção: 10 gotas três vezes na semana.[38]

Eventos adversos a longo prazo não são frequentes,[6] porém, assim como em outros quadros alérgicos tratados com imunoterapia sublingual e oral,[47,48] há relato de caso de esofagite eosinofílica relacionada com a ITSL para látex.[49]

A indicação de realização de imunoterapia deve ser criteriosa, baseada no risco/benefício, relacionado com a gravidade clínica e possibilidade de eventos adversos durante o tratamen-

Anafilaxia: da Definição à Prática

to. Pacientes sem o mecanismo IgE mediado comprovado ou com sensibilização sem quadro de alergia não tem indicação de realização de imunoterapia.[2] Nos EUA, a imunoterapia para alergia IgE mediada ao látex é contraindicada.

Anti-IgE

O omalizumabe, de forma *off-label*, já foi utilizado na tentativa de tratamento de pacientes com alergia ao látex e pode ser uma possível opção de redução de efeitos adversos da imunoterapia,6 como já demonstrando em outras imunoterapias associadas a um maior número de reações, como venenos de insetos e alergias alimentares.[50]

No maior estudo randomizado, duplo cego e placebo controlado, Leynadier et al. demonstraram redução estatisticamente significativa nas repostas conjuntivais e cutâneas com uso de omalizumabe em 18 profissionais da área da saúde com sintomas de alergia ocupacional ao látex (conjuntivite, rinite e asma leve-moderada) há mais de um ano e com SPT positivo com duas preparações de alérgenos do látex associado a níveis relevantes de IgE sérica específica.[51]

Há relato sobre redução de sensibilização e maior tempo para surgimento de sintomas com provocação com luva de látex, após 24 semanas, em paciente com urticaria de contato em tratamento da Urticária Crônica Espontânea (UCE) com omalizumabe.[52]

O omalizumabe é uma possibilidade de tratamento que ainda carece de estudos em alergia ao látex. O alto custo e a dificuldade de acesso ao medicamento podem limitar a melhor avaliação de sua eficácia.

Considerações finais

Comprovadamente, a principal medida para se evitar a alergia ao látex é a exclusão do contato com esta substância, principalmente em grupos de risco. Indivíduos sensibilizados ou com diagnóstico de alergia ao látex devem ter conhecimento do potencial de gravidade do quadro, informar sua condição no caso de procedimentos médicos e se atentar para a presença da substância em itens de uso diário. Pacientes com histórico prévio de anafilaxia devem portar adrenalina autoinjetável e luvas sintéticas para uso individual. Instituições de saúde devem ter programas e/ou protocolos específicos com medidas de redução de exposição e educação continuada.

A dessensibilização pela imunoterapia pode ser uma opção em casos selecionados para redução dos sintomas, porém não há estudos com a população brasileira e envolve riscos de reação adversa, mesmo na forma sublingual.

A prevenção, primária e secundária, continua sendo o melhor tratamento na alergia ao látex e neste sentido é fundamental a identificação precoce dos indivíduos que tem maior risco de sensibilização.

Referências Bibliográficas

1. Hamilton RG. Latex allergy: Management - UpToDate [Internet]. 2020. Acessado em abirl de 2021. Disponível em: https://www.uptodate.com/contents/latex-allergy-management?search=latex allergy&source=search_result&selectedTitle=2~111&usage_type=default&display_rank=2.
2. Garro LS, Sá AB de. Alergia ao Látex. In: Ensina LF, Camelo-Nunes IC, Solé D, editors. Alergia a Fármacos: Do Diagnóstico ao Tratamento. 1. ed. São Paulo: Atheneu, 2018. p. 177-86.

3. Blumchen K, Bayer P, Buck D, Michael T, Cremer R, Fricke C, et al. Effects of latex avoidance on latex sensitization, atopy and allergic diseases in patients with spina bifida. Allergy Eur J Allergy Clin Immunol. 2010;65(12):1585-93.

4. Kelly KJ, Wang ML, Klancnik M, Petsonk EL. Prevention of IgE sensitization to latex in health care workers after reduction of antigen exposures. J Occup Environ Med. 2011;53(8):934-40.

5. Bueno de Sá A, Mallozi M, Solé D. Alergia ao látex: atualização. Rev Bras Alerg e Imunopatol - ASBAI. 2010;33(5):174-83.

6. Nucera E, Aruanno A, Rizzi A, Centrone M. Latex allergy: Current status and future perspectives. J Asthma Allergy. 2020;13:385-98.

7. Korniewicz DM, Chookaew N, El-Masri M, Mudd K, Bollinger ME. Conversion to low-protein, powder-free surgical gloves: is it worth the cost? AAOHN J [Internet]. 2005 Sep;53(9):388-93.

8. Tarlo SM, Easty A, Eubanks K, Parsons CR, Min F, Juvet S, et al. Outcomes of a natural rubber latex control program in an Ontario teaching hospital. J Allergy Clin Immunol [Internet]. 2001 Oct;108(4):628-33.

9. Korniewicz DM, Chookaew N, Brown J, Bookhamer N, Mudd K, Bollinger ME. Impact of converting to powder-free gloves. Decreasing the symptoms of latex exposure in operating room personnel. AAOHN J. 2005 Mar 1;53(3):111-6.

10. Malerich PG, Wilson ML, Mowad CM. The effect of a transition to powder-free latex gloves on workers' compensation claims for latex-related illness. Dermat contact, atopic, Occup drug. 19(6):316-8.

11. Critchley E, Pemberton MN. Latex and synthetic rubber glove usage in UK general dental practice: changing trends. Heliyon. 2020 May;6(5):e03889.

12. Palosuo T, Antoniadou I, Gottrup F, Phillips P. Latex Medical Gloves: Time for a Reappraisal. Int Arch Allergy Immunol. 2011;156(3):234-46.

13. Vandenplas O, Raulf M. Occupational Latex Allergy: the Current State of Affairs. Curr Allergy Asthma Rep. 2017 Mar 1;17(3):14.

14. Crepy M-N. Rubber: new allergens and preventive measures. Eur J Dermatology. 2016 Nov;26(6):523-30.

15. Siler DJ, Cornish K, Hamilton RG. Absence of cross-reactivity of IgE antibodies from subjects allergic to Hevea brasiliensis latex with a new source of natural rubber latex from guayule (Parthenium argentatum). J Allergy Clin Immunol. 1996 Nov;98(5):895-902.

16. Michavila Gomez AV, Belver Gonzalez MT, Alvarez NC, Giner Muñoz MT, Hernando Sastre V, Porto Arceo JA, et al. Perioperative anaphylactic reactions: Review and procedure protocol in paediatrics. Allergol Immunopathol (Madr). 2015 Mar;43(2):203-14.

17. Dewachter P, Kopac P, Laguna JJ, Mertes PM, Sabato V, Volcheck GW, et al. Anaesthetic management of patients with pre-existing allergic conditions: a narrative review. Br J Anaesth. 2019 Jul;123(1):e65-81.

18. Cardona V, Ansotegui IJ, Ebisawa M, El-Gamal Y, Fernandez Rivas M, Fineman S, et al. World allergy organization anaphylaxis guidance 2020. World Allergy Organ J. 2020;13(10):100472.

19. Raulf M. Current state of occupational latex allergy. Curr Opin Allergy Clin Immunol. 2020;20(2):112-6.

20. Condemi JJ. Allergic reactions to natural rubber latex at home, to rubber products, and to cross-reacting foods. J Allergy Clin Immunol. 2002 Aug;110(2):S107-10.

21. Kostyal D, Horton K, Beezhold D, Lockwood S, Hamilton RG. Latex as a significant source of hevea brasiiliensis allergen exposure. Ann Allergy, Asthma Immunol. 2009 Oct;103(4):354-5.

22. Higuero NC, Igea JM, de la Hoz B. Latex allergy: Position paper. J Investig Allergol Clin Immunol. 2012;22(5):313-30.

23. Resolução RDC No 37, de 26 de agosto de 2015. Imprensa Nacional [Internet]. Acessado em abril de 2021. Disponível em: https://www.in.gov.br/materia/-/asset_publisher/Kujrw0TZC2Mb/content/id/32421486/do1-2015-08-27-resolucao-rdc-n-37-de-26-de-agosto-de-2015-32421406.

24. Crippa M, Belleri L, Mistrello G, Tedoldi C, Alessio L. Prevention of latex allergy among health care workers and in the general population: latex protein content in devices commonly used in hospitals and general practice. Int Arch Occup Environ Health. 2006 Aug 9;79(7):550-7.

25. Gawchik SM. Latex Allergy. Mt Sinai J Med A J Transl Pers Med. 2011 Sep;78(5):759-72.

26. Caballero ML, Quirce S. Identification and practical management of latex allergy in occupational settings. Expert Rev Clin Immunol. 2015;11(9):977-92.

27. Cusick C. A latex-safe environment is in everyone's best interest. Mater Manag Health Care. 2007 Nov;16(11):24-6.

28. Solé D, Spindola MAC, Aun MV, Araújo Azi LMT, Bernd LAG, Garcia DB, et al. Update on perioperative hypersensitivity reactions: joint document from the Brazilian Society of Anesthesiology (SBA) and Brazilian Association of Allergy and Immunology (ASBAI) – Part II: etiology and diagnosis. Brazilian J Anesthesiol. 2020;70(6):642-61.

29. Mertes PM, Malinovsky JM, Jouffroy L, Working Group of the SFAR and SFA, Aberer W, Terreehorst I, et al. Reducing the risk of anaphylaxis during anesthesia: 2011 updated guidelines for clinical practice. J Investig Allergol Clin Immunol. 2011;21(6):442-53.

30. Laguna J, Archilla J, Doña I, Corominas M, Gastaminza G, Mayorga C, et al. Practical Guidelines for Perioperative Hypersensitivity Reactions. J Investig Allergol Clin Immunol. 2018 Aug 1;28(4):216-32.

31. Raulf M. The latex story. Chem Immunol Allergy. 2014;100:248-55.

32. Smith AM, Amin HS, Biagini RE, Hamilton RG, Arif SAM, Yeang HY, et al. Percutaneous reactivity to natural rubber latex proteins persists in health-care workers following avoidance of natural rubber latex. Clin Exp Allergy. 2007 Sep;37(9):1349-56.

33. Noon L. ROPHY. Prophylactic Inoculation Against hay Fever. Lancet. 1911 Jun;177(4580):1572-3.

34. Freeman J. Further Observetions on the Treatment of Hay FEver by Hypodermic Inoculations of Pollen Vaccine. Lancet. 1911 Sep;178(4594):814-7.

35. Till SJ, Francis JN, Nouri-Aria K, Durham SR. Mechanisms of immunotherapy. J Allergy Clin Immunol. 2004 Jun;113(6):1025-34.

36. Ring J, Gutermuth J. 100 years of hyposensitization: history of allergen-specific immunotherapy (ASIT). Allergy. 2011 Jun;66(6):713-24.

37. James LK, Till SJ. Potential Mechanisms for IgG4 Inhibition of Immediate Hypersensitivity Reactions. Curr Allergy Asthma Rep. 2016;16(3):1-7.

38. Nucera E, Mezzacappa S, Buonomo A, Centrone M, Rizzi A, Manicone PF, et al. Latex immunotherapy: Evidence of effectiveness. Postep Dermatologii i Alergol. 2018;35(2):145-50.

39. Pereira C, Rico P, Lourenço M, Lombardero M, Pinto-Mendes J CC. Specific immunotherapy for occupational latex allergy. Allergy. 1999;54(1):291-3.

40. Leynadier F, Herman D, Vervloet D, Andre C. Specific immunotherapy with a standardized latex extract versus placebo in allergic healthcare workers. J Allergy Clin Immunol. 2000 Sep;106(3):585-90.

41. Sastre J, Fernández-Nieto M, Rico P, Martín S, Barber D, Cuesta J, et al. Specific immunotherapy with a standardized latex extract in allergic workers: A double-blind, placebo-controlled study. J Allergy Clin Immunol. 2003 May;111(5):985-94.

42. Tabar AI, Anda M, Bonifazi F, Bilò MB, Leynadier F, Fuchs T, et al. Specific Immunotherapy with Standardized Latex Extract versus Placebo in Latex-Allergic Patients. Int Arch Allergy Immunol. 2006;141(4):369-76.

43. Patriarca G, Nucera E, Buonomo A, Del Ninno M, Roncallo C, Pollastrini E, et al. Latex allergy desensitization by exposure protocol: Five case reports. Anesth Analg. 2002;94(3):754-8.

44. Antico A, Pagani M, Crema A. Anaphylaxis by latex sublingual immunothera-py. Allergy. 2006 Oct;61(10):1236-7.

45. Nettis E, Colanardi MC, Soccio AL, Marcandrea M, Pinto L, Ferrannini A, et al. Double-blind, placebo-controlled study of sublingual immunotherapy in

patients with latex-induced urticaria: a 12-month study. Br J Dermatol. 2007 Apr;156(4):674-81.

46. Nucera E, Schiavino D, Sabato V, Colagiovanni A, Pecora V, Rizzi A, et al. Sublingual immunotherapy for latex allergy: Tolerability and safety profile of rush build-up phase. Curr Med Res Opin. 2008;24(4):1147–54.

47. Lucendo AJ, Arias Á, Tenias JM. Relation between eosinophilic esophagitis and oral immunotherapy for food allergy: a systematic review with meta-analysis. Ann Allergy, Asthma Immunol. 2014 Dec;113(6):624-9.

48. Cafone J, Capucilli P, Hill DA, Spergel JM. Eosinophilic esophagitis during sublingual and oral allergen immunotherapy. Curr Opin Allergy Clin Immunol. 2019 Aug;19(4):350-7.

49. Nucera E, Urbani S, Buonomo A, Andriollo G, Aruanno A. Eosinophilic Esophagitis During Latex Desensitization. J Investig Allergol Clin Immunol. 2020 Feb 20;30(1):61-3.

50. Dantzer JA, Wood RA. The use of omalizumab in allergen immunotherapy. Clin Exp Allergy. 2018 Mar;48(3):232-40.

51. Leynadier F, Doudou O, Gaouar H, Le Gros V, Bourdeix I, Guyomarch-Cocco L, et al. Effect of omalizumab in health care workers with occupational latex allergy [5]. J Allergy Clin Immunol. 2004;113(2):360-1.

52. Di Leo E, Calogiuri G, Macchia L, Nettis E. Use of omalizumab in uncontrolled chronic spontaneous urticaria also improved latex-induced contact urticaria. J Allergy Clin Immunol Pract. 2019;7(1):300-2.

13.4 Conduta na Anafilaxia no Perioperatório

Jane da Silva

Investigação pré-operatória

Até o presente, a prevenção primária de anafilaxia perioperatória é restrita a medidas específicas. Não é incomum que pacientes cheguem ao alergista para avaliação pré-procedimento, por iniciativa própria ou encaminhados por cirurgião ou dentista, para realização de testes, com intuito de prevenção primária de reações anafiláticas. Considerando-se as consequências legais que podem decorrer de interpretações equivocadas, é importante responder à questão sobre testes prévios baseando-se nas evidências disponíveis na literatura.

Indivíduos sem uma história prévia de reação a drogas submetidos a testes de *screening* (triagem) apresentam discrepância entre resultados dos testes e desfechos clínicos. Assim, testes de *screening* não são recomendados para a população em geral.[1] Tais testes, usados para prevenir reações de hipersensibilidade, são improváveis em reduzir a incidência dessas reações.[2,3] Para a ocorrência de anafilaxia, além das substâncias desencadeantes, contribuem também os cofatores amplificadores,[4] e nem todos esses elementos podem estar presentes em testes prévios a um evento, o que poderia explicar discrepâncias. Além disso, o conhecimento atual é ainda insuficiente sobre os valores preditivos, negativo e positivo, dos testes cutâneos e laboratoriais na população em geral.[5]

A Organização Mundial de Alergia enfatiza apenas a recomendação de uma abrangente avaliação para pacientes que já apresentaram uma reação de hipersensibilidade durante anestesia.[4]

As indicações para avaliação com alergista e realização de testes indicados no pré-operatório são:

a) Paciente com história suspeita de reação de hipersensibilidade em anestesia prévia não investigada.

b) Pacientes com suspeita de hipersensibilidade a substâncias que poderão ser utilizadas no procedimento proposto.

c) Paciente com história de manifestações de hipersensibilidade ao látex, independente das circunstâncias.

d) Pacientes pediátricos submetidos a inúmeras cirurgias, principalmente aqueles com espinha bífida ou mielomeningocele, em virtude da alta frequência de alergia ao látex.

e) Pacientes com história de manifestações clínicas à ingestão de abacate, kiwi, banana, castanhas, trigo sarraceno etc., ou à exposição ao *Ficus benjamina*, pela alta frequência de reações cruzadas com látex.[5]

A investigação é conduzida nos itens "c", "d" e "e" unicamente para o látex.[6]

Pré-medicação

Conhecendo a fisiopatologia da anafilaxia, pode-se estimar que o bloqueio dos receptores histaminérgicos H1 e H2 não é uma medida suficiente para completa proteção contra anafilaxia, especialmente de graus mais elevados. No entanto, pode haver um benefício da pré-medicação com anti-histamínicos em pacientes com reações recorrentes de Grau I causadas por liberação inespecífica de histamina. A pré-medicação tem sido recomendada para reduzir ou prevenir esse tipo de reação.[7]

A profilaxia com uso de corticosteroides é uma medida comum adotada principalmente em radiologia. Deve-se atentar que essa prática pode promover elevação da glicemia (em média de 40-150 mg/dL do basal do paciente) por 24 a 48 horas. Além disso, corticosteroides têm um fraco efeito em evitar anafilaxia e é improvável que diminuam a gravidade das reações de hipersensibilidade que surgirem decorrentes de procedimentos radiológicos. Adicionalmente, em pacientes internados eleva o custo e ocasiona um prejuízo indireto, aumentando a duração da internação.[8] Guardadas suas particularidades, essas informações podem ser estendidas e devem ser lembradas em relação a procedimentos em anestesia.

Pré-medicação está indicada, de forma restrita, na administração de soro antiofídico. Nesse caso, com adrenalina em aplicação subcutânea, como medicação prévia e não tratamento. Em contrapartida, a aplicação de corticosteroide isoladamente não reduz a gravidade das reações.[9]

Portanto, como não há profilaxia farmacológica efetiva, a exclusão do alérgeno é o único modo de prevenir uma reação anafilática.[7] A investigação adequada de toda reação perioperatória de hipersensibilidade deve ser realizada para confirmar anafilaxia e identificar o agente, com o objetivo de evitar uma exposição futura.[5,7]

Em contrapartida, foi detectado em um projeto nacional de auditoria sobre anafilaxia, que pacientes idosos, obesos, ASA > 3, em uso de betabloqueadores ou inibidores da enzima conversora de angiotensina são de risco para um desfecho adverso. Nessa situação, o anestesista deve estar preparado para intensificar o tratamento e assim, um alto grau de suspeição de anafilaxia pode ser uma estratégia de prevenção de epílogo desfavorável.[10]

Manejo do paciente com histórico de anafilaxia perioperatória e indicação cirúrgica

Uma abordagem ao paciente com suspeita de reação alérgica perioperatória que necessita de cirurgia é mostrada na Figura 13.4.1. A abordagem dependerá da urgência do procedimento. Se a reação foi grave e o procedimento seguinte for eletivo, o paciente deve ser encaminhado para investigação especializada de alergia perioperatória antes da cirurgia.

Como regras gerais nas situações de genuína urgência sem investigação, alguns cuidados e observações devem ser lembrados, visando prevenção de eventos, como:

- Evitar agentes administrados ou aos quais o paciente foi exposto até 60 minutos antes do evento.[11]
- Excluir látex (ambiente e dispositivos médicos). Manter as precauções também no pós-operatório (sala de recuperação pós-anestésica, unidade de internação e de terapia intensiva).[12]
- Realizar a cirurgia no primeiro horário da manhã.[12,13]
- Com relação aos antibióticos, deve-se excluir todos os que sejam da mesma classe daqueles utilizados no even-

to suspeito[14] e discutir com a Comissão de Infecção Hospitalar (CCIH) de cada unidade. A administração do agente escolhido deve ser feita no centro cirúrgico antes da indução anestésica, com o paciente acordado e monitorizado para facilitar a identificação do agente implicado.[15]

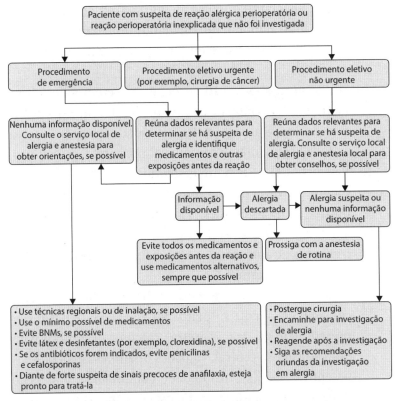

FIGURA 13.4.1. Manejo do paciente com suspeita de reação alérgica perioperatória com indicação cirúrgica e que não realizou investigação prévia.[11]

- Com relação aos agentes para indução de anestesia geral, caso tenha sido usado propofol e anestesia geral seja necessária, indica-se agentes halogenados, tiopental, etomidato (formulação não lipídica) e cetamina.[14]

- Na intubação traqueal, se for necessário excluir os bloqueadores neuromusculares, remifentanil, sulfato de magnésio e anestesia tópica serão úteis. Substituir remifentanil por alfentanil se aquele foi utilizado anteriormente.[14]

- Considerar também dexmedetomidina para intubação acordada,[10,16] inclusive em casos de alergia a anestésicos locais.[17]

- Se bloqueadores neuromusculares tiverem sido administrados no contexto de anafilaxia, devem ser excluídos devido à alta taxa de reatividade cruzada, exceto se for absolutamente impossível prescindir de seu uso. Pancurônio, que tem uma estrutura inflexível, parece ser menos provável de apresentar reatividade cruzada com outros aminoesteroides. Para pacientes que sofreram anafilaxia com rocurônio ou vecurônio, cisatracúrio foi o agente que apresentou a mais baixa taxa de reatividade cruzada aos mesmos.[18]

- Caso a clorexidina tenha sido utilizada anteriormente, é considerada agente suspeito, por isso deve-se pesquisar presença em gel de uso uretral, cateteres revestidos para punção venosa central, soluções oftálmicas e loções antissépticas. Se há sensibilidade comprovada, a atenção deve ser redobrada com precauções inclusive no pós--operatório, pois um terço dos pacientes com diagnóstico de alergia à clorexidina foram novamente expostos acidentalmente no ambiente de saúde.[19] Atentar-se aos pacientes com sintomas alérgicos leves após a exposição à clorexidina na avaliação pré-anestésica para prevenir reações alérgicas potencialmente mais graves no futuro, especialmente em profissionais de saúde.[20,21]

- Lembrar que algumas preparações de coloides para reposição volêmica (IV) podem conter alfa-gal[22] e estão proibidos nos pacientes com síndrome alfa-gal.[5]
- Observar uso de contrastes radiológicos e corantes para linfangiografia.
- Estar atento a drogas liberadoras de histamina, como morfina e codeína fenantrênicos. Essas são diferentes dos derivados fenilpiperidenos, pois eles não estão associados a liberação de histamina.[23] Atracúrio também é liberador de histamina por ação direta.[7]
- O óxido de etileno é um gás utilizado para esterilizar a maioria dos dispositivos médicos. Embora as reações sejam raras no cenário perioperatório, parece haver um risco aumentado de sensibilização em pacientes com mielomeningocele e *shunts* ventriculoperitoneal[24] e em pacientes submetidos a hemodiálise.[26] É muito difícil evitar o uso de óxido de etileno, então para esses pacientes é recomendável substituir materiais que possam ser esterilizados a vapor, determinar condutas para minimizar a exposição, quando possível,[27,28] além de pré-tratamento com omalizumabe, que pode dar bom resultado na prevenção de reações.[29] O teste para diagnóstico de alergia ao óxido de etileno é a pesquisa de IgE específica,[25] mas não está disponível no Brasil.

Considerações finais

A multiplicidade de agentes envolvidos na anafilaxia perioperatória implica na necessidade de investigação diagnóstica criteriosa por especialista experiente, com base em anamnese cuidadosa e análise detalhada do relato cirúrgico. A partir da identificação do agente etiológico será possível definir as medidas de prevenção secundária. A prevenção secundária pode ser complexa como na alergia ao látex, exigindo investimentos em instrumental médico e centros cirúrgicos "latex *free*".

A avaliação de risco de anafilaxia no pré-operatório, como *screening*, em pacientes sem histórico prévio de reação alérgica a medicamentos não é recomendada e não parece ser útil na redução do risco de anafilaxia perioperatória. A prevenção primária da anafilaxia ao látex com a realização de cirurgias e procedimentos invasivos em ambientes "latex *free*" é indicada para os pacientes com alto risco de sensibilização ao látex, como pacientes pediátricos submetidos a inúmeras cirurgias, principalmente aqueles com espinha bífida ou mielomeningocele.

Finalmente, um desafio adicional é o manejo do paciente com histórico de suspeita e/ou reação alérgica perioperatória com indicação cirúrgica no presente e que não realizou investigação etiológica prévia do episódio suspeito. Nessas condições, existem recomendações bem estabelecidas internacionalmente que podem nortear a conduta médica para prevenção da recorrência da anafilaxia.

Referências Bibliográficas

1. Laxenaire MC. Management of the allergic patient. Ann Fr Anesth Reanim. 2002 Jun;21(6): 93-6.

2. Ewan PW, Dugué P, Mirakian R, Dixon TA, Harper JN et al. BSACI guidelines for the investigation of suspected anaphylaxis during general anesthesia.Clin Exp Allergy 2009;40:15-31.

3. Fisher MM, Doig GS. Prevention of anaphylactic reactions to anaesthetic drugs. Drug Saf. 2004;27(6);393-410.

4. Simons FER, Ebisawa M, Sanchez-Borges M,Thong BY, Worm M,Tanno LK et al. 2015 update of the evidence base: World Allergy Organization anaphylaxis guidelines. World Allergy Org J 2015;8:32.

5. Mertes PM, Malinovsky JM, Jouffroy L,Working Group of the SFAR and SFA, Aberer W, Terreehorst I, et al. Reducing the risk of anaphylaxis during anesthesia: 2011 update guidelines for clinical practice. J Investig Allergol Clin Immunol. 2011;21(6):442-53.

6. Laxenaire MC. Management of the allergic patient. Ann Fr Anesth Reanim. 2002 Jun;21(6): 93-6.

7. Volcheck GV, Mertes PM. Local and general anesthetics immediate hypersensitivity reactions. Immunol Allergy Clin North Am. 2014 Aug;34(3):525-46, viii.

8. Davenport MS, Cohan RH. The Evidence for and Against Corticosteroid Prophylaxis in At-Risk Patients. Radiol Clin North Am. 2017 Mar;55(2):413-21.

9. Muraro A, Roberts G, Worm M, Bilò MB, Brockow K, Fernández Rivas M, et al. Anaphylaxis: guidelines from the European Academy of Allergy and Clinical Immunology. Allergy. 2014 Aug;69(8):1026-45.

10. Harper NJN, Cook TM, Garcez T, Lucas DN, Thomas M, Kemp H, et al. Anaesthesia, surgery, and life-threatening allergic reactions: management and outcomes in the 6th National Audit Project (NAP6). Br J Anaesth. 2018 Jul;121(1):172-188.

11. Garvey LH, Dewachter P, Hepner DL, et al. Management of suspected immediate perioperative allergic reactions: an international overview and consensus recommendations. Br J Anaesth. 2019;123:e50-64.

12. Cabanes N, Igea JM, de la Hoz B, et al. Latex allergy: position paper. J Investig Allergol Clin Immunol. 2012;22:313-30.

13. Laguna JJ, Archilla J, Dona I, Corominas M, Gastaminza G, Mayorga C, et al. Practical guidelines for perioperative hypersensitivity reactions. J Investig Allergol Immunol.2018;28:216-32.

14. Kanwar M, Irvin CB, Frank JJ, Weber K, Rosman H. Confusion about epinephrine dosing leading to iatrogenic overdose: a life-threatening problem with a potential solution. Ann Emerg Med. 2010;55:341-4.

15. Marinho S. Perioperative anaphylaxis Time for a NAP6! Clin Exp Allergy. 2018;48:1252-4.

16. Cabrini L, Baiardo Redealli M, Ball L, et al. Awake fiberoptic intubation protocols in the operating room for anticipated difficult airway: a systema-

tic review and meta-analysis of randomized controlled trials. Anesth Analg. 2019;128:971-80.

17. Madhere M, Vangura D, Saidov A. Dexmedetomidine as sole agent for awake fiberoptic intubation in a patient with local anesthetic allergy. J Anaesth. 2011;25:592-4.

18. Sadleir PHM, Clarke RC, Bunning DL, Platt PR. Anaphylaxis to neuromuscular blocking drugs: incidence and cross-reactivity in Western Australia from 2002 to 2011. Br J Anaesth.2013;110:981-7.

19. Opstrup MS, Poulsen LK, Malling HJ, Jensen BM, Garvey LH. Dynamics of specific IgE in chlorhexidine allergic patients with and without accidental re-exposure. Clin Exp Allergy.2016;46:1090-8.

20. Buonomo A, Aruanno A, Perilli V, Rizzi A, Ferraironi M, Nucera E. Perioperative anaphylaxis to chlorhexidine: Crucial role of in-vitro testing. Asian Pac J Allergy Immunol. 2021 Feb 21.

21. Opstrup MS, Garvey LH. Chlorhexidine Allergy: Mild Allergic Reactions Can Precede Anaphylaxis in the Healthcare Setting. Turk J Anaesthesiol Reanim. 2019 Aug;47(4):342-344.

22. Mullins RJ. The relationship between red meat allergy and sensitization to gelatin and galactose-alpha-1,3-galactose. J Allergy Clin Immunol. 2012;125:1334-42.

23. Ebo DG, Fischer MM, Hagendorens MM, Bridts CH, Stevens WJ. Anaphylaxis during anaesthesia: diagnostic approach. Allergy.2007;62:471-87.

24. Garvey LH, Ebo DG, Mertes PM, et al. An EAACI position paper on the investigation of perioperative immediate hypersensitivity reactions. Allergy. 2019;74:1872-84.

25. Opstrup MS, Mosbech H, Garvey LH. Allergic sensitization to ethyelene oxide in patients with suspected allergic reactions during surgery and anesthesia. J Investig Allergol Clin Immunol.2010;20:69-70.

26. Akhavan BJ, Osborn UA, Mathew R. Anaphylactic reaction to ethylene oxide in a hemodialysis patient. SAGE Open Med CaseRep. 2019;7, 2050313X19838744.

27. Garvey LH. Old, new and hidden causes of perioperative hypersensitivity. Curr Pharm Des. 2016;22:6814-24.

28. Bache S, Petersen JT, Garvey LH. Anaphylaxis to ethylene oxide – a rare and overlooked phenomenon? Acta Anaesthesiol Scand. 2011;55:1279-82.

29. Listyo A, Hofmaeier KS, Bandschapp O, Erb T, Hasler CC, Bir-cher AJ. Severe anaphylactic shock due to ethylene oxide in a patient with myelomeningocele: successful exposure preven-tion and pretreatment with omalizumab. Anesth Analg Case Rep. 2014;2:3-6.

13.5 Conduta na Anafilaxia durante Procedimentos em Alergia: Testes de Hipersensibilidade e Imunoterapia com Alérgenos

Ana Carolina Alves Feliciano de Sousa Santos

Introdução

O atendimento em Alergia e Imunologia está potencialmente associado a risco de reações, que em muitos casos não podem ser completamente evitados, uma vez que o diagnóstico e tratamento, das doenças de hipersensibilidade envolvem frequentemente exposição a substâncias potencialmente alergênicas (durante testes cutâneos) desencadeamento de sintomas de alergia administrando componentes suspeitos (teste de provocação), ou aplicação intencional de substâncias as quais o paciente é sensibilizado (imunoterapia alérgeno específica).

Portanto, é importante conhecer os riscos e ter as condições necessárias para minimizar o risco de efeitos graves ou fatais, e oferecer ao paciente maior segurança na realização desses procedimentos. Neste capítulo, focaremos nos testes cutâneos de hipersensibilidade e na imunoterapia com alérgenos. A dessensibilização com alimentos e medicamentos já foi abordada nos *Subcapítulos 13.1 – Conduta na Anafilaxia por Alimentos* e *13.2 – Conduta na Anafilaxia a Medicamentos*, respectivamente.

Reações indesejadas podem ser evitadas e a intensidade dos sintomas por vezes pode ser minimizada quando os procedimentos são realizados de maneira adequada e as precauções são tomadas. No entanto, em alguns procedimentos, como provocação com alimentos e medicamentos, a possibilidade de reações que podem ser graves é inerente ao procedimento e não é possível evitá-las completamente. Nesse caso, é necessário que se tenha critérios bem definidos de inclusão e exclusão de pacientes e protocolos bem estabelecidos devem ser seguidos. Além disso, o paciente ou seu responsável, deve ser esclarecido a respeito do procedimento e possíveis eventos adversos decorrentes do mesmo, e caso concorde em realizar um termo de consentimento informado deve ser obtido. O profissional responsável precisa ser devidamente treinado e monitorar apropriadamente o paciente durante todo o procedimento. O paciente deve receber um plano de ação para possíveis reações após o término do procedimento. Essa conduta tanto reduz o risco de efeitos adversos como a intensidade dos sintomas.[1]

O tratamento de reações adversas desencadeadas por procedimentos em Alergia, especialmente das anafilaxias, requer um protocolo previamente estabelecido, equipamentos, materiais e medicamentos disponíveis, e uma equipe treinada para executar tratamento eficaz, prevenindo assim uma evolução grave ou fatal.[1] No Brasil, para realização dos procedimentos diagnósticos e terapêuticos no consultório é necessário cumprir as exigências mínimas de instalações, equipamentos e material estabelecidos na Resolução CFM No. 2.153/16.

Prevenção de anafilaxia durante testes cutâneos em alergia

Os testes cutâneos de hipersensibilidade imediata, teste de punctura (*prick test)* e teste intradérmico podem ser realizados para diagnóstico de alergia IgE mediada. O teste de puntura é indicado para o diagnóstico de alergias respiratórias, ao veneno de insetos, alimentar, ao látex e a medicamentos. O teste intradérmico apresenta percentuais maiores de reações positivas inespecíficas, por isso não está indicado rotineiramente o seu uso para o diagnóstico de alergia por inalantes e alimentos.[2,3] Os testes cutâneos são considerados procedimentos seguros e reações sistêmicas pelos mesmos aparecem entre 15 e 30 minutos após o início do procedimento. A prevalência de reações sistêmicas em teste de puntura por inalantes e alimentos é de 0,055%[4,5] e a taxa de reações sistêmicas com necessidade de uso de adrenalina é de 20 por 100.000 testes.[6] Em estudo prospectivo, a taxa de reações sistêmicas por testes cutâneos foi de 3,6%, sendo 0,4% em testes de puntura e 3,2% em testes intradérmicos.[7]

O risco de anafilaxia por testes cutâneos para veneno de insetos também é baixo. Um estudo com 3.236 pacientes mostrou que 45 (1,4%) pacientes apresentaram reações de hipersensibilidade e em 8 (0,25%) desses pacientes a reação foi grave.[8]

Nos testes para medicamentos, o teste intradérmico é mais sensível que o teste de puntura, e apresenta maior chance de anafilaxia. Contudo, raros casos foram descritos em teste intradérmico com betalactâmicos.[9]

Incidência maior de reações sistêmicas é observada em testes para látex, porém, estas reações estão relacionadas ao uso de extratos não padronizados, já que alguns países não dispõem de extratos padronizados para esses testes. O teste intradérmico para látex não está indicado devido ao maior risco de reações sistêmicas. Crianças com espinha bífida são o grupo de maior risco e reações mais graves são observadas em indivíduos com broncoprovocação positiva.[10,11]

Os fatores de risco para reações sistêmicas em testes cutâneos são:[7-19]

- Crianças, especialmente menores de 6 meses.
- Teste com múltiplos alérgenos.
- Teste com alimentos em pacientes com anafilaxia alimentar.
- Teste com alimentos *in natura*.
- Teste com extrato não padronizado de látex.
- Eczema com acometimento cutâneo extenso.
- Asma não controlada.
- Teste intradérmico (exceto teste para veneno de insetos).
- Teste com medicamentos em pacientes com anafilaxia por medicamentos.
- Teste para medicamentos em gestantes.

Os testes alérgicos cutâneos podem ser realizados em consultórios que disponham de equipamentos e medicamentos para atendimento de emergência. Porém, os testes cutâneos para medicamentos devem ser realizados por médicos treinados, em hospital ou centros especializados similares a um Hospital-Dia, pois material de ressuscitação cardiopulmonar deve estar prontamente disponível. O teste de contato para medicamentos pode ser realizado em consultório.[1]

Nos testes de puntura e intradérmico em pacientes com anafilaxia, asma, mastocitose sistêmica ou doença cardiovascular grave, e nos testes com látex os medicamentos devem estar disponíveis para uso imediato.[1] Porém, os riscos devem ser cuidadosamente avaliados e, se necessário, os testes devem ser realizados em hospitais ou centros especializados.

Pacientes com história de anafilaxia ou asma que apresentam testes cutâneos positivos devem permanecer 20 minutos em observação após o teste.[1] Todos os pacientes cujo teste for para veneno de insetos devem ficar em observação por 20 minutos após o teste.[1] O tempo de observação deve ser de 40 minutos nos testes para látex[1] e de 6 a 8 horas para pacientes asmáticos com teste intradérmico positivo para medicamentos.[9]

Em estudo retrospectivo, que avaliou 191 pacientes em uso de betabloqueador, não houve casos de reações adversas após testes cutâneos.[20] Porém, devido ao risco potencial de resposta inadequada ao tratamento da anafilaxia em pacientes em uso de betabloqueadores, é necessário, avaliar associação de fatores de risco para ocorrência de anafilaxia durante o teste nesses pacientes.

Asma não controlada, uso de betabloqueadores e gestação são condições em que são necessários avaliar riscos versus benefícios para a indicação e realização do teste cutâneo. Em pacientes com história de anafilaxia ao látex, os testes cutâneos podem ser realizados se os exames *in vitro* forem negativos.[11]

Em pacientes com história de anafilaxia, o teste de punctura deve ser iniciado com extrato diluído, 1:10 ou 1:100 do extrato padronizado para alimentos ou látex.[1]

Prevenção de anafilaxia durante imunoterapia para aeroalérgenos

A maior parte das reações decorrentes da imunoterapia injetável para aeroalérgenos são reações locais. Em estudo retrospectivo que avaliou por 30 anos 2.200 pacientes com alergia respiratória, incluindo asma e realizaram imunoterapia para ácaros e pólens, foram observadas 42 anafilaxias (1,3%), sendo 2 episódios de anafilaxia grave no mesmo paciente.[21]

Estudo realizado no Canadá avaliou reações sistêmicas por imunoterapia subcutânea para aeroalérgenos em 380 pacientes, no período de janeiro de 2011 a outubro de 2017. Os autores mostraram que das 380 pacientes com um total de 29.334 injeções aplicadas, 28 pacientes (7,4%) apresentaram reação sistêmica necessitando tratamento com epinefrina. Em 26 das 28 pacientes a reação ocorreu nos primeiros 30 minutos após aplicação da imunoterapia. Onze pacientes tinham asma e 5 tinham história de possível alergia alimentar. Em 10 pacientes foi necessário mais de uma dose de epinefrina e 20 das 28 pacientes foram transferidos para hospital de ambulância.[22]

A taxa de morte por anafilaxia decorrente de imunoterapia nos EUA até 2001 foi de 3 a 3,4 mortes por ano, entre 2001 e 2007 foi de 1 morte por ano e 2008 a 2011 não foi relatado morte.[24]

O risco de anafilaxia varia com a idade. Nas crianças o reconhecimento dos sinais de anafilaxia pode ficar prejudicado uma vez que crianças pequenas podem não conseguir relatar precocemente os sintomas. Adolescentes podem estar expostos aos cofatores que aumentam o risco e gravidade da anafilaxia, como ingesta de bebidas alcoólicas e atividade física. Idosos mais frequentemente apresentam comorbidades e fazem uso de medicamentos que podem influenciar o risco de anafilaxia e a resposta ao tratamento desta condição, como anti-inflamatórios, inibidores da enzima conversora de angiotensina (iECA), betabloqueadores e inibidores da monoamina oxidase (iMAO). As síndromes de ativação mastocitárias estão relacionadas ao maior risco de anafilaxia.[25]

Os betabloqueadores não estão associados a maior frequência de reações sistêmicas durante imunoterapia26, mas podem induzir reações mais graves, devido a potencial má resposta ao tratamento da anafilaxia com a epinefrina.[27,28] O uso de betabloqueadores é considerado uma contraindicação relativa para a imunoterapia injetável.[29]

Embora o uso de inibidores da ECA possa interferir no tratamento da anafilaxia,[31] não estão contraindicados durante a imunoterapia para aeroalérgenos.[30]

Os inibidores irreversíveis da MAO interagem com a adrenalina,[31] podendo ocorrer taquicardia e hipertensão grave durante o tratamento da anafilaxia desencadeada por imunoterapia. Inibidores reversíveis da MAO estão menos relacionados com esse efeito.[32] A imunoterapia não está contraindicada em pacientes em uso de inibidores da MAO, porém o custo-benefício deve ser avaliado bem como a possibilidade de trocar a medicação anti-hipertensiva.[30]

Asma não controlada aumenta o risco de o paciente ter broncospasmo grave na anafilaxia. O monitoramento, com FEV1 > 70% do previsto e tratamento adequado da asma previne esse evento durante a imunoterapia.[22] Os pacientes devem ter um plano de uso de broncodilatador e procurar atendimento de emergência em caso de sintomas graves.[22] Em crianças com asma, a imunoterapia sublingual tem demostrado maior segurança, sendo a via preferencial.[33] Em estudo com crianças que fizeram imunoterapia alérgeno específica, tanto sublingual quanto subcutânea para aeroalérgenos, ocorreram apenas 29 (1,53%) reações sistêmicas e, dessas, 3 (10,3%) foram anafilaxia, imunoterapia para pólens de gramíneas *versus* ácaros e uso de extrato natural *versus* componentes apresentaram maior risco de reações sistêmicas.[34]

Doenças cardiovasculares e pulmonares apresentam maior risco de hipotensão, broncoespasmo e má resposta à ressuscitação no tratamento da anafilaxia.[29]

Em gestantes, tem sido consenso que a imunoterapia não deve ser iniciada, mas pode ser mantida em pacientes que engravidam durante a imunoterapia e apresentam boa tolerância.[29] Essa recomendação é baseada nos efeitos que o quadro de anafilaxia pode causar na gestante e no feto.[35] Porém, em estudo prospectivo que avaliou gestantes, em que o tratamento de imunoterapia, injetável e sublingual, foi iniciado ou mantido na gestação, não houve diferença em relação ao grupo-controle no desenvolvimento de complicações maternas e fetais, 10 das 453 gestantes apresentaram reações sistêmicas sem complicações fetais.[36] Esses dados foram semelhantes aos encontrados anteriormente em estudos retrospectivos.[37,38] A imunoterapia sublingual também é segura, até mesmo quando iniciada durante a gestação.[39]

Os fatores de risco para evolução fatal por anafilaxia em imunoterapia são:[24]

- Asma não controlada.
- Período de maior exposição aos alérgenos (período de polinização).
- Reações sistêmicas prévias.
- Demora na administração de adrenalina.

Anafilaxia: da Definição à Prática

- Erros na administração da imunoterapia.
- Aplicação de imunoterapia subcutânea sem supervisão (em domicílio).
- Período de observação pós-imunoterapia inadequado.
- Uso de betabloqueadores.
- Esquemas *cluster* e *rush*.

O risco de reações sistêmicas é menor em imunoterapia para ácaros, quando comparada com a imunoterapia para pólens. Reações sistêmicas por imunoterapia sublingual são bastante incomuns.[40]

O uso de anti-histamínicos como pré-medicação durante a imunoterapia para aeroalérgenos se mostrou eficaz em diminuir os efeitos adversos sistêmicos em alguns estudos.[41,42]

Anti-IgE (omalizumabe) associado a imunoterapia injetável reduziu em 20% as reações sistêmicas pela imunoterapia, não houve maior frequência de eventos adversos nessa associação.[44]

Baseado na prática e experiência de especialistas, tem sido preconizado que a dose da imunoterapia seja ajustada quando houver atraso de aplicação maior que 3 semanas na fase de indução e 1 semana na fase de manutenção.[43,45]

A imunoterapia injetável para aeroalérgenos pode ser realizada em consultório. Somente médicos especialistas podem iniciar e supervisionar o tratamento, as injeções podem ser aplicadas por profissional de enfermagem, sob supervisão do médico. A avaliação prévia do paciente para presença de sintomas respiratórios, presença de outras doenças e anafilaxia prévia, além da aplicação correta, com a devida verificação do nome do paciente, concentração e dose do alérgeno, reduzem o risco de reações graves. Além disso, o paciente não deve receber a imunoterapia se o VEF1 < 70% do previsto. Equipamentos e medicamentos para atendimento de emergência devem estar disponíveis no local. Após aplicação da imunoterapia injetável, é necessário observação de 30 minutos.[1,45]

Manejo após anafilaxia durante imunoterapia para aeroalérgenos

As contraindicações relativas e absolutas para realização de imunoterapia alérgeno específica se baseiam em opinião de especialistas, uma vez que existem poucas evidências a respeito. Alguns consensos recomendam que a imunoterapia seja interrompida em caso de anafilaxia durante o tratamento, principalmente após reações graves.[29,43,45]

Se a reação sistêmica ocorrer durante a fase de indução, a progressão das doses deve ser cautelosa. Quando a reação ocorre na fase de manutenção, é consenso entre os especialistas reduzir para dose suficiente que traga melhora ao paciente e foi previamente bem tolerada.[43,46]

Considerações finais

Os procedimentos da especialidade de Alergia e Imunologia mais amplamente utilizados na prática clínica são os testes cutâneos de hipersensibilidade e a imunoterapia com alérgenos. Embora, ambos os procedimentos sejam utilizados há mais de um século, com utilidade, eficácia e segurança comprovadas, não são procedimentos isentos de risco e podem, raramente, ocasionar quadros de anafilaxia. É importante que o médico alergista e imunologista conheça as indicações precisas, contraindicações, fatores de risco e manejo das reações adversas relacionados a esses procedimentos.

Ao indicar um determinado procedimento, o médico deve avaliar riscos *versus* benefícios, considerando a utilidade do procedimento para o diagnóstico e/ou tratamento da condição clínica, a gravidade da doença e fatores de risco para anafilaxia. Além disso, deve seguir as recomendações para a prevenção de reações adversas, estar capacitado manejo dessas reações e realizar os procedimentos de risco em ambiente com os recursos necessários para o tratamento imediato de potenciais reações graves, incluindo a anafilaxia.

Referências Bibliográficas

1. Kowalski ML, et al. Risk and safety requirements for diagnostic and therapeutic procedures in allergology: world allegy organization statement. World Allergy Organization Journal. 2016;9:33-75. doi: 10.1186/s40413-016-0122-3.
2. Pitsios C, et al. Anaphylaxis during skin testing with food allergens in children. Eur J Pediatr. 2010;169(5):613-615 doi: 10.1007/s00431-009-1070-5.
3. Oppenheimer J, Nelson HS. Skin testing: a survey of allergists. Ann Allergy Asthma Immunol. 2006;96:19-23. doi: 10.1007/s11882-006-0019-2.
4. Turkeltaub PC, Gergen PJ. The risk of adverse reactions from percutaneous prick-puncture allergen skin testing, venipuncture, and body measurements: data from the second National Health and Nutrition Examination Survey 1976-80 (NHANES II). J Allergy Clin Immunol. 1989;84(6):886-90. doi: 10.1016/0091-6749(89)90384-9.
5. Sellaturay P, Nasser S, Ewan P. Systemic reactions to skin prick tests. Clin Experimental Allergy. 2015;45(2):501-501.
6. Swender DA, et al. The rate of epinephrine administration associated with allergy skin testing in a suburban allergy practice from 1997 to 2010. Allergy Rhinol. 2012;3(2):55-60 Doi: 10.2500/ar.2012.3.0034
7. Bagg A, Chacko T, Lockey R. Reactions to prick and intradermal skin testes. Ann Allergy Asthma Immunol. 2009;102(5):400-2.

8. Lockey RF, et al. The himenoptera venom study II: skin test results and safety of venom skin testing. J Allergy Clin Immunol. 1989;84(6):967-74. doi: 10.1016/0091-6749(89)90396-5.

9. Krĭnke B, Werner A. Skin testing for IgE-mediated drug allergy. Immunol Allergy Clin N Am. 2009;29(3):503-516 doi: 10.1016/j.iac.2009.04.003.

10. Nettis E, et al. Systemic reactions on SPT to latex. Allergy. 2001;56(4):355-356 doi: 10.1034/j.1398-9995.2001.00862.x.

11. Kelly KJ, et al. Skin and serologic testing in the diagnosis of latex allergy. J Allergy Clin Immunol. 1993;91(6):1140-1145 doi: 10.1016/00916749(93)90316-8.

12. Yocum MW, Gosselin VA, Yunginger JW. Safety and efficiency of an accelerated method for venom skin testing. J Allergy Clin Immunol. 1996;97(6):1424-5. doi: 10.1016/S0091-6749(96)70217-8.

13. Strohmeier B, et al. Simultaneous intradermal testing with hymenoptera venoms is safe and more efficient than sequential testing. Allergy. 2013;68(4):542-3.

14. Norrman G, Falth-Magnusson K. Adverse reactions to skin prick testing in children – Prevalence and possible risk factors. Pediatr Allergy Immunol. 2009;20:273-278 doiI: 10.1111/j.1399-3038.2008.00761.x.

15. Devenney I, Falth-Magnusson. Skin prick tests may give generalized allergic reactions in infants. Ann Allergy Asthma Immunol. 2000;85:457-60.

16. Liccardi G, et al. Sistemic reactions from skin testing: literature review. Journal Of Investigational Allergology And Clinical Immunology. 2006;16(2):75-78.

17. Lockey RF, et al. Fatalities from immunotherapy (IT) and skin testing (ST). J Allergy Clin Immunol. 1987;79:660-77. doi: 10.1016/S00916749(87)80164-1.

18. Hamilton RG, Adkinson NF. Diagnosis of natural rubber latex allergy: multicenter latex skin testing efficacy study. J Allergy Clin Immunol. 1998;102(3):482-90. doi: 10.1016/S0091-6749(98)70139-3.

19. Hamilton RG, Peterson EL, Ownby DR. Clinical and laboratory-based methods in the diagnosis of natural rubber latex allergy. 2002;110(2):S4756 Doi: 10.1067/mai.2002.125334.

20. Fung IN, Kim HL. Skin prick testing in pacients using beta-blockers: a restrospective analysis. Allergy, Asthma Clin Immunol. 2010;6:2.

21. Di Bona D, et al. Safety and treatment compliance of subcutaneous immunotherapy: A 30-year retrospective study. Respiratory Medicine. 2020;161. doi: 10.1016/j.rmed.2019.105843.

22. Robertson K, et al. A single centre retrospective study of systemic reactions to subcutaneous immunotherapy. Allergy Asthma Clin Immunol. 2020;16:93-9. doi: 10.1186/s13223-020-00491-5.

23. Prenzel F, et al. Got a Pen for Allergen Immunotherapy? Lessons from near-fatal anaphylaxis with pulmonary edema. Journal of Asthma and Allergy. 2020; 13:753-756. doi: 10.2147/JAA.S287315.

24. Kannan JA, Epstein TG. Immunotherapy Safety: What Have We Learned from Surveillance Surveys? Curr Allergy Asthma Rep. 2013;13(4):381-8. doi:10.1007/s11882-013-0353-0.
25. Toy D, et al. An update on allergic emergencies. Curr Opin Pediatr. 2019;31:426-32. doi:10.1097/MOP.0000000000000769.
26. Hepner MJ, et al. Risk of systemic reactions in patients taking beta-blocker drugs receiving allergen immunotherapy injections. J Allergy Clin Immunol. 1990;86(3):407-411 doi: 10.1016/S0091-6749(05)80105-8.
27. Hiatt WR, et al. Beta-2 Adrenergic blockade evaluated with epinephrine after placebo, atenolol, and nadolol. Clin Pharmacol Ther. 1985;37:2-6.
28. Lang DM. Anaphylactoid and anaphylactic reactions. Hazards of betablockers. Drug Saf. 1995;12:299-304.
29. Pitsios C, et al. Contraindications to immunotherapy: a global approach. Clin transl Allergy. 2019;9:45-55. doi: 10.1186/s13601-019-0285-4.
30. Lee S, et al. Antihypertensive medication use is associated with increased organ system involvement and hospitalization in emergency department patients with anaphylaxis. J Allergy Clin Immunol. 2013;131:1103-8. doi: 10.1016/j.jaci.2013.01.011.
31. Dawson JK, Earnshaw SM, Graham CS. Dangerous monoamine oxidase inhibitor interactions are still occurring in the 1990s. J Accid Emerg Med. 1995;12:49-51. doi: 10.1136/emj.12.1.49.
32. Fenwick MJ, Muwanga CL. Anaphylaxis and monoamine oxidase inhibitors - the use of adrenaline. J Accid Emerg Med. 2000;17:143-4.
33. Del Giudice MM, et al. Allergen Immunotherapy in pediatric asthma: a pragmatic point of view. Children. 2020;7:58-68. doi:10.3390/children7060058.
34. Del Rio PR, et al. The european survey on adverse systemic reactions in allergen immunotherapy (EASSI): a paediatric assessment. Pediatric Allergy and Immunology. 2017;28(1):60-70. doi: 10.1111/pai.12660.
35. Simons FER, Schatz, M. Anaphylaxis during pregnancy. J Allergy Clin Immunol. 2012;130(3):597-606 doi: 10.1016/j.jaci.2012.06.035.
36. Oykhman P, Kim HL, Ellis AK. Allergen immunotherapy in pregnancy. Allergy Asthma Clin Immunol. 2015;11:31-35. doi: 10.1186/s13223-015-0096-7.
37. Metzger WJ, Turner E, Patterson R. The safety of immunotherapy during pregnancy. J Allergy Clin Immunol. 1978;61(4):268-272. doi: 10.1016/0091-6749(78)90202-6.
38. Shaikh WA. A retrospective study on the safety of immunotherapy in pregnancy. 1993;23(10):857-860 doi: 10.1111/j.1365-2222.1993. tb00264.x.
39. Shaikh WA, Shaikh SW. A prospective study on the safety of sublingual immunotherapy in pregnancy. Allergy. 2012;67(6):741-3. doi: 10.1111/j.1398-9995.2012.02815.x.

40. James C, Bernstein DI. Allergen immunotherapy: an updated review of safety. Curr Opin Allergy Clin Immunol. 2017;17:55-59. doi: 10.1097/ACI.0000000000000335.

41. Nielsen L, et al. Antihistamine premedication in specific cluster immunotherapy: a double-blind, placebo-controlled study. J Allergy Clin Immunol. 1996;97(6):1207-13. doi: 10.1016/S0091-6749(96)70186-0.

42. Ohashi Y, Nakai Y, Murata K. Effect of pretreatment with fexofenadine on the safety of immunotherapy in patients with allergic rhinitis. Ann Allergy Asthma Immunol. 2006;96:600-5. doi: 10.1016/S1081-1206(10)63556-9.

43. Morris AE, Marshall GD. Safety of allergen immunotherapy: a review of premedication and dose adjustment. Immunotherapy. 2012;4(3):315-22. doi: 10.2217/IMT.12.4.

44. Radwi SA, et al. Omalizumab as an add-on to allergen-specific immunotherapy: a systematic review. J Allergy Clin Immunol. 2015;135(2):AB216. doi:10.1016/j.jaci.2014.12.1642.

45. Muraro A, et al. EAACI guidelines on allergen immunotherapy: executive statement. Allergy. 2018;73(4):739-43. doi: 10.1111/all.13420.

46. Webber CM, Calabria CW. Assessing the safety of subcutaneous immunotherapy dose adjustments. Ann Allergy Asthma Immunol. 2010;105:369-75. doi: 10.1016/j.anai.2010.09.003.

Índice Remissivo

Obs.: números em *itálico* indicam figuras; números em **negrito** indicam quadros e tabelas.

A

Ácaro, anfilaxia induzida por, 45

Adrenalina, 53, 381
  ampolas de, 411
  autoinjetável, 403, 405
    plano de ação em caso de anafilaxia, *406-407*
  efeitos adversos, 386
  intramuscular, doses recomendadas de acordo com a faixa etária, **385**
  mecanismo de ação, 382
  metabolismo da, 382
  posologia e vias de administração da, 384
  seringas preenchidas com, 412

Adulto, anafilaxia em, causas, 49

Aeroalérgenos, 45, 487
  manejo após anafilaxia durante imunoterapia para, 492

Agente(s)
  biológicos, 304
    manejo das reações de hipersensibilidade aos, *322*

físico, diagnóstico na anafilaxia, 173
  imunobiológicos, 304
  inibidores do fator de necrose tumoral alfa, 312
  nos testes diagnósticos das anafilaxias por vacinas, 192

Agonistas beta-2--adrenérgicos, 389

Álcool, consumo de, 33

Alérgenos
  alimentares, 54, 103
  escondidos, 46

Alergia (a/ao)
  alfa-gal, 50
  alimentar, 42
    com risco de anafilaxia, 105
      manifestações clínicas em diferentes órgãos e sistemas nas, 105
    diagnóstico, 101
    em adultos, 53
    fatores de risco associados a, 42
    história natural da, 425
    imunobiológicos e, 424
    investigação diagnóstica de, 109
    prevalência ao redor do mundo, 102
  bloqueadores neuromusculares, 66
  IgE-mediada à alfa-gal, 46

IgE-mediada à galactose-alfa-1,3 galactose, 67

látex, protocolo de dessensibilização sublingual rápida no traamento de, **166, 466**

ovo, algoritmo para condução de casos suspeitos de, *202*

PEG, 51

veneno(s)
de *Hymenoptera*, 151
de insetos, 43

Alfa-Gal, sensibilidade para, 241

Alimento(s)
anafilaxia e, 41
sensibilização alérgica para certos, 31

Amblyomma, 67

Amendoim, componentes, 112, **112**

Anafilatoxina C3a e C5a, papel de, 34

Anafilaxia (a/ao), 16
alérgica, 2
após vacinas, taxas de casos, **44**
associada a administração de sangue, plasma e imunoglobulina, agentes implicados, 288
cartaz produzido pela ASBAI com base no *guideline* WAO-2011, *7-8*

causas em adultos, 4

classificação, 12

cofatores na, 27, **28**
atopia, 31
comorbidades, 29
exame físico, 32
gênero, 29
idade, 28
infecções, 34

critérios diagnósticos da, 3, **10**

definição, 2

diagnósticos diferenciais de, 361

drogas, 51

drogas usadas na dosagem e vias de administração, **388**

durante administração de sangue, plasma e imunoglobulinas, 287

durante imunoterapia para aeroalérgenos
manejo após, 492
prevenção, 487

durante procedimentos em alergia, conduta, 483

durante procedimentos contrastados, 265
fatores de risco, 266
incidência, 266
manifestações clínicas, 267

durante testes cutâneos em alergia, prevenção, 484

em adultos, causas, 49,

em crianças e adolescentes,
causas, 39,
em gestantes, etiologia, 349
epidemiologia, 16
evolução do conceito, 11
fenótipos de, 306
fluidos intravenosos, 380
idiopática, 44, 55, 66
classificação da, **63**
conduta, 68
classificação da, **63**
definição, 59, 60
diagnóstico, 368
diagnóstico diferencial,
367-368
investigação, 65, 368
tratamento, 371
tratamentos preventivos
sugeridos para, **372**
IgE mediada, 2
imunológica, 50
induzida, 55
induzida por ácaros, 45
induzida por exercício, **76, 178**
dependente de alimentos, 107
em adultos, farmacoterapia
profilática da, 81
exercício fora do contexto
da alergia alimentar, 45
medidas preventivas, 80
sem dependência alimentar
apresentando urticária
facial, *75*
características, **79**

induzida por medicamento
em crianças, 43
internação
pós-tratamento, 397
látex
anti-IgE, 467
conduta, 459
diagnóstico na, 159
imunoterapia, 464
prevenção, 460
leite, fórmulas substitutas do
leite de vaca para pacientes
com, 421
manejo das vias aéreas, 380
manejo inicial na, *379*
manifestações clínicas da, **6**
mediada por IgE, 101
mediada por
imunoglobulina, 349
medicamentos
conduta, 430
manejo do paciente após o
episódio de, 430
medidas iniciais, 377
na gestação, 347
dessensibilização, 358
diagnóstico, 350
imunoterpia, 357
manejo, 353
prevenção, 354
testes cutâneos, 355
na infância e adolescência,
drogas que podem cursar
com, 43

na população pediátrica, desencadeantes e mecanismos da, **40**

na urgência, fluxograma do manejo e tratamento da, *396*

no perioperatório, 230
   agentes causais de, 230
   conduta na, 473
      investigação pré-operatória, 473
      pré-medicação, 474
      indicação cirúrgica, 476
      manejo do paciente com histórico de anafilaxia de, 476

perioperatória
   investigação de, 246
   em crianças, látex e, 44

por agentes físicos, diagnóstico na, 173

por alimentos
   alta na emergência, 419
   conduta na urgência, 418
   diagnóstico na, 100
   prevenção da recorrência de episódio, 420
   tratamento dietético, 421

por exercício dependente ou não de alimentos, 73

por imunobiológicos, 304

por ingestão de ácaros, 213
   investigação diagnóstica, 215
   manifestações clínicas, 215

patogênese da, 215
tratamento e orientações, 216

por medicamentos, 123
   etapas e testes diagnósticos na, 123
   manejo do paciente com história de, *432*

por meio de contraste, fluxograma em, *281*

por quimioterápicos, 328
   testes de provocação, 335
   testes *in vitro*, 335
   testes *in vivo*, 333

por vacinas, 192
   investigação diagnóstica nas, 197

por venenos de himenópteros, 150

sêmen, 185

situações especiais
   gestante, tratamento, 395
   paciente cardíaco, tratamento, 394

socorro imediato, 378

terapia na, 376

tratamento adjuvante, 390

tratamento farmacológico, 381

vacinas têm potencial de causar, 43

Anestésicos locais, 236
   concentração de testes cutâneos para os, **144**
   reação de hipersensibilidade a, 142

Angioedema
  na genitália exerna, *61*
  tardio por pressão, 179
  vibratório, 180

Anisakis simplex, 41

Antibiótico(s), 237
  betalactâmicos, 42
  reação de hipersensibilidade
    a, 138

Anticorpos
  monoclonais, reação de
    hipersensibilidade aos, 144
  usados no testes cutâneos,
    concentrações não
    irritativas de alguns, **146**

Antígenos escondidos, 244

Anti-histamínico
  anti-HI, utilização
    preventiva, 81
  H1, 390
  H2, 391

Anti-IgE, 167

Anti-inflamatórios não
  esteroidais, 240
  desencadeante de anafilaxia
    induzida por medicamento
    em crianças, 43
  para teste cutâneo,
    concentrações disponíveis
    na literaura, **138**

Antraciclinas, 331

Aprotinina, 245

Asma
  alérgica, 304
  grave e mal controlada, 31

Aspirina, 449

Atopia, 31

Azul de metileno, 392

B

Benralizumabe, 315

Betalactâmico, 442

Biológico(s)
  na asma, **309**
  não irritativas para os testes
    cutâneos, concentrações
    de, **317**
  nas doenças inflamatórias,
    308, **309**
  nos tumores, **309**
  protocolo de dessensibilização
    de, *314, 338*

Bloqueadores
  neuromusculares, 231

Brentuximab, 313

C

Carrapato, 221
  picadas de, 225

Cetuximabe, 311

Citometria de fluxo, 153

Classificação de Gell e Coombs, 128

Clorexidina, 238

Colapso cardiocirculatório, 68

Coloides, 241

Contrastes iodados, classificação dos meios de, *271*

Corantes, 244
  concentração para teste nas reações de hipersensibilidade imediatas, **275**

CRD (*Component Resolved Diagnoses*), 112

Criança
  anafilaxia induzida por medicamento em, 43
  anafilaxia perioperatória em, látex e, 44

Crianças e adolescentes, causas da anafilaxia em, causas, 39

D

Dermografismo, 182
  tardio por estímulo depilatório, *183*

Desgranulação, 87
  mastocitária, 50

Dessensibilização
  a droga(s)
    betalactâmicos
      Protocolo do Serviço de Alergia e Imunologia Clínica do HCFMUSP, **443**
    indicações e contraindicações, **439**
    por classes de medicamentos
      anticorpos monoclonais, 446
      aspirinas, 449
      betalactâmicos, 442
      platinas, 444
      quimioterápicos, 444
      taxanos, 445
    primeiro relato, 434
  a medicamentos, 434
  avaliação de risco, indicações e contraindicações para, **342**
  planejamento e execução do procedimento, 440
  pré-medicação, 442
  segurança, 441

Doença(s)
  cardiovascular(es), 452
    diferenças na dessensibilização a drogas com aspirina para, **453**
    portadores de, são de risco para anafilaxia, 30

neurovascular, 452
respiratória exacerbada por
aspirina, 450
diferenças na
dessensibilização a drogas
com, **453**
Drogas
implicadas na anafilaxia, 51
que devem ser suspensas
antes do TPO, 117
Dupilumabe, 315

E

Eczema atópico, 32

Edema laríngeo, 68

Endótipos, 306

Epipodofilotoxinas, 332

Espinha bífida, 44

Estratificação de risco,
investigação em pacientes
que apresentam indicação de
acordo com, *209*

Estresse emocional, doenças
alérgicas e, 34

Exame contrastado, necessidade
urgente de, 280

Expansores plasmáticos, 241

F

Farmacoterapia profilática
na anafilaxia induzida por
exercícios em adultos, 81

Fenótipos de anafilaxia, 306

Fluoresceína, 244

Formigas, 150

G

Gestação
anafilaxia na, 347
investigação da anafilaxia
durante a, 354

Gestante(s)
anafilaxia em/nas
critérios alterados para
diagnóstico de, **350**
diagnóstico diferencial de,
352-353
etiologia da, **349**
manejo da, *356*
sinais e sintomas de, **351**

Glicocorticoides, 392

Glucagon, 389

H

Hevea brasiliensis, 159

Hipersensibilidade

a vários AINEs, 240

a veneno de *Hymenoptera*, 91

ao líquido seminal, 185

gastrointestinal imediata, 106

prévia a corantes, manejo em pacientes com, 282

Hipnóticos, 235

Histamina, 124

Hymenoptera, 53

I

IgE sérica específica
dosagem, 111
dosagem contra alérgenos recombinantes, 155
pesquisa de, 152

Immunoassay, 125

Imunobiológicos, alergia alimentar e, 424

Imunoterapia
alérgeno-específica, 164
oral com alimentos, 422
sublingual, 165

Infecção, 34

Insetos
alergia a venenos de, 43
da ordem *Hymenoptera*, 150

L

L-Asparaginase, 332

Látex, 232
alergia ao, 159, 459
prevenção, 160
ambiente isento de, cuidados para, **164**
cuidados para um ambiente isento de, **464**
diagnóstico na anafilaxia ao, 159
fontes potenciais de, **162**

Látex-free, 163

Lesão pulmonar aguda relacionada à transfusão, 291

Lipossomo "PEGilado", 194

M

Mastócitos, 34

Mastocitose
anafilaxia e, 29
sistêmica, 363
critérios da, **363**

Medicamento(s)
anafilaxia por, 123
reação anafilática por etapas e testes diagnósticos, 123

Meio(s) de contraste, 276
concentração nas reações de hipersensibilidade imediatas, **275**

iodados, reação cruzada entre os, **277**

iodados, recomendações pré-medicação em RHI moderadas a graves por, **279-280**

paramagnéticos, *277*

reações agudas com uso de, manifestações e gravidade das, **269**

Mepolizumabe, 314

O

Obstrução respiratória alta, 68

Omalizumabe, 179, 314

Ômega-5-gliadina, 107, **108**

Opioides, 234

Ovo, indivíduos alérgicos a, 201

precauções na administração da vacina para influenza em, *203*

Óxido de etileno, 245

P

Paclitaxel, 330

PAMPs (*Pathogen Associated Membrane Patterns*), 34

Pancake anaphylaxis, 45

Pápula, 128

em "casca de laranja", 128

PEG (Polietilenoglicol), 51

alergia ao, 51

PEG 3350, concentrações não irritantes para teste cutâneo com, **210**

Peguilação, 195

Pele, 239

Pick test, metodologia do, 127

Pirazolonas, 137

Platina, 329

teste cutâneo para, 444

Polietilenoglicol, 44, 245

Polissorbatos, 194

concentrações não irritantes para teste cutâneo com, **210**

PPR (*Pathogen Recognition Receptors*), 34

Propofol, 235

Protocolo

com alimentos "*baked*", 423

de dessensibilização de biológicos, *338*, **339**

de dessensibilização sublingual rápida no tratamento de alergia ao látex, **166**

para avaliação de risco em pacientes alérgicos graves ao ovo, *204*

Q

Quimioterápico(s)
anafilaxia por, 328
concentrações não irritativas
para os testes, **334**
modelo de protocolo de
dessensibilização para, **447**
concentrações não irritativas
para os testes dos, **334**
reação de hipersensibilidade
a, 144
usados no testes cutâneos,
concentrações não
irritativas de alguns, **146**

R

Radiocontrastes, 242
Reação(ões)
a azitromicina, 42
a hemoderivados, 50
a macrolídeos, 42
aguda, diagnóstico da, 85
alérgica(s)
agudas, gravidade das, **14**
IgE, gravidade das, 54
intensidade das, **15**
pele em, 105
perioperatória, manejo do
paciente com suspeita de, *477*
anafilactoide, 2
anafilática

a imunoglobulina
humana, 297
apresentação clínica e
diagnóstico, 290
aos imunobiológicos, 305
aos meios de contraste
radiológicos, 51
cruzada com as picadas do
carrapato estrela, 67
de hipersensibilidade/a, às, aos
algoritmo para investigação
de casos suspeitos, *135*
algoritmo para pacientes, *434*
alimentos, 101
anestésicos locais, 142
anti-inflamatórios não
esteroides, 135
antibióticos, 138
anticorpos monoclonais, 144
biológicos, moléculas-alvo
e mecanismos implicados
nas, **308-309**
concentrações e protocolos
mais usados, 135
imediata, **329, 431**
quimioterápicos, 144
testes *in vitro*, 126
vacina(s)
algoritmo diagnóstico
para investigação caso
suspeito de, *199*
algoritmo para condução
dos casos suspeitos
de, *201*

contra COVID-19,
diagnóstico nas, **205**
febril não hemolítica, 293
hemolítica aguda, 293
mediadas por IgG,
sintomas, 307
perioperatória(s)
algoritmo para investigação
do diagnóstico de, *247*
concentrações não
irritativas recomendadas
para realização de
testes cutâneos com
agentes implicados na
investigação das, **253-254**
por contaminação
bacteriana, 294
por liberação de citocinas, 307
sistêmica aguda, 4
transfusionais
agudas, 288, *296*
de urticária, 295
urticariformes, 295

Rinite alérgica, 31

Rituximabe, 311

Rubor facial, 178

Ruborização
em homem adulto com
mastocitose sistêmica
idolente, *65*
palmar, *60*

S

Sêmen, anafilaxia ao, 185

Sensibilização
e alfa-gal, 106
IgE específica, investigação
de, 109

Sepse, 294

Síndrome(s)
alfa-gal, 219
exames diagnósticos, 224
manifestações clínicas, 221
orientações e tratamento, 225
de ativação mastocitária, 56
anafilaxia e, 29
classificação, **365**
definição, 364
de ativação mastocitária,
56, 124
de ativação mastocitária
monoclonal, 67
de ativação mastocitária não
clonal, 55
de Kounis, 30
familiar autoinflamatória pelo
frio, 173, 176
látex-alimento, 44
pólen-fruta, 54

Sobrecarga circulatória
associada à transfusão, 292

Solenopsis, 66

Solução de Hoffman, 127

T

Taxanos, 330, 445

Temp-Test®, 176

Terapia com
betabloqueadores, 389

Teste(s)
alérgico
pré-imunização, 197
"prick to prick", 80
biológicos, 123
cutâneo, 110
com as pirazolonas, 137
de puntura, 224
de ativação de basófilos, 125,
153, 299, 320
do sangue periférico, 256
de provocação
com bicicleta, 178
com BNMs, 258
com drogas
avaliação prévia ao, sinais
considerados de alto
risco, **132**
indicações, 131, **131**
metodologia, 130
com esteira esgométrica, 178
endovenosa, 278
oral, drogas que devem ser
suspensas antes do, 117
de puntura
com o plasma seminal
humano, 188
metodologia do, 127

do cubo de gelo, 174
positivo, *175*
do dermatografômetro, 180
in vitro, 111
nas reações de
hipersensibilidade a
medicamentos, 126
in vivo, 110
intradérmico. metodologia, 128

Tocilizumabe, 312

TPO, *ver* Teste de provocação oral

TRALI, *ver* Lesão pulmonar
aguda relacionada à
transfusão

Transfusão de sangue e
hemoderivados, 287

Trastuzumabe, 311

Triptase, 248
liberada nas reações alérgicas
agudas, 88
papel da, 85
sérica
aumento de, 29
valor em indivíduos
saludáveis, 89
versus autópsia, 93

Triptase, 86, 248
anafilaxia e, 88
com drogas
avaliação prévia ao, sinais
considerados de ato
risco, **132**

indicações, **131, 131**
metodologia, 130
mecanismo de liberação e
efeitos biológicos da, 86
versus autópsia, 93
versus desencadeante da
anafilaxia, 91

U

Urgência
conduta na anafilaxia por
alimentos na, 418
tratamento na, 375
Urtica, 128
Urticária, 55
ao frio, 173
aquagênica, 181
colinérgica, 177
características, **79**
em criança após exposição
solar, *182*
induzida pelo frio em
paciente pediátrico, *174*
pelo calor, 176
pigmentosa, 30
por estímulos físicos,
investigação e diagnósticos
nas, 173
por pressão tardia em área
de pressão do elástico da
calça, *180*

solar, 181
tardio por pressão, 179
vibratória, 180

V

Vacina(s)
anafilaxia por, 192
componentes que podem
causar anafilaxia, 43
contra COVID-19,
diagnóstico nas reações de
hipersensibilidades às, 205
têm potencial de causar
anafilaxia, 43
Vacinação contra COVID-19,
estratificação de risco para, *208*
Vasopressores, 393
Veneno
de insetos, 45
de himenópteros
anafilaxia por, 150
de *Hymenoptera,* comparação
dos principais componentes
dos, **155**
Vespas, 150

W

Western blot, 154